中医解证录：

中医学用篇

刘子彬——著

云南科技出版社

图书在版编目（CIP）数据

中医解证录 . 中医学用篇 / 刘子彬著 . -- 昆明：
云南科技出版社 , 2024. -- ISBN 978-7-5587-5769-3

Ⅰ . R24

中国国家版本馆 CIP 数据核字第 2024GG9088 号

中医解证录：中医学用篇
ZHONGYI JIEZHENGLU：ZHONGYI XUEYONGPIAN

刘子彬 著

出 版 人：温 翔
策 划：胡凤丽
责任编辑：刘浩君
装帧设计：汲文天下
责任校对：秦永红
责任印制：蒋丽芬

书 号：978-7-5587-5769-3
印 刷：昆明德鲁帕数码图文有限公司
开 本：880 mm × 1230 mm 1/32
印 张：11.75
字 数：287 千字
版 次：2024 年 10 月第 1 版
印 次：2024 年 10 月第 1 次印刷
定 价：79.80 元

出版发行：云南科技出版社
地 址：昆明市环城西路 609 号
电 话：0871-64101969

序　一

　　中医，古代又称岐黄之术，出自《黄帝内经》中岐伯与黄帝的对话论道。中医文化博大精深，解百姓之疾苦，已有数千年的历史。中医受中国传统文化的影响，特别是受中国传统哲学影响甚深，医哲互通，其高妙是其他许多学科所不能比的。中医强调的是天人合一的整体观念，以五行贯穿，以阴阳互根为原则。然非长期地学、悟、行，难得始终，勤学、善悟、践行缺一不可。特别是对悟性要求甚高，又因其具有抽象、模糊、思辨、哲理等复杂的特性，若非刻苦学习、深究妙悟、知行合一、细研践行，是很难以名行于世的。

　　没有理论的实践是盲目的实践，只有大量实践而不注重理论思维是故步自封的行为，难以提高业务水平。正如作者刘子彬在文中提到的学好中医的关键是"学习思考和实践验证，这两者缺一不可"。只有具备了深厚的理论基础和大量的临床实践，才能有深入学习的持久动力。

　　党的十八大以来，以习近平同志为核心的党中央，把中医药工作摆在更加突出的位置，中医药传承、创新和发展，展现出新气象，迎来了历史性的发展机遇。现代青年名中医，在国内外不断涌现，时有所闻，因为中医的春天来了。我们的青年中医遇到了中医反思、回归、发展的大好机遇，刘子彬医师就是青年中医的代表。在他的《中医解证录：中医学用篇》一书中，有古今中医名家对经典论述与方药的解读，亦有作者自己的体悟，其思维非常开放，学术语言通俗易懂、接地气。在当今人心浮躁、以追求名利为时尚的社会环境中，这种对中医的痴迷及对学术孜孜以求的精神难能可贵，这是中医之幸，亦是人类健康之幸。

王家祥

2023 年 9 月 13 日

王家祥，男，中国当代著名中医骨伤专家，现任世界手法医学联合会副主席，俄罗斯中医药学会名誉会长，"一谦阁"创始人，从事中医骨伤临床二十余年。2015 年出版著作《杏林心语》，并主编出版中医著作多部，广受中医界好评。

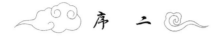

序 二

做好振兴中医的践行者

在当代西医作为主流医学的国际大背景下，我们为什么要振兴中医？理由有四：

1. 最接临床地气！与西医从实验室出来的理论比较，中医的经验全部是从临床中总结出来的，可以直接运用到临床中去。

2. 疗效久经考验！能够流传至今的中医治疗方法，都是历代中医临床验证有效的，众多西医疗效不佳的疾病，在中医学里往往能够找到现成的治疗方案。

3. 医学理论系统丰富！中医不单纯是丰富经验的堆砌，而是具有系统完整的理论支撑的医学体系。对于很多西医诊断不明确的疾病，在诊断和治疗上也具有优越性。

4. 医学观念先进！天人合一是中医的基本观念，这一观念保证了中医学能够全面正确地认识人的生理病理，确立合乎实际的诊治策略。

谁才能担当振兴中医的重任呢？无非是具有慈悲心、爱好中医、以弘扬中医为己任的临床家！具体到如何振兴中医事业，我觉得主要有以下六点工作要做：

1.大力培养年轻中医。

2.作为临床医生，不但要认真向当代临床家学习，还要向古代名医学习、向中医经典学习，夯实中医理论和临床功底。

3.中医从业者要学习中医之外的优秀知识，为发展中医做好知识储备。

4.坚持中医临床，不断从临床中总结经验、创新理论，否则都是纸上谈兵。

5.要善于发现现有医学理论的缺陷，不断完善提高，不能故步自封。

6.要敢于挑战临床疑难，才能使中医获得更广泛的认可。

我收到并通读了《中医解证录：中医学用篇》书稿后，高兴地发现刘子彬医生就是一位潜心临床、善于学习、勤于思考、乐于奉献的振兴中医的践行者。作为同道，乐为之序。

贾海忠

于 2023 年中秋

贾海忠，男，医学博士，主任医师，北京中医药大学兼职教授，硕士研究生导师，原国家卫计委直属中日友好医院主任医师，国家中医药管理局"全国第二批优秀中医临床人才"，"慈方数字名医服务系统"发明者，创立了慈方融合医学体系，出版了一系列医学创新专著。

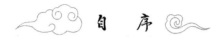

荆棘路上开满鲜花

很高兴你能翻开这本书，看到这段文字。当然，我不知道你是谁，从事什么职业，可能你是专业的医生，也可能你是中医爱好者。不管你是谁，我都很高兴，无论自己写出来的东西能够被谁看到，都是一件非常愉快的事情，至于对内容认可或不认可，又是另外一回事。

在高中时期，我就下定决心学中医。所以高考后，我把所有志愿都填成了中医院校的中医学专业，幸甚，终于如愿以偿地迈进了中医学院的大门。但是满怀憧憬的我没有想到，这将是一条多么漫长的荆棘路。

这条路上所经历的那些艰辛和困苦，有几次差点要把我击倒。当时我反复地问自己：是我选错路了吗？这条路，还要不要继续走下去？

作为读者的你，有没有遇到过这种情况？肯定会有的。

其实我们的人生历程中，会经历各种各样的艰难选择，常常没有人能给我们指点和答案，我们只能自己做决定、做选择，然后接受并承受选择的后果。

我不断追问自己，最后还是选择遵从自己的初心，继续走下去。

这一路走下来，慢慢地，我才体会到：学医这条路上，不只有荆棘，走得远了，也会看到越来越多的鲜花在绽放。

就在前几天，一位北京患者朋友打电话向我求救，说她因为腿痛，找医生做针灸治疗，结果症状不但没有减轻，反而越来越重。后又在朋友推荐下找某医生开中药服用，结果服药6天后，出现腹泻、气短、气喘、极度乏力，难受得几乎崩溃。以前我曾给这位朋友治疗过一段时间，所以对她的身体情况比较了解。我马上跟她说不要害怕，让她的家属去药店买附子理中丸，取说明书剂量的2倍，放锅里煮到药丸化开，滤去药渣喝——这是一种"四逆汤"的变通用法。

结果喝了一天，她就感觉气短减轻，身上也有力气了，晚上进食也增加了。几天过去后，她的身体状态越来越好，腿脚疼痛也好了很多，对我很是感激。

我知道，又有鲜花在绽放了。

疾病，在我们生命中，是不得不面对的事情。虽然它给我们带来了痛苦，但同时也在磨炼我们的心智，帮助我们重新认识身体和生命，让我们在苦痛中成长。

对于我自己来说，每一次生病都是很重要的历练，因为借此可以切身感受到疾病状态下身体的变化，体会从疾病初起到痊愈的整个过程。

从对中医感兴趣起步，到进入学校学习中医理论，再到临床实践和验证所学所知、诊病治病，信、解、行、证，这四个字成为我步入中医之路的简单概括。

今年是我做临床中医的第十五年，加上五年的专业学习，整整二十年。我写这本书的原因有三个：

一是总结自己二十年来的所学、所做、所思、所得，理清思路，以便于更好地继续前行。

二是总结一些医学上的经验和教训。不论是饱受病痛折磨的患者，还是正在学中医路上的学子，抑或医学同行，如果这些经验能够对他们有所帮助或启发，也是一件非常愉快的事。

三是我自己本身就喜欢写作。当自己脑海中的想法，形成文字流淌出来的时候，我沉浸其中，内心充满平静和喜悦。做自己喜欢的事情，真的可以收获很多快乐。

写这篇序之前，我脑海中突然想到了安徒生的一篇文章——《光荣的荆棘路》。这篇文章被收在《安徒生童话全集》中，但它不是一篇童话故事，而是一篇写给人类历史上那些遭受磨难的先驱英雄们的赞歌。这篇文章我在很多年前就读过，今天翻出来重新读了一遍，仍然很感动。

人类的疾病史，也犹如一条充满艰辛的荆棘路。但是路上并不是只有苦难和绝望，面对灾难，总有医学先驱奋起抗争，就如同夜空中的星星一样在闪光，照耀后世。

我用"荆棘路上开满鲜花"作为这篇自序的题目，是想要告诉在时代洪流中砥砺前行的英雄们：追求自己的梦想吧！这条路上虽然充满荆棘，但也必将开满鲜花！

最后，我用《光荣的荆棘路》里的一段话作为此文的结尾：

人类啊，当灵魂懂得了它的使命以后，你能体会到在这清醒的片刻中所感到的幸福吗？在这片刻中，你在光荣的荆棘路上所得到的一切创伤——即使是你自己所造成的——也会痊愈，恢复健康、力量和愉快。

刘子彬

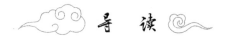

导 读

我虽然是本书的作者，但同时也是很多书籍的读者，为了让读者们能迅速地了解本书的内容，下面我将作为向导，带大家浏览一下本书的整体面貌。

学习中医，想要达到较高的水平，《黄帝内经》和《伤寒论》是绕不过去的两部经典，也是公认的难读和难学，但面对困难我们也只能迎难而上。所以前两章，是我学习这两部经典的体会，希望能给学中医的朋友一些启发。

第一章论述了我对《伤寒论》的一些认识，主要有以下几部分内容：

1.应用《伤寒论》经方的一些经历和体会。

2.中国历史上的瘟疫流行概况。

3.《伤寒论》的成书背景和整理流传情况。

4.伤寒学和温病学之争。

5.换个角度读《伤寒论》。

在梳理中国历代瘟疫历史的过程中，我的内心极其难受：我们的中华民族，我们的祖先们，经历了多少次灾难和挣扎啊！那史书上一串串冰冷的数字，背后是一条条鲜活的生命，一个个完整的家庭，但他们最后都因染病而逝，家庭支离破碎！

面对这些灾难，历史上不断涌现出医学先驱同疾病抗争。这些英雄在那个时代默默无闻、名不见经传，但他们的学术贡献却一直光耀后世，比如著成《伤寒论》的张仲景。

第二章是我对《黄帝内经》的一些研习体会。

《黄帝内经》中有很丰富的心理学内容。尤其令我震惊的是，我发现有一段心理疗法的文字，跟现代西方的人本主义心理学极为相似。

我反复研究和体会其中的内容，并据此研制了一套"《黄帝内经》情绪释放术"，可以有效地帮助精神减压、缓解焦虑。在这个精神疾患越来越多的时代，这套方法或许对饱受精神疾患困扰的人能有所帮助。

第三章是我对如何继承和创新中医的一些思考：

1. 如何看待"经方热"？西医的发展和中医有什么不同？两者能融合吗？

2. 目前中医最大的问题是中医教育忽视临床实践，而临床实践才是中医之本。

3. 现代研究已经认识到，人体是由很多微生物群落组成的超级生物体，所以我提出"生态人体"的说法。以"生态医学"来对待"生态人体"，或许就是未来医学发展的方向。而我认为中医学是最符合这个观念的"生态医学"。

4. 目前已经命名的疾病达 5 万多种，但在中医临床实践中，如何执简驭繁地来认识和诊治疾病？我总结了《黄帝内经》的脏腑理论体系、《伤寒论》的三阴三阳理论体系，还有当代几位中西医会通大家的医学理论体系。如能深入研究、细细体会，对临床诊治疾病将大有裨益。

第四章的内容，讲的是要树立正确的医疗观念。不论是患者看病，还是医生治病，首先都要对疾病和医疗有一个正确的认识，不然容易步入误区。

第五章是一些医论医话，是我对中医的一些理论和部分疾病的一些深入思考和新观点，如阑尾炎的本质是虚证；胃酸分泌过多，是对肠道消化液分泌不足的一种代偿；膝关节病的治疗要有整体观；儿童免疫和过敏类疾病（如过敏性鼻炎、哮喘、荨麻疹、肠系膜淋巴结肿大等）的发病，跟药源性损伤有关等。

第六章是我对方剂和药物的一些认识和体会，主要探讨中医方药的核心理论——《黄帝内经》中的五味入五脏理论；黄芩的免疫抑制功效及应用；甘草泻心汤在过敏、免疫类疾病中的拓展应用；建中合剂的应用经验等。建中合剂和甘草泻心汤在临床应用极广，如果深入研究和应用，可以解决很多常见病和疑难疾病。

第七章是病案部分，记录了我自己医治的一些临床案例，有病毒性感染发热、发热后遗症、眩晕、胃胀、过敏性鼻炎、哮喘、围绝经期综合征、荨麻疹、膝关节疾病等。

此书是我计划写作的系列著作的第一部，偏重于大纲式论述，限于篇幅，很多内容还没有展开，更多问题将在下一部著作中进行讨论。

目　录

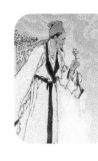

第一章
《伤寒论》研习体会

第一节　亲身体会《伤寒论》的魅力

大概 2005 年，我还在读大学的时候，就有了一次应用经方治病的机会。

那年春节我回家后，听母亲说，这个冬季她半夜总是胸口憋闷，喘不上气来，经常要半夜坐起来大口喘气。

我给她切脉，发现她的右脉，尤其是尺脉很弱，几乎摸不到了。

当时，我在读李可先生的《李可老中医急危重症疑难病经验专辑》，对李可老先生敬仰不已。从母亲的症状来看，心肌梗死的可能性极大，正好用李老创制的破格救心汤一试。我给母亲抓了四逆汤加山茱萸，制附片从 30g 起步，吃了 5 剂后，加量到 45g，最后加量到 60g，吃了半个月。

最终母亲胸口憋闷、喘息的症状消失了，往后几年，连往年经常发作的冬季感冒咳嗽的情况都很少发生。

这是我第一次给人开方，治疗的还是自己的亲人，中医神奇的疗效，坚定了我学中医的信心。经方四逆汤强心通脉的强大功效，给我留下了很深的印象。

时间过去了 17 年，也就是 2022 年冬季，我自己病倒了。

2022 年 12 月初，我接诊的发热患者比较多，非常忙碌，身体感到有些疲劳乏力。在 12 月 9 日这一天，我感觉咽喉不适，自己配了玄参、麦冬、桔梗之类的药服用，似乎咽喉不适的症状缓解了一些。

到了 10 日晚上，我回家跟父母聚了聚，晚餐后准备离开的时候，就感觉头有点晕晕的，有点反胃，感觉全身都不舒服。

半个小时后回到住处，我感觉全身发冷，心里一惊：情况不妙，要发热了！

立即拿了几味当归、生地之类的颗粒中药，又加了 20g 人参，冲服下去。

这一夜，发热、寒战、出汗、咽痛……迷迷糊糊，辗转反侧一整夜，记忆中从来没有过这样的经历。

第二天，热稍退了，但是咽痛得更厉害了，肚子也胀。服了一些大黄，腹泻了几次，咽痛丝毫不减（此为错误治法）。

这时突然想起，曾看到过他人用甘草泻心汤（甘草、黄芩、人参、干姜、黄连、大枣、半夏）治疗咽痛。此方在《金匮要略》中本来是治疗咽喉部溃疡的，现代不少医生常用，效果很好。现在咽喉疼痛得厉害，不妨试试。

家中没有干姜，即用生姜代替，煮了喝下去，不到 1 分钟，咽痛的症状立即减轻！

这是我第一次感受到甘草泻心汤的威力，令我非常震惊。后来我治疗病毒感染之类的疾病，当症状以咽痛为主要表现，或者发热后遗留咽痛的后遗症时，常常用此方，效果相当好。

后来我推测，甘草泻心汤可能有强大的免疫调节（抑制体液免疫亢进）作用，就将其拓展应用到慢性咳嗽、变异性哮喘、慢性皮肤病等疾病的治疗上，疗效突出。

这次生病让我吃了大苦头，在床上躺了1个多星期才开始上班工作，完全恢复花了1个多月。

但从另一个角度来讲，这次生病让我切实地体会到了病毒的威力。我对从开始感染后身体的初期反应到发热，再到热退后咽痛、极度乏力、动则汗出，最后痊愈的全过程有了比较深刻的体验。同时也在自己身上验证了一些方药的疗效，这给我以后治疗类似的患者，打下了一个有利的基础。

这半年来，我治疗了很多类似的患者，从刚开始尝试治疗时的忐忑不安，到现在已经可以说是胸有成竹、游刃有余了。

原来我们大多数人都认为：现代社会的疾病主要是慢性病，而流行性传染病的大流行已经很少会发生了。但这次经历告诉我们，我们低估了微生物的力量，在它们面前，我们建立的医学预防体系，并没有想象中的那么强大和有效。

对于病毒感染类疾病，什么治疗才是最有效的？我在实践中观察到，中医药的疗效还是非常可靠的。而用了退热药、抗病毒药等西药以后，病情往往容易反复，容易反复发热，后遗症也比较多，如咳嗽、咽痛、食欲减退、乏力、失眠等。针对后遗症的治疗，中医药的疗效也很令人满意。

同一种病毒，不同的人感染，症状反应差异很大：有的人出现呼吸系统症状，有的人出现消化系统症状，有的人出现神经系统症状，有的人症状很重，有的人症状很轻，还有的人病毒在其体内潜伏起来不发病，不出现症状。

说到这里，不得不提到医学史上一个著名的案例——"伤寒玛丽"事件：

19 世纪后期，美国对城市饮用水的净化处理，使得伤寒的城市死亡率明显下降。1906 年，在纽约州的一位银行家雇佣了一位名为玛丽的新厨师，在接下来的 1 周里，房子里的 11 个人中有 6 人先后患上伤寒，于是请来卫生学专家乔治·索伯进行调查。经调查怀疑是厨师玛丽体内藏匿着病原体，并将其传播了出去。因为在之前雇佣过她的 8 个家庭中，有 7 家出现伤寒病例，一些人已经死亡。

最终警察强制将玛丽送进医院检测，发现其体内伤寒杆菌呈阳性。玛丽因此被隔离了 3 年。那一年，纽约共有 3000 名市民死于伤寒，传染源即玛丽。

1910 年，玛丽被释放，条件是承诺永远不再做厨师。后来，玛丽改名后到曼哈顿一家妇产医院的厨房工作了 5 年，在那里 3 个月内至少感染 25 人，其中 2 人死亡。于是，玛丽又被重新强制隔离，直到 1938 年去世，但其死因并非伤寒感染。

当时的医学家们开始意识到，有些人可以携带并传播这种疾病，但自身却没有任何症状，并不发病。

类似的事实向我们揭示了人体的多样性和复杂性。病毒感染人体后，疾病的发生、发展和转归，并不只由病毒这单一的因素决定，还跟个体差异有很大关系。所以我们在医疗上，也需要多样化的治疗手段。如果想用一种方法去解决所有问题，往往容易陷入困境。

针对病毒感染的治疗，中医药有着天然的独特优势，因为其不仅可以制定针对传染病的"通用"方，还可以制定个人化的"个体"方，治疗手段更丰富，治疗过程也更灵活。

中药为什么能治疗病毒感染？中医药治疗病毒感染的本质，不是直接用药物去杀死病原体，而是调动和激发人体的免疫系统，

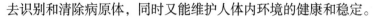

去识别和清除病原体，同时又能维护人体内环境的健康和稳定。

一句话，中医药有调节免疫系统功能，有增强自我调控能力、增强人体修复力的作用。

这就是为什么同样一个药方，以前用于治疗流感病毒很有效，现在用它治疗另一种病毒，效果照样很好。

我治疗病毒发热使用最多的经方，就是葛根麻黄汤和甘草泻心汤。

葛根麻黄汤，就是在《伤寒论》中"麻黄杏仁甘草石膏汤"的基础上，再加一味葛根，一共五味药。此方是山西名医刘绍武先生悟出来的，当年他用此方试治病毒性流感，效果非常好。

我读了他的文章后，感觉可以用来治疗其他的病毒感染。因为都是流行性病毒，理论上可行，实践后证明确实如此。我后来做了一些改进，根据王家祥老师的经验，在此方的基础上加了一味人参，疗效又得到提升。

甘草泻心汤，我经常用于治疗以咽痛为主的病毒感染，或者热退后咽痛不减的后遗症。这两个方剂的应用案例详见第七章病案篇。

外感病用补药，会不会"恋邪"？会不会"闭门留寇"？这些困扰中医人的理论和说法，在临床实践中检验下来，我发现其实是靠不住的。因此，传统的某些中医理论或者说法，其实并不完全可靠，也并非都是金科玉律。

第二节　中国历史上的那些瘟疫

人生不过百年，而我们的祖先已经经历过很多次瘟疫大流行。我们不能忘记历史，因为现在我们应对瘟疫的中医治疗方法，大多来自历史经验。

瘟疫这种可大规模传染的流行性疾病，古代人称为疫、疾疫、瘟、疠等。

《说文解字》：

疫，民皆疾也。

《礼记》：

孟春行秋令，则其民大疫。

瘟疫的发生，有两个关键的条件：人口的聚集和流动。

我国最早建立的商朝和周朝，因为有了城市，人口聚集和流动是势所必然，这两个朝代已经具备了瘟疫发生和传播的条件。

我们现在考证瘟疫，基本上靠的是史料的记载。但是由于缺乏这两个时期的史料，瘟疫传播和暴发的事件尚不明确。

春秋战国时期，在《左传》《史记》等书中有了对瘟疫流行的时间和主要疫区范围的明确记载。有人统计，这一时期大规模的疫灾主要有 8 次。

秦汉以后史料逐渐丰富起来，瘟疫的发生，也成为史书中一项重要的记录内容。中国历代在各史书中所记录的瘟疫发生的情况如下：

《汉书》17 次；《后汉书》18 次；《三国志》16 次；《晋书》40 次；《宋书》50 余次；《南齐书》《梁书》《陈书》等 20 余次；《唐书》16 次；《宋史》50 余次；《元史》12 次；《明史》64 次；《清史稿》300 多次。（参考《中国医学文化史》第 425 页）

当然，这只是正史中的记载，跟现实比，肯定会有所遗漏，所以实际瘟疫发生的次数，只会比史书中记载的更多。

自东汉开始，瘟疫的暴发多了起来。东汉末年，瘟疫接踵而至。汉桓、灵、献三帝共 73 年，比较大的疫病流行就有 16 次之多，其中好几次是全国性的大流行。

东汉末年战乱不断，百姓流离失所，饥饱失常，瘟疫和战乱势必会加重人的精神负担，导致恐慌情绪蔓延。现在来看，这些因素都会加重人们感染瘟疫后的病情，导致病死率攀升。

这一时期瘟疫大流行还有一个影响，就是在与瘟疫抗争的过程中，诞生了一部伟大的著作——《伤寒论》。这部著作在后世的中医学发展中经久不衰，直到现在还有着巨大的影响力。关于这部书的流传和整理情况，我将在本章第四节中介绍。

那么这个时期被称为"伤寒"的瘟疫，到底是哪一种传染病呢？

历史场景不能复现，我们只能根据史书和医书的记载来进行推测。此"伤寒"，我认为极可能是以流感为主体，多种其他传染病混杂的瘟疫大流行。

"大军之后，必有凶年""大荒之后，必有大疫"，战争和灾荒的社会背景，往往加重了瘟疫的危害程度和持续时间。相反，如果在社会安定的背景下，虽然瘟疫仍会发生，但只要采取正确得当的救灾抗疫手段和治疗措施，瘟疫即使大面积流行，危害程度也会小很多。

魏晋南北朝时期，战争不断，社会动荡不定，是我国历史上的一个瘟疫高发期。这一时期的瘟疫，因为战争动乱，没有得到政府的有效抗疫和救治，老百姓陷入了巨大的灾难中。

两汉、魏晋和南北朝时期，各类医书和史书对主要传染病的记载逐渐详细起来，有学者根据这些历史材料推测，这几个时期的传染病主要有：恙虫（螆、射工）病、急性血吸虫病（沙虱病）、流行性感冒（伤寒）、流行性斑疹伤寒（阴阳毒）、急性传染性黄疸肝炎、疟疾、结核病（尸注、骨蒸）、狂犬病、丝虫病、蛔虫病等。

隋唐时，瘟疫对社会的危害不大，波及地域范围也不广。唐朝末年至五代，藩镇割据，战争不断，再加上瘟疫的发生，常出现百姓"流亡迁徙，十室九空"的局面。

南宋时，瘟疫发生的次数明显增多，主要发生在人口最为密集、流动人口较多的临安府地区。

金元时，战乱频繁，瘟疫暴发次数也较多。汴京（开封）曾有两次大疫，两次间隔二十余年，死亡人数各有百万左右，十分恐怖。有人推测，这次的瘟疫可能是肠伤寒（真性伤寒）。

当时名医李东垣曾亲身经历此事，并在其著作《内外伤辨惑论》中记录：

向者壬辰改元，京师戒严，迨三月下旬，受敌者凡半月。解围之后，都人之不受病者，万无一二，既病而死者，继踵而不绝。都门十有二所，每日各门所送，多者二千，少者不下一千，似此者几三月……

李东垣开创了中医学史上著名的"脾胃派"，认为瘟疫的发生，跟人的脾胃功能关系密切。现在看来，李东垣的理论观点暗合胃肠免疫的观点，实践也证明确实有很好的临床效果。

这段时期的传染病，推测有：麻疹（麻子）、水痘、天花、白喉（白缠喉、大头瘟、蛤蟆瘟）、肠伤寒。

明清时期，瘟疫的流行仍然频繁。以前的流行性传染病仍然继续流行，并且新增了自国外传入的鼠疫、霍乱等传染病。

明崇祯十四年（1641年），全国瘟疫横行，十户九死。南北直隶、山东、浙江等地大疫，据《吴江县志》记载："一巷百余家，无一家仅免，一门数十口，无一口仅存者。"

当时医家吴又可曾亲历疫情，他潜心研究，推究病源，在临床实践的基础上，大胆提出"疠气"致病学说，认为瘟疫邪气侵犯人体的途径是从口鼻而入，并依据治验所得，撰写《温疫论》一书，开创了我国传染病学研究之先河。

清光绪二十年（1894年），粤港两地遭受了特大疫情——鼠疫。该次疫情来势凶猛，朝发夕死，死者达数万人，疫情的持续时间长达1年之久。

据当时的广州名中医易巨荪先生讲：

甲午岁，吾粤疫症流行，始于老城，以次传染渐至西关，复至海边而止。起于二月，终于六月……有一家而死数人者，有全家覆绝者，死人十万有奇。父不能顾子，兄不能顾弟，夫不能顾妻，哭泣之声遍闾里。（引自《广州近代老中医医案医话选编》中的《清代广州鼠疫流行用药经验》一文）

当地的名医易巨荪、黎庇留、谭星缘等，以《金匮要略》中的"升麻鳖甲汤"为主治疗此次感染鼠疫的患者，收到了很好的临床效果，挽救了不少人的生命。

这一时期增加的传染病有：鼠疫、霍乱、猩红热。

中华人民共和国成立后，影响比较大的瘟疫，有流行性出血热、乙型脑炎和非典。

1954年，乙型脑炎在石家庄暴发，患者病死率极高，达到了50%，以石家庄郭可明为首的中医经详细研究，提出了以白虎汤和清瘟败毒饮为主方，重用石膏的治疗方案，另外还根据患者的体质和病况，适度调整药剂，进行辨证加减。这个方案取得了极好的效果，经治疗的确诊病例34人，无一人死亡，且均没有后遗症。治愈率达到了100%，创造了当时治疗乙型脑炎的奇迹。

非典，又名严重急性呼吸综合征（英语缩写：SARS），于2002年11月在中国广东暴发，并迅速席卷北美洲、南美洲、欧洲等地的 29 个国家，直至 2003 年 7 月，全球不再增加新增病例和疑似病例，疫情才基本结束。据世界卫生组织统计：截至 2003 年 8 月 7 日，全球累计非典病例共 8422 例，涉及 32 个国家和地区，全球因非典死亡人数 919 人，病死率近 11%。

曾在中国大地上发生过的这些瘟疫，现在看起来，还是那么触目惊心。但瘟疫的特点就是传播迅速，不受国界限制，人口交流越频繁、流动性越大，越容易蔓延开来。

第三节 《伤寒论》成书的时代背景

东汉末年，瘟疫大流行。据史料统计，汉献帝建安年间的疫灾记录，达到了秦汉时期的最高峰。从建安十三年（208 年）至建安二十四年（219 年）的 11 年间，疫灾达到 7 次之多。

建安时期的多次大疫，成为张仲景创作《伤寒论》的时代背景。"伤寒"是当时流行最广的疫病。

在张仲景的《伤寒论·序》中说：

余宗族素多，向余二百。建安纪年以来，犹未十年，其死亡者，三分有二，伤寒十居其七。

"余二百"以 200 人计算，"其死亡者，三分有二"，即死亡人数约为 133 人，"伤寒十居其七"，就是说因为感染"伤寒"而死亡的人数大约有 93 人，病死率约 47%，可见"伤寒"有着很高的传染性和致死率。

在当时人们创作的文学作品当中，同样有大量对疫灾的描述。

如《太平御览》所载的曹植的《说疫气》：

建安二十二年，疠气流行，家家有僵尸之痛，室室有号泣之哀。或阖门而殪，或覆族而丧。

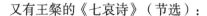

又有王粲的《七哀诗》（节选）：

出门无所见，白骨蔽平原。路有饥妇人，抱子弃草间。顾闻号泣声，挥涕独不还。"未知身死处，何能两相完？"驱马弃之去，不忍听此言。

王粲是东汉末年著名的文学家，是"建安七子"之一。"建安七子"——王粲、孔融、陈琳、徐干、阮瑀、应场和刘桢，与曹操、曹丕、曹植的作品，代表了东汉末年至三国时期文学的最高水平。但是令人唏嘘的是，"建安七子"中，竟有四人是因感染当时的瘟疫而亡。

据《三国志·魏书·王粲传》载：

（阮）瑀以（建安）十七年卒，干、琳、场、桢二十二年卒。（魏）文帝书与元城令吴质曰："昔年疾疫，亲故多离其灾，徐、陈、应、刘，一时俱逝……"

那么，这个"伤寒"，到底是什么传染病呢？

我们无法跨越时空，去检验汉末的"伤寒"到底是由什么病原体引起的，只能依据现代发现的各种传染病的发病特征，去对照当时的医书和史料上的记载，做一个大致的推测。

有人推测是鼠疫，鼠疫（黑死病，腺鼠疫）曾造成了欧洲2500万～5000万的人口死亡，占当时整个欧洲人口的1/3～1/2。但是绝大多数鼠疫为腺鼠疫，其发病症状多为颈部、腋下、腹股沟处的淋巴结肿大，这与"伤寒"的表现不符。

根据张仲景在《伤寒论》中的描述，我比较认同"伤寒"是病毒性流感的说法。

流感的病原体为流行性感冒病毒，其抗原性及致病力易变异，10～15年可有一次大变异，从而引起一次大流行。平时的小变异会引起小流行，散发和流行年年不断。

可能有人会质疑：流感致死率有这么高吗？就历史上以往的流感大流行来看，完全有可能。比如1918—1919年的大流感：

1918年春天，一场毒力空前的流感出现在美国，但因为死亡率很低而没有引起多少注意，其特点是许多死者都是年轻人。春季和夏季，这种新型流感传遍全球，几百万人感染，数十万人死亡，甚至使当时发生在欧洲和中东的战争都难以进行。8月时，第二波袭击开始了，死亡率开始变为原来的2倍、3倍甚至更高。几千万人躺到了病床上，数百万人死亡。快到年底时，这一波袭击似乎渐渐消退。但是到冬季和第二年春季，第三波袭击又开始了。

在秋季和冬季这两波袭击中，死亡的人中有半数是20岁到40岁的青壮年。美国至少有55万人死亡，大约是美国在第一次世界大战中阵亡人数的10倍。全世界总死亡人数超过了2100万，这是20世纪20年代所作的估计。

因为流感病毒多变的特性，至今为止，制造此病疫苗的想法以失败告终。在1957年到1958年的"亚洲流感"以及1968年的"香港流感"期间，疫苗都没有起到什么作用。

最大的疫苗挫折事件，发生在1976年，当时一种非常类似于Shope猪流感病毒以及1918年大流行的病毒，开始在美国新泽西州迪克斯堡的士兵中流行。医学专家和美国政府为了避免60年前那场灾难重演，耗资数百万美元来制造及批量生产疫苗，并分发到数百万的美国军人手中。但是大流行并没有出现，甚至连一般的流行也没有。这一巨大努力的唯一且持续很久的结果，是很多格林－巴利综合征病例的出现。这是一种致瘫痪的、偶可致命的疾病，而它和疫苗接种有关。和上千万的疫苗接种者相比，这些病例的数量很少，但是却引起了大量的诉讼。（参考《剑桥世界人类疾病史》第721页）

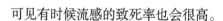

可见有时候流感的致死率也会很高。

东汉末年，影响"伤寒"病死率高的重要因素还有当时的社会环境、自然气候变化和人们的生活状态。

这个时期战乱频繁，人们流离失所、生活困苦、饥饱失常，导致很多人营养不良、体质虚弱。一旦生病或受到病毒感染，代谢和免疫容易紊乱，因此病情发展较快，且很严重。

据地理学家、气象学家竺可桢在《中国近五千年来气候变迁的初步研究》中进行的物候考证：战国至西汉中期，处于温暖期的中国，年平均气温比现在的年平均气温高 1 ~ 2℃；而到了建安、曹魏时期，则比现在低 1 ~ 2℃。气温的降低对植物生长规律有重要影响，肯定也会影响人们的身体状态。低温的气候，可能也是导致瘟疫传染率和病死率升高的一个因素。

根据《伤寒论》中对"伤寒"发病症状的描述来看，跟流感也比较符合。

"伤寒"三阴三阳病的症状，可大致归纳为四类：一是以发热、头身疼痛、恶风寒等为主的全身症状；二是以心悸、咳喘、手足厥逆等为主的呼吸、循环系统症状；三是以呕吐下利、胸胁苦满、腹满腹痛等为主的消化系统症状；四是以谵语、遗尿、但欲寐、烦躁等为主的神经系统症状。

患病后，因患者身体强弱、感邪的轻重、治疗是否得当、有无基础疾病等不同情况，会出现痊愈或传变、合病、并病、坏病导致病情加重，乃至危及生命的情况。

现代医学认为流感的潜伏期为 1 ~ 3 日，初期以高热、寒战、头痛、肌肉痛和全身不适为常见症状，可伴有鼻塞流涕、咳嗽、咽痛、腹泻等症状，若无继发感染和并发症，一般发热 3 ~ 5 日后热退，但患者仍感觉明显乏力；若发生在年幼和老年患者身上，或者有基础病的人感染，可发展成高热不退、肺炎、中毒性休克、心肌炎、呼吸循环衰竭等。

由此可以看出，流感的各型症状以及病情变化，与"伤寒"三阴三阳的症状及传变极其类似。

当然，《伤寒论》中并不只有"伤寒"的描述和治疗方法，还有一些对其他疾病的描述，比如书中的"阴阳毒"，很可能是现在的斑疹伤寒。

在中华民族陷入瘟疫旋涡中苦苦挣扎之时，我们的抗疫英雄——张仲景，搜集和学习前人的医学经验，深入临床实践，大胆思考创新，创作了《伤寒论》，筑起了中医学史上的一座高峰。

第四节　对《伤寒论》的整理

张仲景，后世敬仰的医圣，出生年月不详，去世年月也不详。在与他同时代的史书《后汉书》和《三国志》中都找不到他的名字，没有任何信息，行迹全无。

魏晋时的太医令王叔和，可能见过张仲景。张仲景去世后，其所著的《伤寒论》散失严重，是王叔和尽力搜集整理，才避免了张仲景著作的亡佚。

王叔和在自己的著作《脉经·序》中说：

夫医药为用，性命所系。和鹊至妙，犹或加思；仲景明审，亦候形证，一毫有疑，则考校以求验。

王叔和把他编次整理的张仲景著作，编入了《脉经》的卷七、卷八、卷九中。钱超尘先生经过考证后，认为王叔和曾不止一次编次整理过张仲景的著作。

稍晚于王叔和的皇甫谧，在其《针灸甲乙经·序》中讲了一个非常有名的故事，是张仲景给"建安七子"之一王粲（王仲宣）望诊的传奇故事：

> 汉有华佗、张仲景……仲景见侍中王仲宣，时年二十余，谓曰："君有病，四十当眉落，眉落半年而死，令服五石汤可免。"仲宣嫌其言忤，受汤而勿服。居三日，仲景见仲宣谓曰："服汤否？"仲宣曰："已服。"仲景曰："色候固非服汤之诊，君何轻命也。"仲宣犹不信。后二十年果眉落，后一百八十七日而死，终如其言。

这个故事在中医历史上非常有名，流传很广。

皇甫谧在《针灸甲乙经·序》中还提到王叔和整理张仲景著作的事情：

> 仲景论广伊尹汤液为数十卷，用之多验。近代太医令王叔和撰次仲景，选论甚精，皆可施用。

在北宋的《太平御览》中有一些关于张仲景的资料：一是张仲景少年时，曾去拜访过同乡何颙（何颙在《后汉书》中有记载），二人都是河南南阳郡人；二是张仲景有个弟子叫"卫汛"。

北宋政府校订《伤寒论》时，在《序》中引用唐朝《名医录》的内容，增加了一些张仲景的资料：

> 《名医录》云：南阳人，名机，仲景乃其字也。举孝廉，官至长沙太守。始受术于同郡张伯祖，时人言：识用精微，过其师。

综合上述资料，我们只知道张仲景大概生活在汉桓帝到汉献帝时期，卒于建安之末，但具体的年月，仍是个谜。

张仲景在《伤寒论·序》中说"勤求古训，博采众方"，可见他也是在前人的资料和经验基础上写成《伤寒论》的，那他都"博采"了哪些"众方"书籍呢？

皇甫谧说"仲景论广伊尹汤液"，意思是张仲景著作的一个重要来源是"伊尹汤液"——也就是《汤液经法》。这个说法目前看来是可靠的，因为从敦煌藏经洞流传出来的《辅行诀脏腑用药法要》中也说：

汉晋以还，诸名医辈：张机、卫汛、华元化、吴普、皇甫玄晏、支法存、葛稚川、范将军等，皆当代名贤，咸师式此《汤液经法》。

又说：

外感天行，经方之治，有二旦、四神、大小等汤。昔南阳张机，依此诸方，撰为《伤寒论》一部，疗治明晰，后学咸尊奉之。

《辅行诀脏腑用药法要》中有一部分方剂就来自《汤液经法》，而且很多与《伤寒论》中的方剂相同。这也是《伤寒论》来源于《汤液经法》的一个明证。

而在《汉书·艺文志》中著录的"《汤液经法》三十二卷"，已于后世亡佚。

前面说到，张仲景去世后，其《伤寒论》经王叔和收集、编次整理，在《脉经》中收录了一部分。据《太平御览》称，王叔和在编完《脉经》后，又编次《张仲景方论》。

经王叔和整理的《张仲景方论》，不久后被分为《辨伤寒》和《杂病方》两个部分，分开流传。

《辨伤寒》后来又出现了两个别名：《伤寒论》和《金匮玉函经》；而《杂病方》，就是后来的《金匮要略》。

目前见到的《伤寒论》和《金匮玉函经》，在编次上有所不同：《伤寒论》是方证同条；《金匮玉函经》是方论分开，论在前，方在后。

早期的《辨伤寒》，或者《伤寒论》，很可能也是论在前，方在后。如收载于《太平圣惠方》中的六朝古本《伤寒论》，就是前论后方（此本称为淳化本《伤寒论》），与《金匮玉函经》的内容和结构很相似。

在南北朝、隋、唐时期，产生了很多《伤寒论》的传抄本，多是师徒间传授，很少公开流传。所以唐代孙思邈在编写《千金要方》时，也没有见过完整的《伤寒论》，他在《千金要方》中感叹道："江南诸师秘仲景要方不传。"直到差不多30年后，孙思邈在晚年才见到完整本，并将其收录到《千金翼方》中，此版本现在被称为唐本《伤寒论》。

孙思邈在收录《伤寒论》时做了较大的改编，一是将方证同条，把有关方剂移到相关证候条文下；二是比类相附，将同类的相关方剂和条文编到一起。所以《伤寒论》的方证同条，很可能始自孙思邈。

唐朝以《伤寒论》为医仕考试教材。据《唐会要》记载，唐乾元三年（760年）举行医仕（医官）资格考试，《伤寒论》是其中一项。由此证明《伤寒论》在唐朝较为流行，地位大幅提升。

北宋时，校正医书局奉旨校订医书，以高继冲进献本《伤寒论》为底本，任命专家孙奇等校订，于北宋治平二年（1065年）雕版印刷《伤寒论》大字本，元祐三年（1088年）又雕版印刷《伤寒论》小字本，成为官方认定的标准版本。

成无己的《注解伤寒论》，是以元祐三年的小字本为底本，经过注释而成，是第一部注解《伤寒论》的著作。但是《注解伤寒论》并没有保持元祐本的原貌，而是增删了一些内容。

明代赵开美于万历二十七年（1599年），以小字本为底本翻刻北宋版本，后世称其为宋版《伤寒论》，实际上并非真宋本。

以上是《伤寒论》在中国的流传情况。

下面介绍一下日本两个版本的《伤寒论》：康治本和康平本。这两个版本可能是唐朝时期传入日本的。

康治本《伤寒论》是康治二年（1143年）九月，由沙门了纯加以抄录的版本。此本是个残本，只有65条条文、50首方，卷末有"唐贞元乙酉岁写之"字样，所以又称之为"贞元本"。

"康平本"是康平三年（1060年）由侍医丹波雅忠抄录的《伤寒论》传本，又称为和气氏本、高野本。

日本这两个版本的《伤寒论》我都读过，应该是保持了《伤寒论》的部分原貌。

康治本条文少，方剂也少，但几乎都是《伤寒论》的精华部分，方便初学者研读。

而康平本则是把张仲景的原文，跟王叔和以及后人的注解和增补的文字区分开来。虽然很多人认为康平本是伪书，但从这些区分开来的文字看，其内容大都比较合理。经区分后，《伤寒论》的条文变得简洁顺畅，我认为阅读体验要好于宋本。

综上，张仲景的著作经王叔和整理以后，在同时代的诸家"经方"书中逐渐脱颖而出，最后其他类似的方书逐渐亡佚，而《伤寒论》则一枝独秀，在南北朝、隋、唐时期流传渐广，地位扶摇而上。到北宋，又经官方校正医书局校订后传世，成为从业医者的必读经典。

但是明清时期，在瘟疫仍然不断流行的背景之下，有些医家开始向《伤寒论》提出质疑，掀起了"温病学"与"伤寒学"之争。

第五节　伤寒和温病之争

明末战争连年，灾荒不断，各种传染病不断流行，吴又可为研究疫病的治疗经验，深入病区、病家为患者诊治疫病。当时他看到有些医家用张仲景之伤寒方来治这些疾病，但收效甚微。吴又可在《温疫论·序》中说：

崇祯辛巳，疫气流行，山东、浙省、南北两直，感者尤多，至五六月益甚，或至阖门传染。

始发之际，时师误以伤寒法治之，未尝见其不殆也。或病家误听七日当自愈，不尔，十四日必瘳，因而失治，有不及期而死者；或有妄用峻剂，攻补失序而死者；或遇医家见解不到，心疑胆怯，以急病用缓药，虽不即受其害，然迁延而致死者，比比皆是。所感轻者，尚获侥幸；感之重者，更加失治，枉死不可胜记。

嗟乎！守古法不合今病，以今病简古书，原无明论，是以投剂不效，医者彷徨无措，病者日近危笃。

他推究病源，创立"疠气"说，著成《温疫论》一书，阐述瘟疫的发生是由于"疠气"从口鼻侵入人体，伏于募原，其邪在半表半里之间，并提出一整套辨证施治的法则。"达原饮"这个治疗瘟疫的名方，即吴又可所创。

其后，明清的温病学名家逐渐增多，有吴鞠通、叶天士、薛雪、王士雄等。

那么疑问来了，当面对明清时期的瘟疫时，《伤寒论》真的失效了吗？

我认为并非如此。吴又可所见到的一部分医生，用《伤寒论》的方剂治疗瘟疫效果不好，不是方的问题，而极可能是大多数医生用得不对，使用不得法。

那么《伤寒论》真的很难学吗？事实上确实很难。

虽说在唐宋时期，《伤寒论》就已经被列为中医必读的经典，但要想真正读懂《伤寒论》，用好张仲景的经方，还是很难的。

就比如唐代大医孙思邈也感叹《伤寒论》不是那么容易读懂的，他在《千金翼方》中说：

伤寒热病，自古有之。名贤睿哲，多所防御。至于仲景，特有神功，寻思旨趣，莫测其致。所以医人未能钻仰……旧法方证，意义幽隐。乃令近智所迷，览之者造次难悟；中庸之士，绝而不思。故使闾里之中，岁致夭枉之痛，远想令人慨然无已。

孙思邈说张仲景的著作"莫测其致""意义幽隐""造次难悟"，可见《伤寒论》难读、难懂，不是那么容易学好的。

但是如果真正掌握了《伤寒论》，能灵活地运用书中的方药来对治明末的瘟疫，应该还是会有很好的疗效的。吴又可把疗效不好归因于《伤寒论》，说实话，有点冤枉，古方不能治今病的说法，也值得商榷。

虽然"伤寒"与"温病"用词不同，但在本质上，其实是一回事。

下面我们就来梳理一下"伤寒"这个概念的几次变化。

伤寒的概念，最早出现在《黄帝内经》，在《素问·热论》中说："今夫热病者，皆伤寒之类也。""人之伤于寒也，则为病热。"这两句话翻译成现代语言，就是热病是人体受寒后发生的以发热为主要症状的疾病。

也就是说，热病是病名，寒是病因，热病的主要症状是发热。

后来发现，人体受寒后不只会发热，也有恶寒怕冷的表现，还有的不发热，只是怕冷。为了强调病因，就把"伤寒"变成了病名，代替了原来的"热病"病名。这个病名的变化，体现了古人治病求本、求因的可贵精神。

用现代语言描述，"伤寒"就是人体受寒以后发生的，以寒热为主要症状，既有热证，又有寒证的疾病。

后来发现，出现寒热这类症状的病因也并不只有受寒，其他邪气，如风、湿、暑、燥等都可以引起。

所以，原来只是描述由受寒引起的"伤寒"病，其实际含义后来逐渐扩大了。《难经》说：

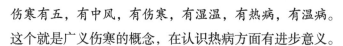

伤寒有五，有中风，有伤寒，有湿温，有热病，有温病。

这个就是广义伤寒的概念，在认识热病方面有进步意义。

自两晋至两宋初期，广义伤寒的外延继续扩大，《肘后备急方》把时行瘟疫也归入伤寒。宋人朱肱著《类证活人书》，将伤寒的外延扩大至 16 种病。

金元时期，河间学派说"六气皆从火化"，不承认伤寒有阴寒之证，无论狭义或广义的伤寒，均以火热统称，即外感均属热证，故伤寒、热病混称。

明清时代，温病学说形成，除中风、伤寒外，原广义伤寒中的其他病种均归入温病。于是，外感热病分为两类，伤寒与温病相对。温病成为有传染性的外感病，无传染性者便是伤寒。

而张仲景所谓的"伤寒"，显然既有热证，也有寒证，而且有明显的传染性，否则不会大批感染死亡，故伤寒应该包括温病。所以《伤寒论》中的方剂，显然是可以对治后世温病的。

《伤寒论》中也有提到温病的条文：

太阳病，发热而渴，不恶寒者为温病。若发汗已，身灼热者，名风温。风温为病，脉阴阳俱浮，自汗出，身重，多眠睡，鼻息必鼾，语言难出。

古今许多医家认为，《伤寒论》原本就有温病初起的治法，持这种看法的古人，有张路玉、钱璜、柯琴等，近代则有张锡纯、恽铁樵、陆渊雷等人。

我认为《伤寒论》中有诸多方剂可以应对各类温病，如白虎加人参汤、黄连阿胶汤、甘草泻心汤、黄芩汤、升麻鳖甲汤、麻杏石甘汤、葛根汤等，并不只限于麻黄汤、小青龙汤之类的温散类方剂。

近些年传出的《辅行诀脏腑用药法要》中说道：

外感天行，经方之治，有二旦、四神、大小等汤。昔南阳张机，依此诸方，撰为《伤寒论》一部，疗治明晰，后学咸尊奉之。山林僻居，仓卒难防，外感之疾，日数传变，生死往往在三五日间，岂可疏忽。若能深明此数方者，则庶无蹈险之虞也。

《辅行诀脏腑用药法要》所说的"外感之疾，日数传变，生死往往在三五日间"，很明显就是瘟疫之类的传染病。可见原来的《汤液经法》中，本身就有很多治疗瘟疫的方剂。

弄清楚了"伤寒"和"温病"是一回事，就不会有"伤寒学"和"温病学"之争了。二者在本质上并无冲突和矛盾，所以可以融合到一起。

在温病学说创立过程中，这些温病学家敢于提出不同见解、大胆实践，有利于中医学的发展和进步。

吴又可在"疠气"从口鼻而入这个问题上，突破了传统中医外邪"从皮毛而入"的观念，突破了前人的认识，这需要极大的勇气，是十分了不起的贡献。

现在我们知道，瘟疫的病因是病原微生物，可以通过皮肤（接触）传染，但通过咽喉、呼吸道、消化道入侵人体，是最多的感染途径。

外感病发病的核心问题是，微生物是不是发病的决定因素呢？

一直以来，由于传染病曾经严重危害人类生命，微生物致病说已经深入人心。西医知识的普及给人的印象是微生物是导致疾病的原因，因此需要抗菌、抗病毒、抗感染。

其实西医也不得不承认，任何微生物，包括鼠疫杆菌、霍乱弧菌、流感病毒都不能必然使人得病。本章第一节提到的"伤寒玛丽"就是个典型的例子。

实际上，很多微生物，在人类进化史中就生活在人体的皮肤、呼吸道、消化道、生殖道中，它们的数量几乎达到人体细胞数量的10倍。在健康的状态下，人体跟这些微生物和平共处，互惠互利，共同维护人体的生态环境。

对于病毒，人类永远也不可能将它们全部消灭。所以病毒类疾病，永远都还有暴发流行的可能。

就最常见的流感病毒来看，目前我们还是杜绝不了其大规模传播。

所以身体的内环境，是影响发病与否、病情轻重、病情转归的一个重要条件，是我们能够进行干预的重要因素，也是中医取得疗效的关键。

中医面对以发热为主要表现的传染病，比如某处发生流感，不同的中医去诊治，可能伤寒家说是伤寒，温病家说是温病。很多时候其实并不清楚病原微生物，但是这并不影响治疗。中医根据患者感染后的反应状态——脉象、症状和体征，进行诊断和治疗，因为不管是哪一种病毒或者细菌，只有通过人体才能发病。我们治疗的目的，是帮助身体来应对感染造成的身体内环境的危机。

西医没有"邪之所凑，其气必虚"这样的中医理论。当人体免疫功能低下——中医所谓的"正虚"，是发病的决定因素时，治疗重点就应该放在提高免疫功能上，中医称之为"扶正祛邪"，也就是补虚，而这方面正是西医所短，中医所长。

另一方面，面对感染后的各种后遗症，西医往往捉襟见肘，而中医则往往可以灵活应对，取得较好的疗效。

明清时期的"伤寒"和"温病"之争，其实也给我们传统中医敲响了警钟：我们中医自身还是有很多不足的地方。《伤寒论》

的确很伟大，但它应该是中医学史上的一座高峰，而不是终点。

第六节　《伤寒论》是中医学的高峰，但不是终点

近年来，中医界形成"经方热"，我认为这个现象至少说明了以下几个问题：

（1）《伤寒论》确实是契合实践的临床著作，流传1000多年经久不衰，靠的就是扎扎实实的疗效。

（2）《伤寒论》的三阴三阳辨病、方证对应辨证，在临床上便捷、明快、疗效好，比常规的辨证论治好用。

那么中医的发展是在退步吗？不然为什么现在反复提倡1000多年前的《伤寒论》呢？

似乎中医学跟一般科学不一样：其他学科科技，是越发展越进步，中医学却是在1000多年前就形成了一个高峰。

医学面对的是活体的人，所以中医学并非单纯的技术学科，而是更接近人文学科一些，不但关注人躯体的复杂变化，还要照顾人心理上和精神上的微妙变化。

我们的祖先，用来自大自然的动植物药材，来调整生活在大自然中的人的身心变化，具有超越时代的智慧。

所以《黄帝内经》《神农本草经》《汤液经法》《伤寒论》，都是我们充满智慧的祖先的心血结晶。

即使《汤液经法》已经亡佚了，但它的继承者——《伤寒论》流传了下来，并且根越来越深，枝叶越来越茂盛，最终长成参天大树，泽被后世。

我们现在的社会和自然环境，跟东汉末年已大不一样。但不论环境如何变化，科技如何进步，信息如何发达，我们可能还是

要面对未知瘟疫的暴发，这个时候，应用 1000 多年前的方剂和药物来治疗，常常还是会很有效。

《伤寒论》是中医学的高峰，但不是中医学的终点。因为在新的时代、新的社会，会碰到新的问题，产生新的疑问，所以需要不断探索，寻找新的答案。

有效的治疗效果，不能只停滞在有效的现象上。为什么有效？怎样会更有效？为什么有人会无效？能不能让那些疗效不好的变得疗效好？

《礼记》上说："博学之，审问之，慎思之，明辨之，笃行之。"

章次公先生说："发皇古义，融会新知。"

我们应当承认，限于当时的社会和科技条件，中医学还有很多模糊和不完善的地方，也有很多盲区和似是而非的东西，这是时代的局限性，很正常。我们也应当在新时代，将古人没能够揭示出来和亟待完善的东西，继续探索和挖掘出来。

《伤寒论》高效治疗疾病的背后，是在药物和方剂干预下人体生理和病理的变化，这些是需要我们探索和研究的重点内容。

中医和西医互有优势，两者的融合将是未来的趋势。

通过几年外科的工作和训练，让我看清楚了中医和西医各自的位置，还有各自的优势和劣势。中医有西医所欠缺的，西医也有中医需要的。中医和西医并非互相抵触和矛盾的，而是互补互需的。

接下来以外科疾病来举例说明为什么中医需要西医的汇入。

我们中医里的有些疾病，病名常常比较模糊，这是中医发展的时代局限所造成的，也因此无法更精确地去诊断疾病。但是如果诊断不清，往往会给我们临床诊断和治疗带来很多困扰。

比如中医的病名"腹痛"就很笼统。我们临床上碰到腹痛的患者，不能统统诊断为"腹痛"了事，如果那样，不但患者不满意，恐怕我们自己也不满意。

那么，腹痛可能会是哪些问题引起的呢？

腹痛有很多种可能：急性阑尾炎、急性胰腺炎、急性胆囊炎、输尿管结石、宫外孕、肠梗阻、急性胃肠痉挛……

这就导致我们在面对一个常见的症状时，要将所有可能的疾病考虑到。在我们现在这个时代，没有精确的诊断，显然不能令人满意。

比如《伤寒论》第100条：

伤寒，阳脉涩，阴脉弦，法当腹中急痛者，先与小建中汤；不瘥者，与小柴胡汤主之。

这个腹痛，可能会是什么疾病？因为腹部有那么多脏器。为什么先与小建中汤，而不是先与小柴胡汤？为什么在脉象、症状都很明确的情况下，张仲景却拿不准用什么方？反而来试探用方？这跟传说中张仲景见王仲宣后，预知其20年后当落眉，落眉半年后而死，是不是落差很大？我们现在遇到这种情况，有没有办法能更精准地用方，超越张仲景时代的疗效？

在学中医的过程中，提出问题很重要，不能死记硬背、不懂思考，要敢于提出问题、思考问题，才有可能进步。

医学是没有止境的，因为健康和疾病的内容是随着时代变化而不断变化的。真正在临床上治病的医生都很清楚，其实现在的医学，不论是中医还是西医，能够解决的问题还是很有限。当前的问题尚不能完全解决，新的问题又在不断涌现。

所以不论是中医还是西医，都不能故步自封，都要广泛学习，来弥补自身的不足。

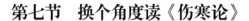

第七节　换个角度读《伤寒论》

从初读《伤寒论》至今，已经20年了。以前因为临床实践不够，很多内容读不懂。近几年才开始对《伤寒论》有所领悟。因为《伤寒论》是临床实践著作，不经过大量的临床实践，很难领会到此书的价值。

中医学发展至今，一方面因其突出的临床疗效被世人刮目相看。因其不但对慢性病、疑难病治疗有效，近年来的事实证明，中医治疗急性病、传染病也有很好的疗效。

但是另一方面，中医传统理论和语言很多都是沿袭古代，常常不容易为大多数人所理解。

如近年来中医各专家对瘟疫的辨证，有的说"寒湿疫"，有的说"温热疫"，有的说"湿毒疫"，说法不一，令中医学子茫然，也令大众不解。这恰恰暴露了中医辨证在理论上和表达上，确实有不足之处。

能否用现代的语言，从生物学、细胞学、生理和免疫学角度去阐释中医诊断和治疗疾病的问题呢？我觉得条件已经成熟，完全是可以的。

因为现代的中医视野比古代广阔得多，各科知识更丰富，能接触到的疾病种类也更多，重新阐释中医，已经成为时代的呼唤和要求。

下面我将从细胞学、生物学、生理免疫学角度，概括论述我对传染病的认识和对《伤寒论》的理解。

人体是由一个细胞——受精卵发育分化而来的，从细胞到组织，再到器官和系统，它们都有各自相应的结构，发挥各种不同的功能。

各器官和系统的功能表现在宏观层面，但生理的基础都在细胞层面。

不同的细胞都有共同的生理特性——新陈代谢、兴奋性、稳态、动态性、周期性，这些都是生命体的整体特征，暗合了中医的整体观念。

从细胞、组织、器官、系统到整个人体，是从微观到宏观的层层递进。细胞可以是一个体细胞，也可以是一个受精卵细胞，从某种意义上来说，一个组织、一个器官、一个系统，或者整个人体，都可以看作一个细胞结构和功能的放大。

新陈代谢是细胞的生存基础，细胞通过与周围环境交换物质和能量得以生存和繁衍。

环境环绕在细胞周围，细胞一方面从环境中摄取物质、能量以完成新陈代谢，一方面接受环境的各类刺激，做出反应，进行自我调节以适应环境。

在与环境互动的过程中，细胞如果受到环境一系列有害因素的影响，就会导致其功能出现一系列异常。如果有害因素作用时间久了，就可能会造成细胞结构上的损伤。

由于机体自身有反馈和调控系统，所以细胞在功能异常、结构损伤后，机体会通过不断地进行主动调节、代偿适应和修复损伤来应对。

生命体的核心内容，就是细胞和环境二者的相互作用。

如果外邪（具有传染性的细菌、病毒等致病微生物）侵袭人体，或者人体内的菌群紊乱，"共生菌"转变成"致病菌"，机体就会对这些有害因素产生一系列免疫反应，伴随着出现躯体上的种种症状和体征。

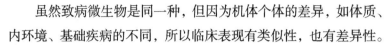

虽然致病微生物是同一种，但因为机体个体的差异，如体质、内环境、基础疾病的不同，所以临床表现有类似性，也有差异性。

环境的致病因素，可以称之为"瘀"，就是瘀滞——循环障碍。

环境之"瘀"，是各种致病因素通过环境作用于细胞，产生致病因子、病理代谢产物。致病因子又可以作为二级致病因素，刺激身体各系统产生连锁反应。而病理性代谢产物在身体环境中的积累和堆积，会堵塞循环通路，出现循环障碍，阻碍细胞对物质、能量的摄取，影响细胞结构损伤的修复，从而干扰细胞功能的正常发挥。

具体而言，"瘀"的种类有下面5种：

（1）外邪：风邪为主，可以夹杂寒、暑、湿、燥、火。风包含环境的温度、湿度等各种理化因素，也包含各种致病微生物。

（2）气结：循环障碍导致神经缺血，出现胀、痛等异常感觉。

（3）血瘀：血液循环障碍，出现瘀血。

（4）痰饮：水液代谢循环障碍，出现水肿、积液。

（5）积滞：饮食、代谢产物、病理产物、免疫复合物在身体内堆积，各种管道出现堵塞，出现积食、宿便、结石等。因为细胞功能的下降，可以导致局部细胞出现代偿性增生，形成息肉、肿瘤等。

细胞的疾病，主要是物质、能量摄取不足（氧气、水、电解质、营养素缺乏，中医称为精、气血、津液不足），结构的损伤，和功能异常。

细胞物质、能量摄取不足和结构损伤，可以称为"虚"。因为物质能量和细胞结构是新陈代谢的基础，所以在"虚"的状态下，必然有功能异常的表现。

机体在"虚"的状态下，也会出现细胞组织代偿增生的现象，目的是增强其功能，如手掌皮肤长期劳作出现茧子，中老年人骨质增生等，可以说"凡诸增生，皆属不足"。

组织器官功能的异常，可以称为"失衡"或者"紊乱"，可以表现为功能的亢进，或者抑制（低下），还有"寒"性反应（如怕冷、喜暖）、"热"性反应（如发热、恶热、烦躁）等。

综上，疾病的病机有以下几点：

（1）环境：瘀（外邪、气结、血瘀、痰饮、积滞）。

（2）细胞的功能：失衡或紊乱——亢进或抑制（低下），"热"性反应、"寒"性反应等。

（3）细胞的物质能量和结构："虚"（氧气、水、电解质、营养素——精、气血、津液的缺乏；结构的损伤）。

这三者之间是什么关系呢？

患者在临床上显现的症状和体征，常常是器官功能的外在表现，即功能的异常。

功能失衡背后的原因，一是环境之"瘀"，二是细胞物质、能量和结构之"虚"。所以面对疾病的症状和体征，需要我们透过外在现象，去寻找真正的病因在哪里。

如果可以找到病因，那就直接针对病因治疗即可，可以先不用管功能的异常表现，因为病因祛除了，功能自然就正常了。

如《伤寒论》的大青龙汤证，"脉浮紧，发热恶寒，身疼痛，不汗出而烦躁"和"脉浮缓，身不疼，但重，乍有轻时"，这两条是身体两种不同的功能状态，是病毒感染后最常见的两种机体反应。其外在表现虽然不同，但针对相同的病因，可以用同一个方——大青龙汤治疗。所以外在的症状表现，是"寒"性反应，还是"热"性反应，是次要的，"虚实（瘀）"才是内在的本质。

组织器官的功能亢进，或者抑制，或者出现了"热"性反应，很多情况下是机体在进行自主调节，目的是改变机体内环境，使其调整到有利于清除病原体、恢复正常的生理功能的状态。

在这个过程中会出现一系列外在的症状反应，如发热、出汗、咳嗽、呕吐、腹泻等，都是在身体调控系统的"可控"范围内。如果进行干预和调节，不应抑制这类反应，而应当促进这类反应。所以《伤寒论》有"服桂枝汤，大汗出，脉洪大者，与桂枝汤，如前法"。

环境之"瘀"和细胞之"虚"，有时会以功能的非常规状态出现，所谓"大实有赢状""至虚有盛候"。

比如局部的严重瘀滞，也会导致组织器官处于功能低下的状态；细胞物质、能量流失和结构损伤时，组织器官有时反而会出现亢奋状态，可称之为"虚性亢奋"，小建中汤治疗"衄""手足烦热，咽干口燥"，就是这种状态（所以"甘温除大热"，源自《伤寒论》）。

人体是由多器官、多系统组成的，致病因素作用在人体后，身体出现的病理状态常常也是错综复杂的。在很多情况下，不同的系统和器官，各自有着不同的功能状态，或亢进或抑制，或寒或热，常常多种状态并存，传统中医称为"寒热错杂""寒热夹杂""上热下寒"。

《伤寒论》中的方剂虽然药味少，且常常寒药、热药并用，或者寒性方剂与热性方剂合方，如大青龙汤（实为麻黄汤和越婢汤合方）、桂枝二越婢一汤、半夏泻心汤、黄连汤、小柴胡汤、附子泻心汤等，就是用来对治这些复杂的疾病状态的。

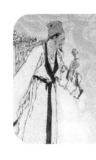

第二章
《黄帝内经》研习体会

第一节 《黄帝内经》成书时代和主要内容

学习中医必读的经典，除了《伤寒论》，另一部就是《黄帝内经》。

在公元前 1 世纪，当世界还在被天命、巫术等思想笼罩时，《黄帝内经》就已经提出了"拘于鬼神者，不可与言至德"的观点，将医学和巫术分离开来，标志着中医学这门学科的诞生。

《伤寒论》以方药治病为主，《黄帝内经》以针灸治病为主，两部经典就囊括了中医学主流的治病方法。

这两部经典自诞生起，就奠定了中医学在世界医学史上的独特地位。流传了 1000 多年，直到今天，我们仍然在应用这两部书中的方法和技术治疗疾病。这在其他国家和民族的医学史上是绝无仅有的。

与中医学遥相呼应的，是古希腊医学。当时的名医希波克拉底被中世纪医学界推崇为"医学之父"，《希波克拉底文集》代表了当时古希腊医学的最高成就。自古希腊希波克拉底学派开始，西方医学与神学脱离，成为一门独立的学科。

但是与中医学不同的是，古希腊医学并没能建立起像《黄帝内经》一样完整的医学理论体系，也没有发展出像《伤寒论》一样用自然药物来治病的复杂技术。

《黄帝内经》的成书，标志着中医学的理论体系创立完成，奠定了中医学发展的基础。

《黄帝内经》成书年代比《伤寒论》要早。书中整理汇编了从春秋战国到秦汉时期的医学文献，内容十分庞杂，很明显是历史上多个医学流派的医学经验的集成。

在秦汉之前，《黄帝内经》成书前，其实医家们已经积累了大量的医学实践经验，也积累下来不少医学文献，但大都是分散和不完整的。这个我们从长沙马王堆出土的医药帛书，还有老官山汉墓出土的医学竹简中，就可以看出来。

《黄帝内经》书名首见于《汉书·艺文志》，它与《黄帝外经》《扁鹊内经》《扁鹊外经》《白氏内经》《白氏外经》《旁篇》共称为"医经七家"。

司马迁的《史记》记载了从远古黄帝时代至汉武帝时期约3000年的历史，收录了包括医史人物及医学著作在内的很多史料。在《史记·扁鹊仓公列传》中，还记述了《脉书·上经》《脉书·下经》《五色诊》《奇咳术》《揆度阴阳外变》等一批医学著作，但未见《黄帝内经》书名。而上述的这些古医籍，很多内容被《黄帝内经》所引用。

据此分析，《黄帝内经》的成书，大约在《史记》编成之后的公元前1世纪内。

《黄帝内经》后来分成了两部分，分别是《素问》和《针经》。

晋代皇甫谧在《针灸甲乙经》序中说：

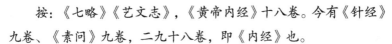

按：《七略》《艺文志》，《黄帝内经》十八卷。今有《针经》九卷、《素问》九卷，二九十八卷，即《内经》也。

至南朝齐梁间人全元起对《素问》进行注释训解，是《素问》最早的注家，此书在宋以后亡佚。

唐朝初，杨上善对《黄帝内经》的原文重新进行分类并注释，编著成《黄帝内经太素》。可惜此书自宋元后，在国内已失传，但此书曾在唐朝流传到日本，大部分被保存下来。清朝光绪年间，中国驻日本大使馆官员杨守敬发现此书，于是引入国内，才得以重新流传。

唐朝中期，王冰花了12年重新编次《素问》，整理成二十四卷本，并作注解。王冰还将当时流传的以五运六气为内容的七篇《大论》，编到了《素问》中。

北宋嘉祐二年（1057年），国家设立校正医书局，高保衡、林亿等对《素问》作了全面的校正。现在通行的《增广补注黄帝内经素问》，就是经王冰收集整理，重新编次，并经林亿等校正的版本。

但北宋校正医书局校正医书时，《黄帝内经》的另一部分——《针经》已经残缺不全，开始并未对其校订。

北宋元祐八年（1093年），高丽国进献了完整的《针经》，宋哲宗随即下诏将此书整理后颁发天下。由于北宋末年兵火战乱，此书后来又濒临失传。南宋绍兴二十五年（1155年），史崧将家藏的完整版本整理后刊行，就是流传至今的《灵枢》。

《黄帝内经》理论体系的主要内容，大致可以分为养生、阴阳五行、藏象、经络、气血精神、病因病机、病证、诊法、治法、针刺、艾灸、刺络等。

《黄帝内经》的基础来自自然科学，其对人体的形态结构、实体脏腑解剖的初步研究，是中医学进行医学理论体系构建的基础。

如《灵枢》记载：

若夫八尺之士，皮肉在此，外可度量切循而得之，其死可解剖而视之。其脏之坚脆，腑之大小，谷之多少，脉之长短，血之清浊……皆有大数。

可见在《黄帝内经》时代，已经对人体外部形态和内在的脏器，有了细致的观察和度量，这为进一步探索人体生理病理的活动规律创造了条件。

但由于古代科技条件和儒家礼教观念的限制，中医不可能在解剖上进一步发展。最终中医另辟蹊径，走出了一条不同于西方医学的道路。

除医学知识外，《黄帝内经》还有关于天文、气候、季节、地理、饮食、心理等许多学科的内容，并将其跟人体的健康和疾病密切联系起来。

《黄帝内经》所记载的针刺疗法是一项伟大的发明，至今仍体现出极大的实用价值和科学价值，不但在国内传承不绝，还传播到了很多国家，为全世界所瞩目。

中医学在《黄帝内经》时代，吸收融合了当时比较先进的哲学思想作为理论的支柱，并与医疗经验进行有机的结合，使之升华，形成了藏象学说、病因病机学说、诊法学说及疾病预防和治疗学说，奠定了完整的理论体系。

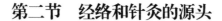

第二节 经络和针灸的源头

中医的针灸原理是"经络"，而经络理论是《黄帝内经》中重要的理论组成。

马王堆汉墓出土的医书中就有关于经络的内容，只是名称为"脉"，而不是"经脉"或者"经络"，但根据其内容来看，其与《黄帝内经》中的经络内容基本相同，只不过内容简略而不完整，显示其年代更早，显然是编著《黄帝内经》时参考的早期文献材料。

在《素问》一书中，内容论及针灸和经络的，有近40篇，占到总篇数的约1/2；而《灵枢》又名《针经》，从名称就可以看出，其内容以经络和针灸为主，大概有2/3的篇目论述针灸和经络。

可以说，《黄帝内经》的主体内容就是针灸和经络，它是经络和针灸的文献源头。

我从学习中医开始，就不断在读《黄帝内经》这部经典，也在临床上不断运用针灸。可以说，我是在边学边用的过程中，切实感受到中医的疗效的，也是在这个过程中，我对中医产生了坚定的信心。

举几个例子：

（1）大概在大三暑假时，我由于吃了不洁食物，导致急性肠炎，腹痛，一天腹泻五六次，都是稀水样便，泻得人都快虚脱了。当时我就对照针灸书，按照腹泻的艾灸方法，用点燃的艾条，对脚外踝下赤白肉际处的腹泻特效穴进行艾灸，神奇的是不到半小时，腹痛腹泻的症状就消失痊愈了。

（2）我还在上大学时，某年国庆节回家，因为要进行重体力劳动，我就在劳动前艾灸了自己的关元穴1小时，艾灸后精力、体力大为增加，劳动后也感觉不到劳累，仍然精力充沛。

（3）毕业后进入临床工作，因为在外科，我经常会碰到一些急性阑尾炎的患者，只要有机会，我都会尝试用针刺来治疗。我体会到只要是单纯的阑尾炎，大部分患者能用针刺治愈。一次，一位高考考生在考试前一天突发急性阑尾炎，我到学校为其针刺两次而愈，最终该考生顺利参加高考。

（4）在临床工作后，我碰到过很多膝关节病患者，有些急性的膝关节肿胀疼痛，治疗起来很棘手。我从《素问》"膝痛不可屈伸，治其背内"这一条文中受到启发，在治疗时重点处理患者的后背这一段，效果立竿见影。让我真正体会到《黄帝内经》中确实有古人实践出来的很多宝贵经验，值得我们去挖掘和研究。

在针灸治病的过程中，我还发现针刺有明显的镇静安神功能，很多人在留针期间会陷入深度睡眠。还有一些人出现了特殊的心理现象：有的人针刺的感觉不是痛，而是酸；还有的人针刺后，眼睛会不由自主地流泪（当然不是疼痛导致的，我用的针多是 0.18 ~ 0.20 mm 的，痛感很小）。

这些治疗反应让我产生了好奇和疑问，并想去弄清楚这些现象的背后到底是怎么回事。接着我开始去学习针刺麻醉、心理学、心身医学、经络催眠等。

后世针灸的发展，除传承《黄帝内经》外，由于临床的需要和临床医家的探索实践，出现了门类众多的针灸疗法：就针具来说，有芒针、火针、皮内针、埋线、电针等；就部位来讲，有头针、耳针、腹针、脐针、手针等；就理论上来看，有子午流注、灵龟八法等。

随着针灸的日益发展和壮大，时代迫切要求我们搞清楚针灸治病的原理。

我们针灸的理论基础是"经络"或者"经脉"，那它们的实质到底是什么呢？血管？淋巴管？神经？还是一种未知的解剖结构？如果不把这个问题搞清楚，那针灸的发展会受到很大影响。但是很遗憾，这个基础问题到现在尚未解决。

经络这一千古之谜，在20世纪引起了世界性的研究热潮。20世纪70年代起，经络研究（包括穴位研究）引起了我国政府和很多科技工作者的重视，先是进行全国性的经络感传现象普查，后又列入国家攀登计划，投入大量的人力、物力和财力。但迄今为止，对经络现象及其本质的认识，并未获得突破性的认识成果。

现在可能要反思：我们的研究方向是不是一开始就错了？

我们来看"经脉"的原始含义是什么。

马王堆汉墓和张家山汉墓出土的4种"脉学"古籍[《足臂十一脉灸经》《阴阳十一脉灸经》（甲本和乙本），以及《脉书》]中，只有"脉"字，未出现"经脉"一称。可见"脉"这个说法更为古老原始，更能体现其实质。

很明显"脉"最初指的是血管，是一种解剖学词汇，是医学名词，而不是理论上的推导。

人体的体表可以看到一些静脉血管，如手上、脚踝处；还能在体表摸到一些搏动的动脉，如颈部、手腕处、足背处。

在两汉墓出土的4种脉学古籍中，其"脉"的起止点的位置，也完全是临床观察的写实结果。

以实体上的观察为起点，当时的医家推测这些"脉"除了行于体表，联系人体上下的不同部位，还深入体内，联系体表和内在的脏腑。

中医探索者们经过观察研究发现，这些"脉"还有着诊断疾病和治疗疾病的作用，于是就把人体的各种生理反应和病理变化，以及治疗效果，都同"脉"联系起来。对不同部位病变，以及治疗的关联性，也用"脉"来解释。经络图，就是这种互相联系的路线图。

《灵枢·营卫生会》说："营在脉中，卫在脉外。"

"经脉"中流淌的是"营血"（外伤出血现象，恐怕古人不会视而不见吧），"营"为血液这是无疑的，那"卫"呢？我们现在知道脉的搏动是因为心脏的搏动，但古人认为血液流动的动力是"卫气"。

我们现在看，其实"卫气"还包含神经的功能，因为血管外常常伴有神经，血管的舒张和收缩还受神经调控。所以贾海忠教授将"卫"解释为神经的功能，是符合临床事实的，且能落实到人体解剖和生理的实处，有利于临床的实践。

"经络"能够治疗疾病，其实是在神经主导下，由神经、血管、内分泌、免疫等共同参与的一种复杂的生理反应。这种反应并不局限于身体的局部，还能传递到身体的其他部位。

"经络"未必有特殊的解剖结构，所以下再大的科技力量去攻关，也不一定有结果。

我觉得当代对经络和针灸有创新见解的是贾海忠教授，他从胚胎学和中西医会通角度，对针灸和经脉的原理提出了一系列新的观点，可以参考其一系列著作。

另外朱兵教授的《系统针灸学》，从系统生理学和系统生物学角度对经络和针灸进行了探讨，也有很多新观点。

第三节 《黄帝内经》十二字真言

在临床实践针灸和手法外治多年后，我再读《黄帝内经》，又有了不一样的认识。

虽然古人在书中写得似乎很复杂，那么多经络和穴位，不容易读懂，也不容易记忆，但只要临床上勤于实践，多想多悟，你会发现，复杂的事情也能变得简单起来。

我把《黄帝内经》的经络治疗理论浓缩为十二个字——阴阳表里前后，上下内外左右。

阴阳是哲学上的概念，是对世界上相关联、相对应事物的一种分类。万物不离阴阳，人体的上下、左右、前后、内外，是对应平衡的统一体。

我们来看《黄帝内经》里的原文：

《素问》：

（1）故善用针者，从阴引阳，从阳引阴；以右治左，以左治右；以我知彼，以表知里。

（2）膝痛不可屈伸，治其背内。（膝关节—后背，上下关系）

《灵枢》：

（1）远道刺者，病在上，取之下。

（2）病在上者，下取之；病在下者，高取之；病在头者，取之足；病在腰者，取之腘。（头—足，腰—膝关节，上下关系）

（3）巨刺者，左取右，右取左。

（4）偶刺者，以手直心若背，直痛所，一刺前，一刺后，以治心痹。（心—胸前，心—后背，表里、内外关系，前后关系）

从这些条文可以看到，上下、左右、前后、表里、内外，这些全有了。

这十二个字看起来简单，其实背后的道理并不简单。我的建议是先在临床上运用，用得多了就有感性认识了，然后再琢磨其背后到底是什么道理。

我们来看看怎么运用，举几个我以前治疗过的案例：

（1）某女，71岁，从安徽过来治疗腰痛，说最近几天喉咙也痛得很厉害。我马上检查与咽喉正对的颈后部，发现哑门穴附近压痛非常明显。立即点按哑门穴，几分钟后，咽喉疼痛消失。这是前病后取。

（2）某女，30岁，因为饮食不慎腹痛腹泻3天，每天腹泻近10次，稀水样便，去医院输液治疗两天无效。我查其腰部腰三横突处按压疼痛明显，点按腰三横突尖10分钟，腹痛明显减轻，继续艾灸半小时，腹痛腹泻消失痊愈。这也是前病后取。

（3）某女，72岁，从2015年开始眩晕，被头晕折磨4年，发作起来恶心呕吐，天旋地转不敢睁眼。几年来四处求诊，屡治不愈。每次发病都要打"120"进医院，住院1周方能缓解。2019年10月23日，晨起眩晕又发作，感觉天旋地转，平躺在床上不敢睁眼。我诊察后，给其做振腹治疗。半小时后，其腹中咕噜声响，头晕立即减轻，即可下地行走。患者说：这几年经过很多医生治疗，从来没有见效这么快的！此是上病下治，病在上——头，取之下——腹。

（4）某男，65岁，因为受凉右膝关节突发剧烈疼痛两天，关节屈伸不利，行走困难，平卧位膝关节不敢伸直。检查其后背肩胛内侧肌肉疼痛明显，予此部位拨筋松解，治疗后膝痛立即减轻，第二天疼痛十去七八，行走无碍。这是下病上治。

上述案例说明人体是一个整体，看问题不能只盯着局部，要考虑对应平衡的远端部位跟这个局部病变的联系。只要把握了其中规律，就可以举一反三，活学活用。

学习中最重要就是学用结合，这样学起来才扎实，才能快速进步。只读书不实践是学不好中医的。

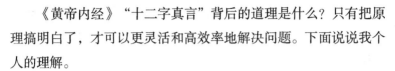

《黄帝内经》"十二字真言"背后的道理是什么？只有把原理搞明白了，才可以更灵活和高效率地解决问题。下面说说我个人的理解。

任何生命体，都要与周围环境互动，要适应环境的变化才能生存下来。所以生命体面对外环境的变化，需要有灵活调控躯体运动、调节身体内环境的机制，还要有修复自身损伤的机制。

尽管生物进化有高低之分，形态各种各样，但不同的生命体总归是有一些相同的规律的。

首先的规律，就是对称平衡。

动物进化到脊椎动物，以哺乳动物为例，因为体形相对较大，活动范围拓展，要想灵活而稳定地生活在环境中，就需要更强的躯体的平衡能力。

当身体和四肢运动时，维持整个躯体的平衡稳定，就显得非常重要。

当人走路和奔跑时，为了维持身体直立形态的稳定，四肢就需要摆动，这个现象体现了运动平衡：甩出左侧胳膊的同时，迈出右腿；迈出左腿时，甩出右胳膊。

也就是说，左上肢和右下肢的运动是同向同步的，而右上肢和左下肢的运动是同向同步的。当然，四足着地的哺乳动物也是如此。

这是一种以脊柱为中心的交叉平衡。

这种上下肢交叉运动的平衡，是不是表示同向和同步运动的肢体，在传递信息方面也有同步性和一致性？

传递信息既包括接收信息，也包括表达信息。

在肢体遭受创伤时，或者形成病理变化时，病理信息的表达也有同步性和一致性。

然而，这种信息同步一致的状态到底是怎样实现的，中间是怎样一个生化神经和内分泌的反应和传递过程，还需要进一步研究探索。

但是如果我们善于观察这类自然现象，就能够从中得出生命体的一些规律。

贾海忠教授对上病下治、左病右治提出了极联、极偶、负阴抱阳规律，用于解释人体中的生理结构、病理现象和治疗原理，很能给人启发。

从胚胎发生学来讲，虽然人体有四肢百骸、五脏六腑、九大系统（循环系统、运动系统、消化系统、呼吸系统、泌尿系统、生殖系统、内分泌系统、神经系统和感觉系统）等，但人体最初只是一个受精卵细胞，整个复杂的人体都是由一个细胞逐渐分裂形成的。所以看似没有关联的部位，实则存在着密切联系，并在生理、病理和治疗干预时，能够彼此相互影响。

这种密切联系和互相影响，可能主要靠复杂的神经、体液、内分泌、免疫这些调控网络来实现。

或许我们无法从微观上清晰地了解这种联系背后具体的发生步骤，但在宏观上，我们可以发现、认识和应用这些规律。

我们从《黄帝内经》《伤寒论》等中医经典中可以看出，古人很善于观察宇宙万物和人体的一些自然现象，并从中归纳、总结、推理得出一些规律，然后再实践和验证，从而构建出中医学的理论体系。

第四节　《黄帝内经》中的心理学内容初探

《黄帝内经》中蕴含着极其丰富的宝藏，迄今为止发掘出来的，或许只是冰山一角。

2016 年冬天，我在学习国内外的多种心理学内容时，深深感到精神力量的强大，让我对生命、健康和疾病有了更深刻的领悟。

后来在研读《黄帝内经》时，我发现其中蕴藏着极为丰富的心理学内容。这些内容不易为世人所认识的原因，是现代人用"精神""心理""意识"表达，而古人用"神""意""情"表达，虽然用词不同，但实质上是一回事。当然，国内医学教育对心理学的忽视，也是一个重要因素，这导致很多中医医生缺乏这方面的知识。

我尝试通过个人理解对《黄帝内经》中这方面的一些内容进行发掘和解读，使更多的人能重视人的心理疾病和精神健康。

一、疾病从哪里来？——《黄帝内经》的疾病观

《素问·上古天真论》里有一句话，虽然只有十六个字，但我认为这句话可以作为《黄帝内经》养生防病的原则，因为它提示了疾病的根源和治病的方法：

恬淡虚无，真气从之，精神内守，病安从来？

如果稍微把这句话调整一下次序，"恬淡虚无，精神内守，真气从之，病安从来？"

用现代的话讲就是，一个人如果能做到心中无欲无求，乐观处世，收敛心神，形神合一，全身真气就会自然运行和流动，哪里会患病呢？

换句话说，人为什么会得病呢？是因为不能够"恬淡虚无，精神内守"。

在《素问·汤液醪醴论》中有一句话：

嗜欲无穷，而忧患不止，精气弛坏，营泣卫除，故神去之而

病不愈也。

在《素问·痿论》里也有一句话：

思想无穷，所愿不得，意淫于外。

如果把两句话合并一下，就是："嗜欲无穷，意淫于外，营泣卫除，病所从生！"

就是说，人为什么会生病呢？因为嗜好和欲望没有穷尽，心神向外追逐，形神离散不能合一，气血失和，所以会被种种病苦所折磨。

可见神不内守，是产生疾病之关键。

其实佛教中也有类似的说法：病由心生。

所以《黄帝内经》里屡次强调要"守神""调神""御神""治神""养神""移神""转神""动神"等。

《素问·宝命全形论》中讲：

凡刺之真，必先治神……

《灵枢·九针十二原》里讲：

粗守形，上守神。

二、谈医疗过程中应用 "守神法"

"守神"这个词出自《黄帝内经》原文：

（1）精神内守，病安从来？

（2）独立守神，肌肉若一。

（3）粗守形，上守神。

其他相关的词还有全神、调神、治神、积神、御神、转神、移神、动神、养神等。

之所以选择"守神"，我经过反复斟酌，觉得"守"字最贴切：

"守"者，收也，有收摄、守候、陪伴、坚定、诚心等含义。

什么是"神"？

一个字在不同的语境下往往含义不同。此处"守神"的"神"，我认为其含义是心念、意念。

谁来"守神"？

我认为，不但患者要"守神"，医生更要"守神"，而且医者的"守神"是前提和基础。因为如果一个医生嗜欲无穷、利欲熏心，整天神不守舍，他就不会专心钻研医术，其医术水平也不会得到很好的提升，临床治病也就难以收到好的疗效，患者也会对其失去信任。

如果一个医生自己尚不能精神内守，如何让患者"守神"？所以对医生本身，"守神"是一个很重要的要求。

我们在医疗过程中如何"守神"？

我把医疗过程中的"守神法"，分为一般性接诊和特殊治疗两方面内容。

1.一般性接诊的"守神法"

结合前文讲的"恬淡虚无，精神内守"，还有《灵枢·根结》中的"合形与气，使神内藏"，具体内容是：

医者首先要调整放松自己的身心，集中精神面对患者，态度诚恳，表达关心，与患者真诚交流，获得对方的信任；同时让患者的精神能够安定下来，陈述自己的病情，诉说自己真实的感受，表达自己的求诊需求。这样做的目的，是让医患双方建立信任，为进一步地诊察病情和治疗做准备。

2.特殊治疗的"守神法"

《素问·移精变气论》中有一段关于心理疗法的文字：

闭户塞牖，系之病者，数问其情，以从其意。

这十六个字，有人认为是问诊内容，但我认为这是《黄帝内经》

中一种特殊的心理治疗方法。具体论证见下节。

具体方法为，在密闭安静的房间内，排除他人打扰，单独面对患者，医者要体会和感受患者的身心状态，一步步询问其身体上的感觉、情绪上的感受，让患者释放出心中的情绪，体会并接纳自己身体的感觉，寻找症状背后的情绪，将其表达、释放出来。

一旦患者心神回归身体，心情平静下来，不去抵抗、排斥身心的种种不适，试着接纳这些症状和感受，释放出压抑已久的情绪，体内的真气就会自然流动——启动自我修复的程序。

这里是概述，其中的原理和具体操作步骤将在下一节进行详细分析。

三、"守神法"的社会意义

有人说，21世纪，将是精神疾病的时代。

有医学统计曾指出，现在到门诊就诊的慢性疾病中，有百分之七八十跟心理因素有关。

近些年，儿童和青少年出现抑郁、焦虑等精神和心理问题的情况越来越多；成年人因为焦虑、抑郁，因为精神压力过大导致生活、婚姻、工作出现问题，甚至轻生的现象也越来越严重。

现在人们逐渐认识到，精神和心理上的问题和疾病，往往比身体上的疾病，更令人痛苦。

1977年，生物—心理—社会医学模式，由美国罗切斯特大学精神病和内科学教授恩格尔（G.L.Engle）首先提出，用以取代原来的生物医学模式，医学界也逐步接受了这一观点。但我们不得不承认，在中国现在的医学院校教育和临床医疗中，心理因素仍然没有得到足够的重视。

精神和心理问题很重要，但也是最难研究和把握的。因为心理问题的产生，跟个人成长、家庭、社会遭遇密切联系在一起，常常使普通临床医生感到无从下手，无能为力。

但现实是，这些问题越来越严重，我们已经到了必须面对的地步，不管是中医还是西医，不管你是不是精神和心理医生。

古人说：上医治国，中医治人，下医治病。

其实临床一线医生处在发现心理健康问题的关键位置。因为人的心理问题往往会投射到身体，会导致身体的种种不适。如果在这一关能够把握好，很多问题便可以被更早发现，从而给予足够的重视，这样问题有可能被早一步解决。

现代社会，为什么人们的精神问题会越来越严重呢？

我认为，当代社会无论是个人，还是家庭、团体，乃至整个社会群体，普遍处在一个"失神"的状态，所以造成个体的心理和精神问题越来越多——是环境造成了这个结果。

什么是"失神"？

我认为，"失神"就是不能客观地认识自身，不了解自身的需求和发展方向，在错误的观念下做出错误的判断和选择，从而造成自己内心的冲突，还有自身和周围环境的冲突。

远在汉代的张仲景，就在《伤寒论·序》中描述了这种社会和众人的"失神"状态：

余每览越人入虢之诊，望齐侯之色，未尝不慨然叹其才秀也。怪当今居世之士，曾不留神医药，精究方术，上以疗君亲之疾，下以救贫贱之厄，中以保身长全，以养其生，但竞逐荣势，企踵权豪，孜孜汲汲，惟名利是务，崇饰其末，忽弃其本，华其外而悴其内，皮之不存，毛将安附焉？

卒然遭邪风之气，婴非常之疾，患及祸至，而方震栗；降志屈节，钦望巫祝，告穷归天，束手受败。赍百年之寿命，持至贵之重器，委付凡医，恣其所措，咄嗟呜呼！厥身已毙，神明消灭，变为异物，幽潜重泉，徒为啼泣，痛夫！举世昏迷，莫能觉悟，不惜其命，若是轻生，彼何荣势之云哉！而进不能爱人知人，退不能爱身知己，遇灾值祸，身居厄地，蒙蒙昧昧，蠢若游魂。哀乎！趋世之士，驰竞浮华，不固根本，忘躯徇物，危若冰谷，至于是也。

"竞逐荣势，企踵权豪，孜孜汲汲，惟名利是务"，"驰竞浮华，不固根本，忘躯徇物，危若冰谷"，"遇灾值祸，身居厄地，蒙蒙昧昧，蠢若游魂"，我们现在来看，社会人心，自古至今，何其相似！

四、《黄帝内经》心理学内容纲要

我在这一部分将《素问》《灵枢》两书中的相关文句予以重编，以形成《黄帝内经》心理学内容的简明轮廓。

夫人生于地，悬命于天；天地合气，命之曰人。

天覆地载，万物悉备，莫贵于人。人以天地之气生，四时之法成。

天之在我者德也，地之在我者气也。德流气薄而生者也。故生之来谓之精，两精相搏谓之神，随神往来者谓之魂，并精而出入者谓之魄，所以任物者谓之心，心有所忆谓之意，意之所存谓之志，因志而存变谓之思，因思而远慕谓之虑，因虑而处物谓之智。

天气，清净光明者也。阳气者，若天与日。清静则志意治，顺之则阳气固，肉腠闭拒，虽有大风苛毒，弗能害也。

凡阴阳之要，阳密乃固。

阳气者，精则养神，柔则养筋；阴气者，静则神藏，躁则消亡。

夫四时阴阳者，万物之根本也。所以圣人春夏养阳，秋冬养阴，以从其根，逆其根则伐其本，坏其真矣。逆之则灾害生，从之则

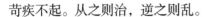

苛疾不起。从之则治，逆之则乱。

春三月，养生之道也，生而勿杀，予而勿夺，赏而勿罚，以使志生。

夏三月，养长之道也，使志勿怒，使气得泄，若所爱在外。

秋三月，养收之道也，收敛神气，无外其志，使肺气清。

冬三月，养藏之道也，勿扰乎阳，使志若伏若匿，若有私意，若已有得。

上古之人，其知道者，无思想之患，无恚嗔之心，志闲而少欲，心安而不惧，故美其食，任其服，乐其俗，以恬愉为务，以自得为功。

恬淡无为，乃能行气，气从以顺，各从其欲，皆得所愿，故能形与神俱。

恬淡虚无，真气从之，精神内守，病安从来？

天有四时五行，以生长收藏，以生寒暑燥湿风。人有五脏化五气，以生喜怒悲忧恐。故喜怒伤气，寒暑伤形。气伤脏，乃病脏；寒伤形，乃病形。喜怒不节，寒暑过度，生乃不固。

夫百病之始生也，皆生于风雨寒暑，阴阳喜怒，饮食居处，大惊卒恐。

故春秋冬夏，四时阴阳，生病起于过用。

心藏神、肺藏魄、肝藏魂、脾藏意、肾藏志，是谓五脏所藏。

心者，君主之官也，五脏六腑之主也，神之舍也，神明出焉。膻中者，臣使之官，喜乐出焉。

主明则下安，以此养生则寿，殁世不殆；主不明则十二官危，使道闭塞而不通，形乃大伤，以此养生则殃。

心，怵惕思虑则伤神；脾，愁忧而不解则伤意；肝，悲哀动中则伤魂；肺，喜乐无极则伤魄；肾，盛怒而不止则伤志。

是故五脏主藏精者也，不可伤；伤则失守而阴虚，阴虚则无气，无气则死矣。

志意者，所以御精神，收魂魄，适寒温，和喜怒者也。志意和则精神专直，魂魄不散，悔怒不起，五脏不受邪矣。

上古圣人作汤液醪醴，以为备耳，故为而弗服也。中古之世，道德稍衰，邪气时至，服之万全。

当今之世，嗜欲无穷，意淫于外，思想无穷，所愿不得，而病之所以不愈者也。火齐毒药攻其中，镵石针艾治其外，形弊血尽而功不立者，神不使也。志意不治，精坏神去，营泣卫除，故病不可愈也。

病为本，工为标，标本不得，邪气不服。

夫邪之生也，或生于阴，或生于阳。其生于阳者，得之风雨寒暑；其生于阴者，得之饮食居处，阴阳喜怒。

百病生于气也，怒则气上，喜则气缓，悲则气消，恐则气下，寒则气收，炅则气泄，惊则气乱，劳则气耗，思则气结。

喜则气和，荣卫通利，故气缓矣。

惊则心无所依，神无所归，虑无所定，故气乱矣。

思则心有所存，神有所归，正气留而不行，故气结矣。

凡诊病，必知终始，贵贱贫富，忧患苦乐，观其志意，饮食居处，察其上下，适其脉候。故贵脱势，虽不中邪，病从内生，精神内伤，身必败亡。

不先言此，卒持寸口，何病能中？皆受术不通，人事不明也。是以切阴不得阳，诊道消亡；得阳不得阴，守学不湛。知左不知右，知右不知左，知上不知下，知先不知后，故治不久。

夫道者，上知天文，下知地理，中知人事，可以长久。

古之治病，内无眷慕之累，外无伸宦之形，此恬淡之世，邪不能深入也。故毒药不能治其内，针石不能治其外，惟其移精变气，可祝由而已。

治之极于一，一者因得之：闭户塞牖，系之病者，数问其情，以从其意，得神者昌，失神者亡。

夫治民与自治，治彼与治此，治小与治大，治国与治家，未有逆而能治之也，夫惟顺而已矣。顺者，非独阴阳脉论气之逆顺也，百姓人民皆欲顺其志也。

人之血气精神者，所以奉生而周于性命者也。血气者，人之神，不可不谨养。

针石者，道也，小之则无内，大之则无外，深不可为下，高不可为盖，恍惚无穷，流溢无极，合于天道人事四时之变也。

凡刺之法，必先本于神。神者，正气也。

夫针之要，粗守形，上守神；粗守关，上守机。机之动，不离其空，空中之机，清静而微。迎之随之，以意和之，针道毕矣。

凡刺之法，必察其形气，形气未脱，散气可收，聚气可布，气得上下，五脏安定，血脉和利，精神乃居。

是故工之用针也，知气之所在，而守其门户，明于调气。

持针之道，必端以正，安以静。闭户塞牖，深居静处，静意视息，与神往来。积神于心，专意一神，令之在针，深浅在志，远近若一，如临深渊，手如握虎。经气已至，慎守勿失，以移其神。

是故用针者，察观病人之态，以知精、神、魂、魄之存亡得失之意，五者以伤，针不可以治之也。

用针之要，在于知调阴与阳。调阴与阳，精气乃光，合形与气，使神内藏。故曰：上工平气。

第五节　发现《黄帝内经》心理疗法

前面提到，我在《素问·移精变气论》中，发现了一段心理疗法文字。这段文字自古至今，未见有人能正确阐释。

这段文字的内容，跟西方人本主义心理学之父——卡尔·罗杰斯《当事人中心治疗》中的心理治疗方法极其类似。我瞬间有了一种穿越时空的感觉，为古人的智慧所震惊。

历代注解《黄帝内经》者，都认为这一段是在讲问诊内容，我持不同观点。这几年来，我反复研究体会，确定这是一段心理疗法，论证如下：

《素问·移精变气论》中"移精变气"的"精"，我认为当读作"情"，情绪和精神的意思。

在这一篇开头中，专门谈到了"祝由"的问题：

黄帝问曰：余闻古之治病，惟其移精变气，可祝由而已。今世治病，毒药治其内，针石治其外，或愈或不愈，何也？

岐伯对曰：往古人居禽兽之间，动作以避寒，阴居以避暑，内无眷慕之累，外无伸宦之形，此恬淡之世，邪不能深入也。故毒药不能治其内，针石不能治其外，故可移精祝由而已。

当今之世不然，忧患缘其内，苦形伤其外，又失四时之从，逆寒暑之宜。贼风数至，虚邪朝夕，内至五脏骨髓，外伤空窍肌肤，所以小病必甚，大病必死。故祝由不能已也。

文中将古之"祝由"治病，跟今世之"毒药""针石"治病相比较，可以看出这个"祝由"是非针非药的一种更自然、安全和简单的方法。

我觉得"祝由"是类似于心理暗示或者催眠的一种心理治疗

方法。这种疗法很可能就是文章结尾这一段：

岐伯曰：治之极于一。

帝曰：何谓一？

岐伯曰：一者因得之。

帝曰：奈何？

岐伯曰：闭户塞牖，系之病者，数问其情，以从其意，得神者昌，失神者亡。

"闭户塞牖，系之病者，数问其情，以从其意，得神者昌，失神者亡"，这二十四个字即这个心理疗法的内容。

很多人认为这一段是讲问诊的内容，比如明代张景岳解释说：

闭户塞牖，系之病者，欲其静而无扰也。然后从容询其情，委曲顺其意，盖必欲得其欢心，则问者不觉烦，病者不知厌，庶可悉其本末之因，而治无误也。

现代人郭霭春先生在《黄帝内经素问校注语译》中将其翻译为：

岐伯说：诊治的极要关键，还有一个。

黄帝问：是什么？

岐伯说：这个关键就是问诊。

黄帝说：怎么去做呢？

岐伯说：关好门窗，向病人细致地询问病情，使他毫无反感。经过问诊以后，还要参考色脉，如果病人面色光华，脉息和平，这叫得神，病是会治好的。否则，面色无华，脉逆四时，这叫失神，病是治不好的。

龙伯坚先生在《黄帝内经集解》中的翻译也大同小异：

岐伯说：诊断的主要道理还有一个。

黄帝说：是什么呢？

岐伯说：就是问清他致病的原因。

黄帝说：怎样问呢？

岐伯说：（为了解除病人的顾虑）应当把门窗关闭，使屋内没有别人，顺着病人的意志，得着病人的欢心，详细问他致病的原因和情形。掌握了诊断的精神，就无往不利，否则就会失败。

我们来看，《黄帝内经》原文中用的词是"治"，而到了郭霭春先生的翻译中变成了"诊治"，龙伯坚先生则直接翻译为"诊断"。我认为如此理解和翻译是有问题的。"治"字，很明显是"治疗"的意思。

的确，这段文字前面也谈到了"色脉"诊断的问题，因为治疗是以诊断为前提的，所以治疗与诊断之间有密切的联系，不可能截然分开。

但把"治"含义中的"治疗"抛开，只解释为"诊断"，是讲不通的。

《素问·移精变气论》中有很多"治"的相关文句可证：

中古之治病，至而治之，汤液十日，以去八风五痹之病。十日不已，治以草苏草荄之枝，本末为助，标本已得，邪气乃服。

暮世之治病也则不然，治不本四时，不知日月，不审逆从，病形已成，乃欲微针治其外，汤液治其内，粗工凶凶，以为可攻，故病未已，新病复起。

很明显，这段认为"治之极于一"后面的十六个字——"闭户塞牖，系之病者，数问其情，以从其意"，不是在讲问诊，而是在讲治疗的方法。

还有一个证据，就是"闭户塞牖"，可以确定是《黄帝内经》中对治疗环境的要求。在《灵枢·终始》中论述针刺治疗时，也提到了这个词：

凡刺之法，必察其形气。形肉未脱，少气而脉又躁，躁厥者，必为缪刺之，散气可收，聚气可布。

深居静处，与神往来，闭户塞牖，魂魄不散，专意一神，精气之分，毋闻人声，以收其精，必一其神，令志在针。

浅而留之，微而浮之，以移其神，气至乃休。

也很明显，"深居静处""毋闻人声"，同"闭户塞牖"一样，都是在强调对治疗环境的要求。

我们参考罗杰斯"当事人中心治疗"的心理治疗操作步骤，将其和《黄帝内经》的这段话对比，会发现两者极其相似。

"闭户塞牖"是指，操作者与当事人要选择一个安静不被打扰的场所，这样才能利于操作者同当事人交流。因为内心情感和情绪的释放，还有一些个人经历的"隐私"，都是当事人平时不便或者不想对人吐露的，这就需要创造一个安全而隐私的环境。在当事人和操作人彼此真诚和信任的基础上，使当事人身心放松，吐露"真情"。

"系之病者"，就是罗杰斯说的，治疗者应当真诚透明，表里如一，要真正关怀当事人的感情。孙思邈在《大医精诚》中说，对待病人要"皆如至亲之想"，也是这个意思。在《黄帝内经》中心理疗法成为一项非常重要的操作步骤，也就是说不单要真诚、精神专注，还应当辅助和介入一些治疗手段。这到底是什么方法呢？文中没有说。但我从临床实践中找到了一些合适的方法，具体内容参考下一节。

"数问其情"中的"情"，在这里有多层含义：

（1）病情、病史。

（2）事情：现在和以前所经历的人和事对其心理造成的影响。

（3）当下的情绪、感受，包括身体和情绪两个方面。

这句话是说，要选择适当的问询方式，以患者的身心状态变化为中心，反复询问和引导患者，目的是让患者在放松的状态下，放下对身体症状和心理感受的抵抗，从而寻找到致病的真正原因，并将负面情绪释放出来。

"以从其意"，"从"是顺从的意思。在《黄帝内经太素》中为"以顺其意"。"意"是身心的感受和情绪。要顺从、接受并倾听这些感受和情绪，不要去排斥和抵抗它们。一旦被倾听、被接纳，身心就会从紊乱和纠结的状态中挣脱出来，智慧就会自然流露，自我疗愈就会自然开始启动。

有人会有疑问，这个过程为什么要医生参与？患者自己就可以解决呀！是的，当真的了解到疾病背后有精神心理因素在起重要作用的时候，就可以自己来疗愈自己了。下一节就是我根据《黄帝内经》的这段文字，再结合罗杰斯的"当事人中心治疗"方法，参考其他心理疗法而制作的一套简单而易操作的"《黄帝内经》情绪释放术"，可据此进行心理疗愈。

但是事实上，大多数患者在开始阶段，是无法自己完成自我疗愈的。

《周易》讲"同声相应，同气相求"，人无法脱离关系而存在！一个人在身心失衡（失神）的状态下，心中恐慌无助，亟须精神上的支持和情感上的关怀，所以治疗者的角色是不可或缺的。

这时候，需要用一个充满爱的生命来照亮另一个需要爱的生命。就像2000年前东方的心理治疗学，需要2000年后用西方心理学来照亮一样。

第六节 《黄帝内经》情绪释放术

现代社会虽然科技在日新月异地发展，物质也大大丰富，但人的生活和工作节奏也在加快，精神压力越来越大，心理健康和身体健康的问题也越来越严重。

有时候我也会感叹，以精神痛苦和身体健康为代价的社会发展，究竟是在进步，还是倒退？

抑郁症、焦虑症、双相情感障碍、强迫症、恐惧症、精神分裂症、创伤后应激障碍（PTSD）……随着从医时间越来越长，我接触到的此类问题也越来越多，同时我也在不断学习精神心理学方面的知识，寻找解决问题的方法。

实际上，我们整个教育体系，包括医学教育，对心理健康这方面的重视始终不够。但社会现实已经把这个问题摆在我们面前，解决这个问题已经迫在眉睫，刻不容缓。

目前，心理学上的治疗方法主要有精神分析治疗、认知治疗、行为治疗、人本主义治疗等。我在学习和探索的过程中，试图找到一种适应范围更广、更高效、操作更简单的治疗技术。

当我发现《黄帝内经》中的这个心理治疗方法时，震惊之余，也在苦苦思索：如何将其转化为适合现代社会的实用操作技术？

在整合中西方多种心理疗法内容的过程中，因为一个偶然情况，我突破了这个瓶颈，把这个实用技术完成了。

这个偶然的事件，是我在参加青岛峰会时，"被逼无奈"完成的。

因为当时的会议安排了我做发言分享，而我自己本来不擅长表达，对于上台演讲，心里十分紧张和担心。

我提前做了准备，写了发言的文字稿，在家中也练习了几次，可始终磕磕绊绊不流畅，所以在会议发言前很紧张。

就在会议主持人宣布会议暂时休息十分钟，接下来是我发言的时候，我突然想到，不妨将自己以前反复琢磨的《黄帝内经》情绪释放术精简一下，试试看能不能在当下帮助到我。

在大脑飞速运转后，我坐在座位上，闭上双眼，做了 3 次深呼吸，然后用手轻按额头，自己默念道："一会儿要上台发言，我感到非常紧张和害怕，但是我完完全全地接受和爱自己！"说了 3 遍，睁开眼睛，结束，前后不过 1 分钟。

休息时间结束，我走上会议讲台，非常流畅地完成了发言，全程没有看一眼准备的文字稿。发言结束后我的朋友对我说：讲得非常好！我知道：终于成功了！

这个成功，不只是我流畅地完成了发言，还说明我临时想到的这个情绪释放法成功了。

接下来的几个月，我反复琢磨这个方法，试图把其中的原理和具体操作步骤更清晰地阐述出来，能够让普通人看得懂、学得会。

接下来我将介绍其原理、操作工具和选择的穴位、操作步骤。

一、原理

所有不良情绪和精神心理问题的根源，不在外界，而来源于人内心的矛盾和冲突。

人在成长过程中，不断接受着外界的刺激和评价，从而形成了其头脑中的观念：好的坏的，对的错的，应该或不应该的。

而所谓好与坏，对与错，应该与不应该，其实都是外界相对的观念与评价，未必都符合事实。所以我们头脑中的观念，常常

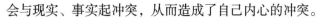

会与现实、事实起冲突，从而造成了自己内心的冲突。

当我们过分依赖于通过外界的评价来认识自己时，常常不能真正地认清自己。在面对事情或问题时，容易高估或是低估自己，长此以往，会导致严重的自我怀疑，甚至自我否定。这样不但自己内心有冲突，还会与外界环境起矛盾和冲突，造成人际关系紧张，产生恐惧、焦虑、紧张、愤怒等情绪。

在负面情绪支配下，人的大脑会变得迟钝，会导致原本能够完成的工作却完不成，本来能做好的事也办不好了。

不良的情绪影响精神、神经，会导致身体出现各种不适的症状，还会影响人的行为、饮食和生活习惯，长期下来，必然会导致身体健康出问题。

要化解这些冲突，一是要从思想上认清楚，这些冲突为什么会产生；二是要在情绪产生的时候，想办法进行化解。

化解情绪的办法，就是直接面对它、承认它、接受它，而不是否认它、排斥它、逃避它。

我们要承认自己产生了情绪，要表达出自己的情绪，并且要接受这些情绪，最终才能做到接受、接纳不完美的自己。

我是谁？我想要什么？这些问题的答案只有你自己知道，任何人都不能代替你回答。

接受自己，才能认清自己；拒绝和排斥，只会让你离认清自己越来越远。

所以，我们首先要学会接受自己和爱自己，然后才能认清自己，才能做出正确的选择、做对事情，才能实现自己的价值。

好了，原理搞明白了。接下来就是如何操作。

二、操作工具和选择的穴位

这个心理治疗方法，我称其为"《黄帝内经》情绪释放术"。在本章上一节，我讲了其大概内容，本节讲具体的操作步骤。

"闭户塞牖，系之病者，数问其情，以从其意"，这是一个完整的治疗过程，有四步。其中第二步"系之病者"，我认为应该有具体的操作手法。

这种操作手法，要能让患者感受到医者的真诚和关心，使其情绪能够平静稳定下来，并能引导患者去体会和感受自己的身心状态，放下对身体症状的排斥和抵抗，最终让积压的情绪得以释放。

我在临床上经过探索和思考，感觉两种操作是可行的：

一是毫针：以毫针刺入相关的穴位，来连接患者的身心。

在本章第二节中，我谈到自己在运用针刺治病的过程中发现针刺有明显的镇静安神的功能，能够触及患者的精神和心理世界，整合患者的身心状态。所以针刺是一种很可靠的方法。

古代的针具很粗，治疗起来比较痛苦。现在的毫针极细，针刺时可以达到无痛的效果，所以是个理想的工具。

二是不用任何工具：用手掌或者手指点触在患者皮肤的穴位上。这个操作方法极其简单和方便，人人都能接受。

穴位的选择，我倾向于两个：一个是印堂穴，一个是我们的肚脐——神阙穴。

这两个穴位，一个通向大脑，一个通向"腹脑"，对人的精神、神经、内分泌、免疫都有很好的调节作用。

三、操作步骤

我把这个"《黄帝内经》情绪释放术"分为简版和繁版，用来针对现实中的不同情况和需求。

1. 简版

适用范围：在公众场合，目的是缓解考试的紧张，或者演讲、作报告时当众讲话前的紧张、焦虑、恐惧，以及创伤后应激障碍（PTSD）等。因为是在公众场合，常常会有其他人在场。

第一步：取坐位，闭上双眼，掌心放在腹部，腹式呼吸或深呼吸3次，感受一下自己腹部鼓起和凹陷的感觉，放松全身。

第二步：手放在腹部不动，或者用一只手的食指、中指、无名指并在一起，轻触按在额头眉心处。

第三步：默念或出声都可以，表达内容："具体的客观事件＋该事件引起的某种情绪＋完完全全接受和爱自己"，重复说3遍。

比如，考试前情绪紧张，害怕考不好，这种不良情绪容易影响正常水平的发挥，可以这样组织语言："这次考试，让我感到紧张和害怕，但是我完完全全地接受和爱自己。"

第四步：手掌再次放到腹部，腹式呼吸3次，睁开眼睛，结束。

这个简版非常灵活简便，可以随时随地操作，可以称之为"1分钟精神减压术"。

2. 繁版

适用范围：按照"闭户塞牖"对环境的要求，选择在卧室等无人的房间进行，目的是解决慢性焦虑、抑郁、恐惧、强迫等心理问题，以及有精神因素参与的躯体急慢性疾病的治疗。

第一步：取平卧位，闭上双眼，先感受一下自己的身体躺在床上的状态。接着用一只手放在腹部，腹式呼吸或深呼吸3次，感受一下自己腹部鼓起和凹陷的感觉，放松全身。

第二步：手掌继续放在腹部，手掌心对准肚脐——神阙穴；或者用一只手的食指、中指、无名指并在一起，轻触按在额头眉心处。

第三步：

（1）如果情绪不好，感受一下当下的情绪，找到引起此情绪的事件，把情绪表达出来，默念或出声都可以，表达内容："具体的客观事件＋该事件引起的某种情绪＋完完全全接受和爱自己"，重复表达，直到情绪消失为止。

（2）如果身体有不适的症状，感受一下这个症状，确认一下这个症状会引起什么情绪，然后表达出来。表达内容："具体的身体症状＋该症状引起的某种情绪＋完完全全接受和爱自己"，重复数遍，直到症状变化为止。

在释放情绪的过程中，很可能会想起某段经历或事件，可以按照（1）的操作进行情绪的释放。

（3）如果没有任何身心不适，可以回忆自小到大的一些有印象的经历，在大脑中重现这些事件的场景，感受这个事情造成的心理和精神上的影响，并表达出具体的情绪，表达内容同（1）。

如果是小时候受到过创伤，回忆起当时的场景，可以想象当时那个受伤的小孩就在自己面前，然后你正在把他抱在怀中，安慰他，表达"对不起，让你受委屈了，我爱你"之类。

在表达情绪、释放情绪的过程中，可能会回忆起不止一件事件和经历，或者涌现出不同的情绪，随着身心的变化一一处理即可。

这个过程需要的时间可能会很长，可能半小时、1小时、2小时等。

在情绪释放的过程中，很可能会出现种种躯体的反应，如流泪、流鼻涕、出汗、咳嗽、恶心、呕吐、头痛、头晕、胃肠道不适等，都是身体在进行自我调整和修复的信号，不用太过担心和恐惧。

第四步：手掌再次放到腹部，腹式呼吸3次，睁开眼睛，结束。

第七节　《黄帝内经》心理学条文汇集和研习体会

本节汇集了《素问》《灵枢》中关于心理学内容的条文，并附上了我自己的研习体会。

（1）恬淡虚无，真气从之，精神内守，病安从来？——《素问·上古天真论》

（2）恬淡无为，乃能行气。——《灵枢·上膈》

【体会】"上古天真论"，所谓"上古"者，"尚古"也。中国文化历来注重继承和传承，认为古人先贤有着完美的、充满智慧的思想和文化，所以对以前文化文献的保存十分重视。后世还有一些人认为法久弊生，"尚古"的一个弊端，就是容易故步自封，缺乏创新，拒绝接受新的思想和文化。近代中国落后于西方，处处受制于人，最终为西方列强所侵略就是一个例子。

不过自古以来，先贤也倡导创新，如《礼记》中讲：

汤之《盘铭》曰："苟日新，日日新，又日新。"《康诰》曰："作新民。"《诗》云："周虽旧邦，其命维新。"

可见古人本就有注重改革和创新的精神。

如果忽略了继承去创新，对一些先贤已经做出的成绩视而不见，往往会走弯路，浪费时间和资源。荣获诺贝尔奖的药学家屠呦呦，当年就是受中国古代医学典籍《肘后备急方》启发，成功提取出了青蒿素。

近代著名中医临床和教育家章次公先生提倡"发皇古义，融会新知"。所以学习中医，一是要研读中医经典，二是要进行临床实践和验证，三是要学习古今中外多种学科知识，目的就是更好地继承、发扬、发展中医学。

"天真"，我认为是"天性"的意思，就是"恬淡虚无""清净光明"的天性，古人认为上古之人之所以健康长寿，就是因为其保持这种天真之性，后世人们如欲达到健康长寿，也必须回归这种天性。

"恬淡"，安静、清净的意思；"虚无"，无为、无欲无求的意思。

所谓"静能生慧"是指，人处在清净、安静的状态下，头脑会变得清醒和灵敏，智慧会容易出现。相反，人如果在急躁、慌乱、冲动的状态下，常常会做一些愚蠢的事情。等事情过后静下心来，往往又懊悔不已！我相信大部分人有过这种体会。

有一个安静沉着、气定神闲的心态，在现实工作和生活中非常重要，那些事业有成者，往往都有这种良好的心态。

其实不单头脑，人的身体也有自己的智慧，这个智慧就是身体强大的自我修复、自我愈合能力，就像皮肤被割伤后自己会愈合一样，道理十分简单。可是很多人并不相信自己的身体，平时不知珍惜身体，身体亮红灯了，也还是不肯静下心来倾听一下身体的诉说，而是寻求各种外力来"压制"它，一番折腾下来，往往杀敌一千，自损八百。

人应该试着去倾听身体的表达。如果真的能安静下来，心神回归身体，形神合一，身体的智慧就会生出来，自我修复机制就会得以启动，真气就会开始更有效地运行、流动，去修复身体的创伤。

在道教中有一篇《清静经》，里面讲"人神好清，而心扰之；人心好静，而欲牵之。常能遣其欲，而心自静，澄其心，而神自清"，"人能常清静，天地悉皆归"。

清净，其实是人生活在宇宙天地中，顺应"天"的要求。因为《黄帝内经》讲："人以天地之气生，四时之法成"，"天气，清净光明者也"。

（3）是以志闲而少欲，心安而不惧，形劳而不倦，气从以顺，各从其欲，皆得所愿。

故美其食，任其服，乐其俗，高下不相慕，其民故曰朴。

是以嗜欲不能劳其目，淫邪不能惑其心，愚智贤不肖，不惧于物，故合于道。——《素问·上古天真论》

（4）是以圣人为无为之事，乐恬淡之能，从欲快志于虚无之守，故寿命无穷，与天地终，此圣人之治身也。——《素问·阴阳应象大论》

【体会】"志闲"和"心安"，对应前文的"恬淡虚无"；"气从以顺，各从其欲，皆得所愿"对应"真气从之"。

这里有个问题，为什么前面说"少欲"，后面又说"从欲"呢？而且后面篇章里还有"嗜欲无穷，忧患不止"，《礼记》上也讲"欲不可从，志不可满"，似乎有矛盾。

我认为，此处"从欲"，和"从欲快志"的"从"，不读为纵，不是放纵的意思，而是顺从、接受、接纳的意思；这里的"欲"跟"少欲"和"嗜欲无穷"的"欲"不同，不是欲望的意思，而是指身体和心理上的感觉与情绪。

"从欲"的"欲"，相当于后面篇章里"数问其情，以从其意"的"意"。《黄帝内经》中每每"志意"连称，所以"从欲快志"

就是"从意快志"，用现代语言说，就是指顺从身心的感受，而不是说放纵自己的嗜好和欲望。

《论语》上说"七十而从心所欲，不逾矩"，也是这个意思。

从这里可以看出，中国古代的字和词，必须放到具体的语境里，或者将前后篇章互相联系，才能清楚其含义，不能断章取义。

在《论语》中孔子有一段称赞弟子颜回的话：

子曰："贤哉，回也！一箪食，一瓢饮，在陋巷，人不堪其忧，回也不改其乐。贤哉，回也！"

颜回的生活很清苦，可是他的精神境界非常高，连孔子都佩服！

在《中庸》中有一段话，诠释了这种生活态度：

君子素其位而行，不愿乎其外。素富贵，行乎富贵；素贫贱，行乎贫贱；素夷狄，行乎夷狄；素患难，行乎患难。君子无入而不自得焉。

人的成长其实是心的成长、精神境界的提升，信念坚守住了，就不会被外在的物质环境所左右和影响。"不惧于物"，就是对于外在物质和环境，不担心、不害怕，不排斥也不嗜好，事来则应，物去不留。当下的一切都很自然，都能接受，好坏都能坦然面对。接受当下的一切，接受了才能解脱和超越，超越了才可自在。

（5）春三月，此为发陈。天地俱生，万物以荣，夜卧早起，广步于庭，被发缓形，以使志生，生而勿杀，予而勿夺，赏而勿罚，此春气之应，养生之道也；逆之则伤肝，夏为实寒变，奉长者少。

夏三月，此为蕃秀。天地气交，万物华实，夜卧早起，无厌于日，使志勿怒，使华英成秀，使气得泄，若所爱在外，此夏气之应，养长之道也；逆之则伤心，秋为痎疟，奉收者少，冬至重病。

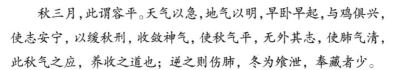

秋三月，此谓容平。天气以急，地气以明，早卧早起，与鸡俱兴，使志安宁，以缓秋刑，收敛神气，使秋气平，无外其志，使肺气清，此秋气之应，养收之道也；逆之则伤肺，冬为飧泄，奉藏者少。

冬三月，此为闭藏。水冰地坼，勿扰乎阳，早卧晚起，必待日光，使志若伏若匿，若有私意，若已有得，去寒就温，无泄皮肤，使气亟夺。此冬气之应，养藏之道也；逆之则伤肾，春为痿厥，奉生者少。——《素问·四气调神大论》

【体会】《黄帝内经》中反复强调的养生原则，就是顺天地四时阴阳。四时，即春、夏、秋、冬四季变化。如何顺应四时变化？在篇名中提出了一个重要的词：调神！而在正文中，却使用了另一个字"志"："以使志生""使志勿怒""使志安宁""无外其志""使志若伏若匿"。

《黄帝内经》常常"志意"连称，广义的"志意"就是思想、意念的意思，可归到广义的"神"的范围。但如果从细节和狭义的角度来区别比较的话又有不同。

"志"，《康熙字典》讲"志者，心之所之也"；《论语》里孔子说"吾十有五而志于学"，又说"志于道，据于德，依于仁，游于艺"。可见通俗来讲，志，就是人的志向和目标，对未来的期望和盼望。

"意"，《灵枢·本神》讲"心有所忆谓之意"，可以理解为意就是过去的经历或环境对一个人的心理造成的影响，虽然事情和环境过去或改变了，但这种影响对现在的身心仍起作用。有一种心理学观点认为人在6岁之前形成人格，所以一个人在童年的遭遇，会在他的意识中留下深深的烙印，其影响会伴随他一生。

春三月，其位东方，主生。道家讲"生"，儒家讲"仁"，佛家讲"布施"和"慈悲"，它们的内在都是相通的。

在古代，对读书人往往要求"知医"，有句俗语称"不为良相，便为良医"，可见古代非常推崇医者治病救人的仁慈之心。

春季对应的"神"，或者"志"是生、予、赏。按照佛教中类似的说法，就是要有"慈悲""布施"之心。

秋三月，其位西方，这个季节应该做的是使志安宁、收敛神气、无外其志。我感觉秋季调神最符合当下的时代特点。现代社会人心是"思想无穷，所愿不得，意淫（疑为'浮'）于外"，心在向外驰求，内心空虚，形神失守，类似于夏三月的外放太过，亟须收摄心神。

医圣张仲景在《伤寒论》的序中曾批评当时的人"但竞逐荣势，企踵权豪，孜孜汲汲，惟名利是务，崇饰其末，忽弃其本"，非常痛心。然时隔2000年，再环顾当今的社会环境，世道人心，并无不同。

（6）天气，清净光明者也。——《素问·四气调神大论》

（7）苍天之气，清静则志意治，顺之则阳气固，虽有贼邪，弗能害也，此因时之序。——《素问·生气通天论》

（8）故风者，百病之始也，清静则肉腠闭拒，虽有大风苛毒，弗之能害，此因时之序也。——《素问·生气通天论》

（9）凡阴阳之要，阳密乃固，两者不和，若春无秋，若冬无夏。因而和之，是谓圣度。——《素问·生气通天论》

【体会】我在学习和整理《黄帝内经》中的心理学内容时，最大的收获就是搞清楚了天与人的关系，并在整体理解的基础上，重新校正了《黄帝内经》中的一些文字，对一些条文有了新的理解，以前的很多疑问涣然冰释。

《黄帝内经》撇开七篇大论，其余内容主体成于先秦，这一点应当是肯定的。从古至今，经过反复传抄，鲁鱼亥豕在所难免。好在大部分文字尚在，个别字句的错漏和后世文字的掺入，并不妨碍理解其整体的思想。可以从整体研读、前后篇对比来判别和校正个别字句。另外，对《黄帝内经》的理解，跟解读者个人的认知和知识结构有很大关系，很多东西读不懂或者误解了，可能是因为阅历和知识结构还未达到一定的高度。

"天气"的问题，在第二篇"四气调神大论"就提出来了，到了第三篇，其题目就是"生气通天论"。所谓"生气通天"，就是人体中的"气"，与天之"气"息息相通。

所谓"人以天地之气生"，天气的变化，对人的身心的影响可以说是最大的。临床上有一些风湿疼痛的患者，对天气变化十分敏感：阴雨天还没出现，天气在普通人看来还很晴朗，可这些风湿病患者的身体就已经感应到了。其实普通人也有类似的体验，如果天气不好，阴沉沉的或者阴雨连绵，人的心情也会变得低落，身体也会困乏，懒洋洋的，不想活动；一旦天气放晴，晴空万里，人的心情也会变得开朗起来，神清气爽，通体舒泰。

《周易》里讲"同声相应，同气相求"，人体与天气息息相通，确实是事实。

再进一步讲，人与天气息息相通，那人和人之间呢？人和动物呢？人和无生命的物质呢？

别的不说，单单就生物来讲，国外有生物学家已经做了相关实验研究，证明同一个系统、形态相同的生物之间，存在着类似物理学中的"场"，称之为"形态共振场"。生物的个体与个体之间，可以通过这个"场"进行信息和能量的传递。

"天之在我者德也"，人的心神意念就是人体的"天气"，应当效法"清净光明"的天德。清净是恬淡虚无，无欲无求；光明是心存仁善，有利他之心。如此才能感应到一个健康的身体。

一旦清净光明，人体自然阴平阳秘，任何外邪，都难以入侵，即使入侵，也无大碍，很快会痊愈，因为身体内环境很稳定时，修复力是强大的。

（10）阳气者，精则养神，柔则养筋。——《素问·生气通天论》

（11）阴气者，静则神藏，躁则消亡。——《素问·痹论》

【体会】"阳气者，精则养神，柔则养筋"，这句话我看过很多人的解释，都不太满意，总感觉不太贴切。

阳气者，生气、天气之谓也；精，读为净，清净；柔，仁慈光明也。

这是"天气，清净光明者也"在人体上的对应。可谓：清净神自养，光明筋自柔。

"阴气者，静则神藏，躁则消亡"，所谓"阴气"，指营血之类，也可以归入广义的"神"的范围，因为"血气者，人之神，不可不谨养"（《素问·八正神明论》）。静，亦即净，清静下来人体的营血就会减少耗失。相反，如果心神失守，思想无穷，嗜欲无穷，意浮于外，就会暗耗营血，日久必危！

在这里举一个病案，可看出心神情志对疾病的影响：

2016年10月30日，我遇到一位60岁的女患者，左手小指和无名指弯曲不能伸直（爪形手），伴麻木、疼痛、无力，左肘也疼痛——这是典型的肘管综合征。

我用脐针为其治疗，一次治疗后，患者手指麻木疼痛减轻，7次治疗后，小指和无名指即能伸直无碍，麻木疼痛和无力大大缓解。

春节过后患者又来诊，说上次治疗后效果很好，手指活动基本正常，近两日左手小指突然出现麻木疼痛加重。我又继续给她治疗了2次，症状缓解。

第三日来后，患者说昨天晚上症状又加重了。我考虑应该有心理因素的作用，就问她：有哥哥吗？她说：有啊！问：是不是因为哥哥的事情而着急上火？她回答：对对，昨天晚上我哥打电话过来。因为我哥做事没分寸，就为这件事而着急。虽然我心里埋怨，但又不好对我哥发作。她这样描述当时的情景：刚接完电话，左手小指"簌"地一下，一股电击感从小指向前臂蹿了上去……

她把家里的烦心事情向我倾诉，因为是兄弟姐妹之间的事情，又没法对别人说。我听完后安慰了几句。她的症状再没有反复，又治疗了2次，基本好了。

由此案可以看出，情志对疾病的影响是十分明显的。

疾病发生了，其实只是一种"果"，在疾病发生之前，身心已经失衡才是"因"，所以治疗疾病，必要时一定要同患者一起追溯前因，消除过去之事对其心理造成的影响，心结打开了，疾病才容易痊愈，这才是治本之道。

（12）心者，君主之官也，神明出焉。

膻……中者，臣使之官，喜乐出焉。

凡……此十二官者，不得相失也。

故主明则下安，以此养生则寿，殁世不殆，以为天下则大昌。主不明则十二官危，使道闭塞而不通，形乃大伤，以此养生则殃，以为天下者，其宗大危，戒之戒之。——《素问·灵兰秘典论》

【体会】中医认为人体的中心，是五脏藏五神（魂神意魄志），而心主神又是五脏的中心，所以拿"君主之官"来比喻。神明神明，这个君主一定要明。何谓明？我认为是智慧，是由清净而生的光明智慧。何谓不明？嗜欲无穷，思想无穷。

这个"明"，进一步讲，跟《大学》中的"明德"类似，也就是《中庸》"天命谓之性"的"性"，如果用现代的一个词语表示，那就是"智慧"。智慧不是聪明，不是普通的世智聪辩，而是通过消除嗜好欲望、执着妄想后，体悟到的东西。

"主不明则十二官危，使道闭塞而不通，形乃大伤。"此处的"使道"，我认为是臣使之道，是胸前膻中的部位。这个部位，内藏心神这个君主之官，如果心胸闭塞不通的话，则健康危矣！不但影响"心"这个君主本身（胸痹心痛，相当于冠心病心绞痛、心肌梗死之类），更影响其余脏腑，所以会"形乃大伤"。也就是说，明不明非常重要，"神"可以影响到"形"，神伤则形伤。

那形伤是不是都有神伤的因素在内呢？现代医学认为，80%以上的疾病都有精神心理因素参与。

心之情志为"喜"，所以"膻中者，臣使之官，喜乐出焉"。喜乐可以开心胸，作用很重要。所以长寿的人往往都是乐天派，整天乐呵呵的，看什么都好，看什么都顺心，真的达到了"六十而耳顺，七十而从心所欲"的境界。

这就叫作"乐观开心，使道通畅，其形乃寿"。

我自己在这么多年的临床中也发现，心胸开阔的人，往往少病，即使患了疾病，往往也容易痊愈；相反，那些气量狭窄，心思多而重的人往往疾病不断，而且治疗起来效果也很差。

（13）凡治病必察其上下，适其脉候，观其志意，与其病也。——《素问·五脏别论》

（14）五色各见其部，察其浮沉，以知浅深；察其泽夭，以观成败；察其散搏，以知远近；视色上下，以知病处；积神于心，

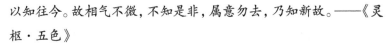

以知往今。故相气不微，不知是非，属意勿去，乃知新故。——《灵枢·五色》

（15）五脏之象，可以类推。五脏相音，可以意识。五色微诊，可以目察。能合脉色，可以万全。——《素问·五脏生成》

【体会】《黄帝内经》中屡次提到的诊法是"色脉"，也就是望诊与脉诊。望诊就是"察其形气色泽"（《素问·玉机真脏论》）。像第（13）条的"察其上下"就是形气色泽的望诊。这里又提到"观其志意"，是说不但要望其形气色泽，诊脉，还要详察患者的性情和心理——"神"的状态。

第（14）条是望诊的进一步深入，指出望诊要察色之部位、浮沉、泽夭、散搏等，其关键是要"积神于心""属意勿去"，医者之"神"一旦集中，望诊就可以达到"知往今""知新故"的境界。其实这个境界已经超出了望诊察色的境界，达到了"与神往来"（《灵枢·终始》）的境界。"与神"的"与"，在《灵枢》中原作"占"，在《太素》中作"与"，当从。所谓"与神往来"，我认为，就是医患两者之间身心感受和情绪能够互相感应，医者能够通过自己的身心感觉到对方的身心状态。这听起来有些不可思议，但确实存在，有些心理咨询师就有类似的体验。人本主义创始人罗杰斯称这种现象为共情（empathy），也称为神入、同理心，指在与他人交流时，能进入对方的精神境界，感受到对方的内心世界，能将心比心地体验对方的感受。

这里提到一个词"相气"，第（15）条还有一个词"相音"。相者，详察也，其含义已经突破了感官的限制，所以后文说"可以意识"。

说到"相"，不得不提到中国古代的"相术"，其历史很悠久，从先秦就开始流传，《春秋左氏传》中有记载："元年春，王使内史叔服来会葬。公孙敖闻其能相人也，见其二子焉。"唐代孙思邈在《千金要方·论大医习业》中指出，为医者要学习"诸家相法"。现在有一些医生研究手诊、眼诊、耳诊、舌诊等来辅助诊断，可以揭示人体的很多疾病。

（16）拘于鬼神者，不可与言至德；恶于针石者，不可与言至巧。病不许治者，病不必治，治之无功矣。——《素问·五脏别论》

【体会】我们在临床上经常会碰到某一类患者，这些患者跟普通人不太一样，即使医生尝试跟他们真诚交流，也很难让他们配合治疗。

这类患者大概分两种：一种是怀疑型，疑心很重，对谁都不信任，四处咨询不同的医生，对医生不断试探，医生提的建议很难让其完全接受和配合。

另一种是傲娇型，自视甚高，不懂得尊重人，即使咨询医生也要显示自己的高明，这种人很难让他生起诚心，也很难做到配合治疗。

碰到这两类患者只能"恕不奉陪"，婉拒治疗。因为即使治疗，效果也不会好，个别即使有效，患者也不会承认，这又何苦呢？

这些情况《黄帝内经》也注意到了：

病不许治者，病不必治，治之无功矣。

还有一些人得了病，首先不是咨询医生，而是疑神疑鬼，先四处去求神问卜。这些人的心很难定下来，医生给他们治疗的时候，常常效果也不太好。《黄帝内经》称这类人为"拘于鬼神者"，"拘"者，受约制的意思。

《黄帝内经》中不大谈鬼神，在《灵枢·贼风》有一段专门提到这个问题：

黄帝曰：今夫子之所言者，皆病人之所自知也。其毋所遇邪气，又毋怵惕之所志，卒然而病者，其故何也？唯有因鬼神之事乎？

岐伯曰：此亦有故邪留而未发，因而志有所恶，及有所慕，血气内乱，两气相搏。其所从来者微，视之不见，听而不闻，故似鬼神。

可以说《黄帝内经》对鬼神的态度，跟孔子对鬼神的态度很类似："子不语：怪力乱神""敬鬼神而远之"。《庄子》也讲"六合之外，圣人存而不论"。他们是不大谈论这方面的事的。其实我们人生经验多了，也会慢慢体会到，这个宇宙中确实存在着各类稀奇古怪的事情，为什么他们不谈论呢？

这个问题一直困扰着我，后来有一天我终于明白了。《周易》中说：

子曰：同声相应，同气相求。水流湿，火就燥，云从龙，风从虎。圣人作而万物睹，本乎天者亲上，本乎地者亲下，则各从其类也。

天有天道，地有地道，人有人道，天地万物各有其道，各行其道，并行不悖。我们生而为人，首先应行好做人之道。如果不去研究为人处世，而是整天心里疑神疑鬼，搞得神神道道，就是不务正业！人心正不正其实才是最重要的。向外求，求神问卜是解决不了根本问题的。

《史记》中记载有名医扁鹊的"六不治"，可以说是这一条的详细说明：

骄恣不论于理，一不治也；轻身重财，二不治也；衣食不能适，三不治也；阴阳并，脏气不定，四不治也；形羸不能服药，五不治也；信巫不信医，六不治也。

自此，医学从巫医世界中独立出来，标志着医学科学的诞生。

（17）余闻古之治病，惟其移精变气，可祝由而已。——《素

问·移精变气论》

（18）先巫者，因知百病之胜，先知其病之所从生者，可祝而已也。——《灵枢·贼风》

（19）医不能严，不能动神……病不能移。——《素问·疏五过论》

（20）深居静处，与神往来，闭户塞牖，魂魄不散，专意一神，精气之分，毋闻人声，以收其精，必一其神，令志在针。

浅而留之，微而浮之，以移其神，气至乃休。——《灵枢·终始》

（21）治之极于一……闭户塞牖，系之病者，数问其情，以从其意，得神者昌，失神者亡。——《素问·移精变气论》

【体会】这几条是《黄帝内经》心理治疗学的核心。本章前两节有详细解读，此处略过。

（22）帝曰：上古圣人作汤液醪醴，为而不用何也？

岐伯曰：自古圣人之作汤液醪醴者，以为备耳！夫上古作汤液，故为而弗服也。

中古之世，道德稍衰，邪气时至，服之万全。

帝曰：今之世不必已，何也？

岐伯曰：当今之世，必齐毒药攻其中，镵石针艾治其外也。

帝曰：形弊血尽而功不应者何？

岐伯曰：神不使也。

帝曰：何谓神不使？

岐伯曰：针石，道也。精神不进，志意不治，故病不可愈。今精坏神去，营卫不可复收。何者？嗜欲无穷，而忧患不止，精气弛坏，营泣卫除，故神去之而病不愈也。——《素问·汤液醪醴论》

【体会】古人认为：上古之人，基本上是不得病的，他们创造出了汤药，只是以备不时之需。到了中古时代，由于人们道德稍衰，邪气不时侵袭人体，就出现了疾病，但是这些疾病并不严重，可以服汤药治疗而愈。

而到了"当今之世"，疾病开始变得越来越多，也越来越复杂了，针药并用、手段用尽还是解决不了问题。什么原因呢？这里提到一个关键，就是"神不使"，"使"就是役使和支配。神不守舍、意浮于外就是"神不使"，那又是什么原因导致了"神不使"呢？从根本上讲就是"嗜欲无穷"，这就是"当今之世"疾病屡治不愈的原因。

"当今之世"，是差不多 2000 余年前。2000 年后的今天，大家可以看到，社会人心并无改善，甚至变本加厉，所以各种稀奇古怪的疾病，包括癌症肿瘤越来越多，治疗手段也无所不用其极：药物内服外用、注射、输液、手术、放疗、化疗……但很多疾病还是不能被很好地治愈。尤其是心理精神方面的疾病越来越多，更是令依赖高科技的现代医学捉襟见肘，大部分患者仍然在病苦之海中苦苦挣扎。

可以说，虽然"生物—心理—社会"医疗模式已经提出来近半个世纪，但在医学教育和医疗临床上，心理因素仍未得到应有的重视和应用。

这段话有个重要的词"嗜欲"，就是嗜好和欲望，相当于儒家《大学》中的"有所好乐"。所好乐则心不正，心不正则身不修，接下来的"齐家治国平天下"也就没有了基础，而身体健康、家庭和睦、社会安定都与此息息相关。

（23）病为本，工为标，标本不得，邪气不服。——《素问·汤

液醪醴论》

【体会】所谓"病为本"，就是以病人、疾病为本、为中心；"工为标"，就是以医生、医疗技术为标、为从属。也就是说，我们临床治疗疾病，永远要把患者及其疾病作为中心，我们医者和所使用的任何治疗方法，都应该围绕患者及其疾病展开。

这跟人本心理学创始人卡尔·罗杰斯的"当事人中心治疗"不谋而合。当年卡尔·罗杰斯就是在一次心理治疗中突然醒悟：

只有当事人知道伤痛在哪里，该往何处走，关键问题是什么，哪些经验被深深埋藏着，这时我开始领悟……最好是依靠当事人，作为治疗过程的向导。

所以患者从出生到现在，经历了什么，遭遇了什么，我们不知道，也不清楚那些他曾经经历过的人和事，对他的身心造成了多大的影响。如果不能以开放的心，去接受并倾听患者的诉求，而是拿既往的知识、经验和头脑中的成见去衡量对方，往往会治不得法，劳而无功。

孙思邈讲：

世有愚者，读方三年，便谓天下无病可治；及治病三年，乃知天下无方可用。

说的就是这种情况，只要是从医的过来人，大都能够体会到。

有个笑话，说一个患者抱怨医生，看了半天也不能诊断他到底得的什么病，医生急了：这不怪我，要怪就怪你自己，你怎么不按医书上写的病得呢？

笑话归笑话，但也可以从中得知诊病、治病之难。即使是从医多年的医生，临证时也常常会有"无方可用"之叹！因为临床上所面对的患者、疾病、症状是千变万化的，新问题层出不穷，有时难以按照既有的经验去衡量和解决。所以医生的每一次接诊都是一场未知的探索过程，一个医生工作时的状态用"战战兢兢""如履薄冰"来形容，毫不为过。

（24）五脏所藏：心藏神、肺藏魄、肝藏魂、脾藏意、肾藏志。是谓五脏所藏。——《素问·宣明五气》

（25）怵惕思虑则伤神……愁忧而不解则伤意……悲哀动中则伤魂……喜乐无极则伤魄……盛怒而不止则伤志……恐惧而不解则伤精……——《灵枢·本神》

（26）故春秋冬夏，四时阴阳，生病起于过用，此为常也。——《素问·经脉别论》

（27）是故五脏，主藏精者也，不可伤，伤则失守而阴虚；阴虚则无气，无气则死矣。

是故用针者，察观病人之态，以知精、神、魂、魄之存亡，得失之意，五者以伤，针不可以治之也。——《灵枢·本神》

（28）精神内伤，身必败亡。——《素问·疏五过论》

【体会】五脏藏五神，情志过极则伤五神。所谓春暖秋凉、冬寒夏热，四季循环是常理，人有喜、怒、忧、思、悲、恐、惊等七情，也是正常的。但"生病起于过用"，一旦情志过极、心神失守、气机失常，非病即灾。就像"非其时而有其气"时，会影响到植物的生长，导致农作物歉收，也会影响动物，还会导致人类传染性疾病的暴发。

"五脏，主藏精者也"，这句话中的"精"，很多人解释为"精气"，我认为是不恰当的。从第（24）条可以看出，"精"应该是五神的意思，是"精神魂魄"的略称。

第（28）条讲"精神内伤，身必败亡"，精神因素的重要性被提到了非常高的高度，由此也可以看出，"神"在生命中的主导地位。

"是故用针者，察观病人之态，以知精、神、魂、魄之存亡，得失之意，五者以伤，针不可以治之也"，针刺治病，第一步就是诊察患者，详察其神其态，如果神不守舍，精神上受到沉重创伤，或者情绪上有很大波动，都不适合立即针刺治疗。

判断适不适合针刺，其实还有一种方法，就是"揣穴"，这是我自己在外科工作的经验体会。

我曾在医院外科工作过，外科疾病中最常见的是急腹症，以急性阑尾炎最为多见，但急性阑尾炎的诊断却是一个难点。西医诊断，主要是靠麦氏点压痛。可是阑尾炎早期，症状和体征往往并不典型，很难判断。急性阑尾炎，跟右侧输尿管结石有时很容易混淆，容易造成误诊。我经过思考和学习，把中医的穴位触诊加了进去（学习盖国才先生的穴位诊断），发现可以大大提高急腹症诊断和鉴别的准确率。

急性阑尾炎，如果是单纯性的话，可以通过触诊右侧阑尾穴、后背大肠俞、阑俞穴（正对麦氏点的后背处，志室附近，周楣声先生提出）来诊断，如果压痛明显，即可以诊断并在这些穴位进行治疗。鉴别方面，足临泣压痛是输尿管结石，地机穴压痛是急性胰腺炎。

但如果是阑尾坏疽、化脓，触诊阑尾穴时为无痛，当然这时针刺阑尾穴也就会没有效果，神奇的地方在于穴位也像是有生命一样。所以要静下心来"揣穴"，方有收获。

（29）凡刺之真，必先治神，五脏已定，九候已备，后乃存针，众脉不见，众凶弗闻，外内相得，无以形先，可玩往来，乃施于人。人有虚实，五虚勿近，五实勿远，至其当发，间不容瞬。手动若务，

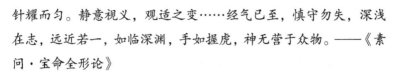

针耀而匀。静意视义，观适之变……经气已至，慎守勿失，深浅在志，远近若一，如临深渊，手如握虎，神无营于众物。——《素问·宝命全形论》

（30）凡刺之法，必先本于神。——《灵枢·本神》

（31）血气者，人之神，不可不谨养。——《素问·八正神明论》

（32）故气得上下，五脏安定，血脉和利，精神乃居，故神者，水谷之精气也。——《灵枢·平人绝谷》

【体会】这里先要解决第（29）条这段话里的三个部分：

第一，"可玩往来"，我认为应为"可与往来"。这个"往来"的主体，显然指的是"神"，我对这句话的理解是，针刺之前，患者必须内心诚恳，情绪平静，充分信任医生，同时医者须凝神专一，去体会对方身心的感受，最终达到医患双方精神感应一致的"共情"状态，然后再进行针刺治疗。可理解为《庄子》所谓的"独与天地精神往来"。

第二，"静息视义"。我认为这个"义"，当作"息"。《素问·方盛衰论》云"或视息视意，故不失条理，道甚明察，故能长久"，可证。另，《素问·阴阳应象大论》有"善诊者……视喘息，听音声，而知所苦"，也是证据。息，就是呼吸出入。这句话讲的是在针刺治疗时，医者要做到呼吸频率与患者保持一致，这样才能敏锐地感受到对方的变化。

据说被誉为"现代催眠之父"的米尔顿·艾瑞克森，在进行催眠治疗时有一种独特的方式，就是与对方保持同一频率的呼吸。

第三，"手如握虎"的"虎"，指虎符，是古代由金属制成的虎形调兵凭证，由中央政府发给掌兵大将，其背面刻有铭文，分为两半，右半存于朝廷，左半发给统兵将帅或地方长官，调兵时需要两半合对铭文才能生效。所谓治病如调兵作战，持针如手握虎符，可见针刺治疗是何等庄重之事！

这里总结一下"神"的众多含义：

一是阴阳玄妙之变化：阴阳不测谓之神。

二是智慧、觉悟：慧然独悟，口弗能言，俱视独见，适若昏，昭然独明，若风吹云，故曰神。

三是思想、意念：精神内守，病安从来？

四是人体的经气、气血：血气者，人之神。

五是水谷精气：故神者，水谷之精气也。

参考综上含义可以发现，"神"有关键、根本、主导、重要的意思，是事物表面现象背后的一种本质，不容易被人发现和察知，却在事物发生和变化中起关键和主导作用。所以在论述不同内容时，这个"神"，会化成不同的对象：在讲思想意念时，思维之上的智慧灵光就是神；讲人体皮、肉、筋、脉、骨时，无形之经气就是神；讲人绝水谷而死，胃肠的大小、长短及容纳饮食之物的数量时，水谷之精气就是神。

（33）帝曰：何谓神？

岐伯曰：请言神，神乎神，耳不闻，目明，心开而志先，慧然独悟，口弗能言，俱视独见，适若昏，昭然独明，若风吹云，故曰神。——《素问·八正神明论》

【体会】"目明"，我认为脱失一"不"字，应为"目不明"。

这里的"神"，指的是比思想、思维和意念更高一层次的境界，可以称之为智慧或者开悟、觉悟。如果有修行经验的人，可能比较容易理解。

"耳不闻，目不明"是指超越了感觉器官，或者说六根中的眼耳两根清静了。"心开而志先"，"志"者，"智"也，指智慧。心脉打开，智慧之光生出来，就会察觉到常人看不到的，即使到了漆黑的夜里，也不会受影响，因为智慧之光，不受这种物质环境的限制。用比喻的方法来讲，就是风吹云散、阳光普照、晴空万里的景象。"口弗能言"，到了这个境界，只可意会，语言没办法表达清楚。若用儒家的话讲，就是类似于"静而后能安，安而后能虑，虑而后能得"中"得"的境界。

（34）余知百病生于气也，怒则气上，喜则气缓，悲则气消，恐则气下，寒则气收，灵则气泄，惊则气乱，劳则气耗，思则气结……喜则气和志达，荣卫通利……惊则心无所倚，神无所归，虑无所定，故气乱矣……思则心有所存，神有所归，正气留而不行，故气结矣。——《素问·举痛论》

【体会】疾病发展到最终，往往是有形的器质性病变。但"万物生于有，有生于无"（《道德经》），疾病发生的最初阶段，是无形之气在变化，所以说"百病生于气"。"气"，才是疾病产生的关键一环。但若再进一步深究，又是什么造成了无形之气的变化呢？这段话给出了明确的回答，是喜怒忧思悲恐惊这些情志因素造成了无形之气的变化。

"惊则心无所倚，神无所归，虑无所定，故气乱矣"，情志过用，首先影响的是心神。心神失常，就会导致气机紊乱，疾病就这样一步步产生了。

与之相反，如果能很好地控制情绪，静定归一，心不外驰，形神合一，自然百疾不生。

现代医学研究，情绪精神因素会影响人大脑的边缘系统，进而影响大脑皮层、下丘脑、垂体，对神经、内分泌、肝脏产生一系列影响。

（35）帝曰：人生而有病癫疾者，病名曰何？安所得之？

岐伯曰：病名为胎病，此得之在母腹中时，其母有所大惊，气上而不下，精气并居，故令子发为癫疾也。——《素问·奇病论》

【体会】可以说，《黄帝内经》是最早探讨婴幼儿先天性疾病来源的著作。

"癫"，也写作"颠"，指跟大脑、神经系统有关的一些疾病，如癫痫、脑瘫。现代医学认为婴幼儿先天性疾病，是由于母亲在怀孕期间接触有害的环境因素，或过量暴露在各种射线下，或服用某些药物，或染上某些病原微生物，甚至一些不良的习惯爱好等原因造成的。

《黄帝内经》很早就提出了孕妇情志致病说，却没有得到应有的重视。

中国自古以来就有"胎教"之说，认为胎儿在母体中容易被孕妇的情绪、言行同化，所以非常重视孕妇的言行举止、心理和情绪。

孩子从出生离开母体以后，直到其心智发育完全成熟以前，他的身心状态，包括疾病，大多跟其父母有关。

曾经有一位年届五旬的女教师带她的孩子来就诊，孩子刚上高中，她说这个孩子从小体弱多病，一吃稍微难消化的东西就会恶心、呕吐，还经常便秘。我问她：是不是觉得自己的婚姻很不幸？这句话问完，她的眼泪滚滚而下……

她长期对丈夫的怨恨，不但导致自己身心出现了种种问题，还潜移默化地影响了孩子的健康。

对孩子来说，其生长的家庭环境是他的天地之气，家庭之气和不和谐，对孩子的身心健康有着非常大的影响。

所以儿童的疾病从其母亲着手调理治疗，是一个重要的方法。如果忽视这一点，不管是治大病还是小病，常常是事倍而功半。

我们明白了这个道理，再回过头来读《黄帝内经》的这段文字，真是不得不佩服古人的智慧，虽说文中只提到"癫疾""胎病"，但如果能举一反三、闻一知十的话，就会悟到更多，不但先天性癫痫、新生儿脑瘫之类的疾病，像先天性心脏病、视力听力障碍等，以及青少年的很多疾病，都可以归结到这一类。

这一类先天性疾病，也并非都是不治之症。

（36）夫阴与阳皆有俞会。阳注于阴，阴满之外，阴阳均平，以充其形，九候若一，命曰平人。夫邪之生也，或生于阴，或生于阳。其生于阳者，得之风雨寒暑；其生于阴者，得之饮食居处，阴阳喜怒。——《素问·调经论》

（37）凡未诊病者，必问尝贵后贱，虽不中邪，病从内生，名曰脱营。尝富后贫，名曰失精，五气留连，病有所并。——《素问·疏五过论》

（38）故善用针者，从阴引阳，从阳引阴，以右治左，以左治右，以我知彼，以表知里，以观过与不及之理，见微得过，用之不殆。——《素问·阴阳应象大论》

【体会】《黄帝内经》里的"邪"，或者"邪气"，在我看来是相对于"正气"或者"真气"出现的，二者是阴和阳的关系。打个比方来说，就像生活中的夫妻，夫相对于妻存在，没有妻子也就无所谓丈夫。《道德经》讲"道生一，一生二"，这个二，指的就是阴阳、夫妻、邪正、善恶。两者有一个共同的源头，就像善念和恶念皆从人心而生一样，不可能单独存在。

第（36）条讲的"邪之生"，生于阴的，从"饮食居处，阴阳喜怒"而来。第（37）条又讲"虽不中邪，病从内生，名曰脱营。尝富后贫，名曰失精"，到底是不是"邪"呢？这其实在告诉我们，这个"邪"，有时候常常也是一个"假想敌"，并非真有那么一个实实在在的东西存在，可以让你去消灭。换句话说：气顺则为正，气逆、气乱、气结则为邪。所以中医自始以来就不是对抗医学，而是"顺而化之"的医学。

从这样一个角度来看现代医学，所谓的致病微生物——细菌、病毒等，其实就存在于我们周围的环境，甚至我们的身体里。在人体内外环境和谐稳定的情况下，它们并不会致病，也就不能称之为"邪"，想要杀死或者消灭它们毫无必要，实际也不可能。

《黄帝内经》里讲的风、寒、暑、湿、燥、火，有时称之为"六气"，有时称之为"六淫"，其实都是同一个东西。

张仲景在《金匮要略·脏腑经络先后病脉证》讲的"风气虽能生万物，亦能害万物，如水能浮舟，亦能覆舟"，也是这个意思。

下面说说"从阴引阳，从阳引阴"，我觉得这是一个治疗大法，而且是《黄帝内经》的核心秘密！

第一，指在针刺术中的应用，《黄帝内经》称之为"缪刺"和"巨刺"，上下左右交叉取穴。

第二，阴者，形体也；阳者，神也。也就是说，人体形体上的疾病，可以通过调神、治神来解决；人精神上的疾病，可以通过治疗形体来解决。也就是说形神可以互治。

这也是针刺的奥秘，"凡刺之道，气调而止"，"凡刺之真，必先治神"，针刺，其实就是在治神。

这是什么道理？形与神有什么关系？

其实，这是从不同层面来讲的。《道德经》云："道生一，一生二，二生三，三生万物。"治疗的境界也是如此。从疾病的病名着手，是在"万物"的层次，所以现在新的疾病名称层出不穷，解决方法也捉襟见肘。

如果从中医脏腑经络的角度看疾病，那就是"三"的境界，万千疾病，无非人体五脏六腑、十二经络而已，这是纲举目张之法。

如果从阴阳的角度来看，那万千疾病，或者人体的五脏六腑、十二经络疾病，也不过是阴阳升降出入有了问题。

而从"道"或者"一"的层次来看，无非是一气周流出现了障碍。

（39）圣人之治病也，必知天地阴阳，四时经纪，五脏六腑，雌雄表里。刺灸砭石，毒药所主，从容人事，以明经道，贵贱贫富，各异品理，问年少长，勇惧之理，审于分部，知病本始，八正九候，诊必副矣。——《素问·疏五过论》

（40）治病之道，气内为宝，循求其理，求之不得，过在表里。守数据治，无失俞理，能行此术，终身不殆。——《素问·疏五过论》

（41）诊病不问其始，忧患饮食之失节，起居之过度，或伤于毒，不先言此，卒持寸口，何病能中，妄言作名，为粗所穷，此治之四失也。——《素问·征四失论》

（42）是以切阴不得阳，诊消亡；得阳不得阴，守学不湛。知左不知右，知右不知左，知上不知下，知先不知后，故治不久。知丑知善，知病知不病，知高知下，知坐知起，知行知止，用之有纪，诊道乃具，万世不殆。——《素问·方盛衰论》

（43）是以诊有大方，坐起有常，出入有行，以转神明，必清必净。——《素问·方盛衰论》

【体会】《素问》第七十七篇为"疏五过论"，七十八篇为"征四失论"，这两篇文字专门从临床中的另一个角度，指出了大多数医者容易犯的"过失"，或者说是在诊疗过程中容易被医生忽略的重要因素。能这么深刻而详细地论述这些临床问题，可见《黄帝内经》真的是一部积累了丰富临床经验的著作。

这两篇文字指出治疗患者时，医生要考虑季节气候的变化、患者年龄的少长、性格的勇怯、情志的喜怒忧恐、生活状态的富贵贫贱、饮食和起居是否失节，以及发病的详细过程等，这些都跟患者的疾病息息相关，如果忽略这些因素，而妄图单靠"诊脉"来断病治病，势必会走入穷途末路。

在这里我有一些感触，就是中医医生在普通人眼中的形象问题。人们心目中的中医形象，或者是特征，似乎是以下三点：

一是年龄一定要"老"。老中医嘛，年龄一定要老，岁数一定要大，最好是一头白发，胡须飘飘。年纪大了经验才丰富，阅人无数，医术了得。

二是诊法一定要"神"。望诊、闻诊、问诊就算了，切脉诊病才是"金标准"！患者往那儿一坐，不待张口，老中医三个指头一搭，身体的所有不适、疾病的前因后果，都将无所遁形。

三是效果一定要"慢"。慢郎中嘛！西医治急病、重病，中医治疗慢性疾病，这才是真理！用中药、针灸慢慢治吧，俗话说得好：病来如山倒，病去如抽丝！

造成这些印象的原因很复杂，一个是大众的猎奇心理，一个是中医医生群体自身的原因，还有一个是文人墨客的推波助澜。

神奇，是人们所喜闻乐见的，因为神奇代表着希望和奇迹，生病了谁不希望找到"神医"药到病除呢？一些媒体也深谙此道，索性推波助澜。可是凡事有利必有弊，尚"神"、尚"奇"的一个弊端，就是一不小心容易变成"妖妄"，导致虚伪和欺诈横行，一些名不副实的"神医"遍地开花。假作真时真也假，其结果对

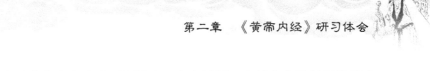

中医本身也会造成不良影响。这个问题，大教育家孔子早就明白了，所以才有"子不语：怪力乱神"。

这并不是否认那些神奇的医术和诊法的存在，但这种医学境界确实不容易达到。这往往需要锲而不舍地艰难追求，才有可能达到，其过程之艰辛，实非常人所能想象。所以能够达到极高境界的中医医生，永远只是极少数。对于大部分老百姓来说，所能接触和依靠的，终究还是一些普通中医医生。这些中医医生虽然诊病不"神"，治法也很"普通"，但他们是中医医生的主体，中医就是靠他们在传承和实践，也是他们在守护着大部分老百姓的健康。

神医华佗虽然名声显赫，医术神奇，但其医术难以传承，难以流传，最终成为绝响；而名不见经传的张仲景写的《伤寒论》却能够被学习和传承，从而惠及后世，流传千年。

"诊有大方，坐起有常，出入有行，以转神明，必清必净"，其实真正高明的东西到最后，都会归于朴实无华，像绵绵春雨一样，"润物细无声"。就像人的一言一语、一个动作、起床睡觉一样，处处都是养生之"道"！《中庸》讲："道也者，不可须臾离也；可离，非道也。"在不经意间移神变气，气动而病移，实在是一个至高的境界。

（44）小针之要，易陈而难入。粗守形，上守神。神乎神，客在门。未睹其疾，恶知其原？刺之微，在速迟。粗守关，上守机，机之动，不离其空。空中之机，清静而微。其来不可逢，其往不可追。知机之道者，不可挂以发。不知机道，扣之不发。知其往来，要与之期。粗之暗乎，妙哉，工独有之。往者为逆，来者为顺，明知逆顺，正行无问。迎而夺之，恶得无虚？追而济之，恶得无实？

迎之随之，以意和之，针道毕矣。——《灵枢·九针十二原》

（45）调气在于终始一者，持心也。——《灵枢·小针解》

【体会】《灵枢》这部书有很多别名：《九卷》《针经》《九灵》《九虚》。此书的内容到北宋已经残缺不全了，宋元祐八年（1093年），高丽派使节出使中国，进献《黄帝针经》九卷，内容完整。现在流行的《灵枢》就是以高丽藏本为底本校勘而成的。

这段历史很奇妙，由此可见文化交流之重要。很多本国的典籍由于种种原因没有流传下来，亡佚了，却因为早期的文化交流流传到国外，从而被保存了下来，最后又从国外回流国内。像清代从日本发现并传回国内的《黄帝内经太素》，也是这种情况。得失之间，正应了《道德经》"圣人不积：既以为人己愈有，既以与人，己愈多"。

"粗守形，上守神……粗守关，上守机，机之动，不离其空。空中之机，清静而微……知机之道者，不可挂以发。不知机道，扣之不发。"

"关"，原义是门、关口，或者秤、准则。这里的"关"，与"形"同类，泛指固定的部位和穴位，或者治疗方法。

"机"，原指弓弩的发动装置，引申为事物变化的关键、隐微的征兆和迹象，也有机会、时机的意思。在这里与"神"同类，泛指变化的、隐微的气机和征兆。

"不离其空"的"空"，我认为有两层意思：一是孔，孔穴、穴位的意思，人体气机的运动变化虽隐微难见，但也并非无迹可寻，仍有一定的规律和相对固定的部位可以察知；二是心放空、清净的意思。气机变化和征兆的出现，需要医者在心放空的清净状态下，才能被敏锐地感知到。

这段话是说：低水平的医生在治病时，往往眼中看到的，都是疾病的表象，其注意力也都放在固定的穴位、固定的治疗方法上。就像一个笨拙的弓箭手，肢体动作僵硬，精神绷得紧紧的，手持弓弩，张弓拉弦，四处寻找目标，这样的结果，往往是错失目标或发而不中。

而一个高明的医生，心神清净专一，而又灵活敏锐，可以准确地察知疾病的状态和本质，能在恰当的时机，运用最合适的方法解决疾病。就像一个神箭手，总是从容不迫，气定神闲，永远处于放松的状态，能够敏锐地觉察到目标出现的隐微征兆，灵活而迅速地做出反应，箭无虚发，准确中的！

针刺的目的在于调气，调气的关键在于持心。心的境界，决定了针的境界。

（46）故善调尺者，不待于寸，善调脉者，不待于色。能参合而行之者，可以为上工，上工十全九。行二者，为中工，中工十全七。行一者，为下工，下工十全六。——《灵枢·邪气脏腑病形》

（47）上工救其萌牙，必先见三部九候之气，尽调不败而救之，故曰上工。下工救其已成，救其已败……——《素问·八正神明论》

（48）用针之要，在于知调阴与阳。调阴与阳，精气乃充，合形与气，使神内藏。故曰：上工平气，中工乱脉，下工绝气危生。——《灵枢·根结》

（49）上工，刺其未生者也；其次，刺其未盛者也；其次，刺其已衰者也。下工，刺其方袭者也；与其形之盛者也；与其病之与脉相逆者也。故曰：方其盛也，勿敢毁伤，刺其已衰，事必大昌。故曰：上工治未病，不治已病，此之谓也。——《灵枢·逆顺》

（50）夫病变化，浮沉深浅，不可胜究，各在其处，病间者浅之，

甚者深之，间者小之，甚者众之，随变而调气，故曰上工。——《灵枢·卫气失常》

【体会】这里将谈及"上工"的条文罗列到一起，由此可以得出"上工"有以下几层意思：

一是"能参合而行之者，可以为上工"，上工能多种诊法并用互参，如尺肤、寸口脉、色诊。这样诊断的结果会更准确，治疗效果也会更好。

二是"上工救其萌牙""上工治未病"，上工能够在疾病尚未表现出来的萌芽状态发现疾病，这样往往能轻松而迅速地解决问题。

三是"随变而调气，故曰上工""调阴与阳，精气乃充，合形与气，使神内藏。故曰：上工平气"，高明的医生治病从来不墨守成规、千篇一律，而是依据疾病的不同变化，拟定合适的治疗方法，以阴平阳秘、形神合一作为治疗的最终目标。

《黄帝内经》提到了治愈率问题：上工十全九、中工十全七、下工十全六。

我曾看到一组数据，说普通医生治病，有效率大概三四成，而名医有效率约为六成。

在我临床初期，曾听一位临床多年的医生同行说：临床治病，如果有效率达到50%，就已经很了不起了！

曾看到一篇采访某知名中医的文章，该中医行医之初即在当地颇有名气，日诊患者少则七八十人，多则一百多人，虽然年轻，但已跻身当地名中医之列。后来他通过患者的反馈发现自己的治疗有效率不超过30%，环顾周围的老中医们，数据同样让人失望，所以他毅然离开医院，回家闭门苦读三年医书。

由此可见，治病取得疗效，确实是一件不容易的事情。更不用说《黄帝内经》的"上工十全九"了，想要达到"下工十全六"的水平，就已经非常难了。

为什么《黄帝内经》不说"上工十全十"呢？这也是《黄帝内经》立足于医疗实践、不尚虚言的可贵之处，因为治愈率不可能达到100%！

当年我在外科工作，用针灸治疗阑尾炎时，也有类似的体会：

一是急性单纯性阑尾炎。针刺治疗该病的治愈率大概有80%，但无法达到100%。因为个别患者针刺确实无效，需经过手术治疗才能解决（术中也证实是单纯性阑尾炎）。这也是我五六年来一直思考的问题，后来初步得出一个像是玩笑的结论：这个患者也许命中注定要挨这一刀！

二是拇指屈肌腱狭窄性腱鞘炎。我曾自创了一种微创术治疗此病，自认为万无一失，战无不胜，可是有一次，一位患者用事实给我上了生动的一课——无效！最终我发现此患者身体有很大问题：身体受伤后，伤口很长时间才能愈合。由此我得到了很重要的教训：临床治病，不要只盯着"病"看，得病的"人"更重要；局部的问题，有一些是整体出了问题导致的。

所以来诊的患者不是每个都能治疗的，一定要选择能治的治疗，而一些问题严重的、患者难以配合或者想要速效的，很难治好。

（51）身之中于风也，不必动藏。……

黄帝曰：邪之中人脏奈何？岐伯曰：愁忧恐惧则伤心。……有所堕坠，恶血留内；若有所大怒，气上而不下，积于胁下，则伤肝。……

黄帝曰：五脏之中风，奈何？岐伯曰：阴阳俱感，邪乃得往。——《灵枢·邪气脏腑病形》

（52）风寒伤形，忧恐忿怒伤气；气伤脏，乃病脏，寒伤形，乃应形。——《灵枢·寿夭刚柔》

（53）故智者之养生也，必顺四时而适寒暑，和喜怒而安居处，节阴阳而调刚柔。如是，则僻邪不至，长生久视。——《灵枢·本神》

【体会】在《黄帝内经》中所谓的"邪"，很多时候指的是风邪，所谓"夫上古圣人之教下也，下皆谓之：虚邪贼风，避之有时""故风者，百病之始也""故风者，百病之长也"。

在《易经》中，"风"由巽卦表示。巽卦跟疾病和中医关系非常密切。

巽代表自然界的风。风是大自然的呼吸，是大地信息传播的使者。天地万物的沟通交流，乃至各类植物的繁衍，靠的都是风：植物开花授粉、种子的传播需要风。人类社会里有"风气"，指的是人文素养、思想观念、潮流等。

《易传·说卦传》中讲：巽为"风"，为"高"，为"进退"，为"臭"，可见其象征人的鼻、气息、呼吸出入。人活一口气，这个气是人体的根，一口气上不来，命也就没了。

《素问》里有"风论"："风者，善行而数变""至其变化，乃为他病也，无常方，然致有风气也"。风邪致病，可以说是出现最多的，而且变化多端。有人提出，这个风就是现代医学讲的病毒，相当于流感之类的流行性传染病，变异得很快，相应的疫苗根本追赶不及，等你研制出来，病毒已经变异了。

风邪致病一般只局限于皮肤、经络、六腑，而不会传到五脏，因为五脏为人体的核心部位。在什么情况下五脏会中风呢？"忧恐忿怒伤气""气伤脏""阴阳俱感，邪乃得往"，只有在情志过用、五神失守、五脏不平衡的状态下，才会给外邪乘虚而入的机会，所以疾病的关键，还是乱自内生。

（54）黄帝问于岐伯曰：凡刺之法，必先本于神。血、脉、营、气、精神，此五脏之所藏也。至其淫泆离脏，则精失、魂魄飞扬、志意恍乱、智虑去身者，何因而然乎？天之罪与？人之过乎？何谓德、气、生、精、神、魂、魄、心、意、志、思、智、虑？请问其故。

岐伯答曰：天之在我者德也，地之在我者气也。德流气薄而生者也。故生之来谓之精，两精相搏谓之神，随神往来者谓之魂，并精而出入者谓之魄。所以任物者谓之心，心有所忆谓之意，意之所存谓之志，因志而存变谓之思，因思而远慕谓之虑，因虑而处物谓之智。——《灵枢·本神》

【体会】"凡刺之法，必先本于神"，所以篇名曰"本神"。针刺之道的根本在于治神，这个"神"就是我们要面对的最重要的对象。要穷根究底，这个"神"究竟在人的生命中是如何来的，处于什么位置？

换句话讲，人的生命的发生过程是怎样的？因为疾病是建立在生命的基础之上的，如果生命的来源问题是一笔糊涂账，那么治病救人想要达到很高的境界和水平恐怕是不可能的。所以需要我们一边临床实践，一边不断思考体悟，亲身去体验，去求得那个生命之"道"。

现在中医学的发展有个问题，就是理论和实践脱节，由此造成了两个极端：一是搞理论、搞经典的没有多少临床的实践，理论越搞越迷惑，路越走越窄，把一门活的学问关到实验室去了；二是许多临床医生迷失于秘方、效方之中，试图以固定之方，对治千变万化之病，所以每每有"废医存药"之论。

人的生命的来源究竟是怎样的？

"天之在我者德也，地之在我者气也。德流气薄而生者也。"人的生命不仅仅是父母精卵细胞的结合，在这之上还有更根本的东西，《黄帝内经》称之为"天德"，以儒家的说法就是"天命谓之性"；道家的说法就是"元神"；佛教的说法就是"心"。

儒、释、道三教虽然侧重不同，但似乎都承认生命的来源不只是肉体这么简单。《黄帝内经》屡屡强调"德""神""心"，也是同样的意思，可见生命之谜中，还有很多未知的领域需要我们去探索。

（55）凡刺之禁：新内勿刺，新刺勿内；已醉勿刺，已刺勿醉；新怒勿刺，已刺勿怒；新劳勿刺，已刺勿劳；已饱勿刺，已刺勿饱；已饥勿刺，已刺勿饥；已渴勿刺，已刺勿渴；大惊大恐，必定其气，乃刺之。乘车来者，卧而休之，如食顷乃刺之。出行来者，坐而休之，如行千里顷乃刺之。凡此十二禁者，其脉乱气散，逆其营卫，经气不次，因而刺之，则阳病入于阴，阴病出为阳，则邪气复生。——《灵枢·终始》

【体会】这段话讲的是在什么情况下禁止用针。《素问·五脏别论》中"病不许治者，病不必治"的"病不必治"，是判断哪些人不适合你来治疗，本条的"刺之禁"是说，这些可以针刺治疗的患者，在什么情况下不适合针刺治疗。

这些情况是内（房事）、醉、怒、劳、饱、饥、渴、大惊大恐、乘车和出行。为什么这些情况下不应当进行针刺？原因是"脉乱气散"，"神不使也"。这时候需要"定其气，乃刺之"。这里的"气"可以作"神"解，就是说必须待患者的情绪安静下来，心神收回来，神安气定后，才可以进行针刺治疗。

当然这里的"禁"，是慎重的意思，并非绝对的禁区，只要能搞清楚背后的原理，自可以灵活运用。其实很多有成就的人，是靠勇闯禁区而获得成功的。因为禁区往往就是该领域的瓶颈和关键所在，有心者如果深入探索，有时反而能够做出创新和突破。

（56）黄帝曰：人之哀而泣涕出者，何气使然？

岐伯曰：心者，五脏六腑之主也；目者，宗脉之所聚也，上液之道也；口鼻者，气之门户也。故悲哀愁忧则心动，心动则五脏六腑皆摇，摇则宗脉感，宗脉感则液道开，液道开，故泣涕出焉。——《灵枢·口问》

【体会】《黄帝内经》里论述了很多人们生活中常见的感受和反应，比如这里提到了人在伤心时的流泪现象，并试图探讨其中的机理。

"故悲哀愁忧则心动，心动则五脏六腑皆摇"，这里的"动"，我认为是恸的意思，恸者，痛也，伤心之义。这是大多数人都会有的经验体会，人在心恸时，胸口心区会有心碎、心痛的感受，继之流泪。注意，这里是"痛"而不是"疼"。

我们常用的词是"疼痛"，严格来说，疼和痛是有区别的。这并不是表面上的咬文嚼字，而是在临床上存在的事实。这种区别是患者在描述症状时讲出来的。我曾治疗过一个患腿病的患者，问她：腿疼吗？回答：不是疼，是痛！当时我们感到很奇怪：疼和痛不是一回事吗？后来在治疗过程中我们反复询问患者，她明确说：是痛，不是疼！看来两者确实有区别。所以在医疗实践中，我们应当放下自己的主观意识和成见，多去倾听患者的倾诉，有时候他们会带给我们不一样的认识和经验。

就像我曾经治疗过的一个男孩，他说针刺的感受是"酸"，这种身体的感觉，可能代表了他内心长期的心理感受：艰难、伤感、孤独和失落。因为他母亲在他七八岁时生了二胎，独生子女原本独享的父母之爱被剥夺了，他可能因此产生了这些心理感受。

现在社会放开三胎，这种一个家庭多个孩子的情况会多起来。如果小孩年龄差在三四岁以下，表现得还不是太明显，如果差五六岁、七八岁，大一点的小孩就可能会出现心理失衡，应当引起重视。这种心理失衡常常表现为身体的不适，到处求治却又屡治乏效。

我曾接触过一个10岁的小女孩，有个2岁的妹妹，本来心理上就有不平衡，等上小学四年级时，学校规定要住校，结果差不多大半年闹头疼、腹痛，到处检查治疗没有效果，包括在我这里用针灸、中药治疗效果也不好。后来半年多过去，没有治疗，反而逐渐好了。这是我亲身体会到的，遇到这样的情况最好是让其父母多关心、陪伴孩子，度过这一段心理敏感期，自然会好的。

这些都是从失败和挫折中得到的经验。我常常发现，从成功的案例中可以得到启发和信心，而要获得更深刻和宝贵的经验，往往要从失败案例中反思。

（57）夫治民与自治，治彼与治此，治小与治大，治国与治家，未有逆而能治之也，夫惟顺而已矣。顺者，非独阴阳脉，论气之逆顺也，百姓人民皆欲顺其志也。——《灵枢·师传》

（58）入国问俗，入家问讳，上堂问礼，临病人问所便。——《灵枢·师传》

（59）人之情，莫不恶死而喜生，告之以其败，语之以其善，导之以其所便，开之以其所苦，虽有无道之人，恶有不听者乎？——《灵枢·师传》

【体会】《黄帝内经》提出了一个重要的治病原则，就是"顺"。

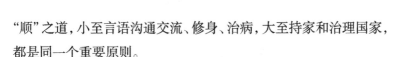

"顺"之道，小至言语沟通交流、修身、治病，大至持家和治理国家，都是同一个重要原则。

"顺"用现代词语来讲，有柔顺、顺从、随从、依从、顺势而行的意思。

"顺"在《黄帝内经》中就是其他篇章讲的"气从以顺，各从其欲，皆得所愿""从欲快志""以从其意"等。

宋代大哲学家朱熹曾作了一首《泛舟》的诗：

昨夜江边春水生，艨艟巨舰一毛轻。向来枉费推移力，此日中流自在行。

这就是对"顺"最好的阐释：顺势而为，力半而功倍。

《论语》中孔子说"六十而耳顺，七十而从心所欲"，可见"顺"在儒家学说中也是一个相当高的境界。

自然界中"顺"的意象，一个是风，一个是水。水和风有很多共同点，两者都没有固定的形状，又可以是任何形状，变化多端，无孔不入，渗透到万物中间。往往容易被人忽略，却能产生惊人的力量。所以《道德经》说"上善若水"，儒家讲"君子不器""君子无入而不自得焉"。

"顺其志"还可被用到交流沟通中，这在中国古代有一个很有名的例子，《战国策》中有一篇《触龙说赵太后》：

赵太后刚刚执政，秦国就急攻赵国，危急关头，赵国不得不求救于齐，而齐国却提出救援条件：让赵太后的爱子长安君到齐国做人质。溺爱孩子的赵太后不肯答应这个条件，但大臣竭力劝阻，惹得太后暴怒，"有复言令长安君为质者，老妇必唾其面"。

面对此情此景，深谙沟通之道的左师触龙，并没有像别的朝臣那样一味地犯颜直谏，而是避其锋芒，转移话题，先问太后衣食住行，接着论及疼爱子女的事情，最后大谈王位继承问题。不知不觉之中，太后怒气全消，幡然悔悟，明白了怎样做才是疼爱孩子，于是高兴地安排长安君到齐国做人质，化解了国家的危机。

类似的思想不仅仅在中国出现，在国外也有，比如"非暴力沟通"，是著名的马歇尔·卢森堡博士于1963年提出的一种沟通方式，依照这种方式来谈话和倾听，能使人们情意相通、和谐相处。"非暴力沟通"被广泛应用于家庭、学校、企业团体，甚至用于解决世界范围内的冲突和争端。

明白了人与人之间的关系，就可以将其类比到身体与疾病、医者和患者当中。

身体不是我们的敌人，而是我们最好的朋友甚至亲人，身体上的种种不适其实是在表达痛苦。所以我们需要静下心来去聆听这种倾诉和表达，而不是粗暴地将其打断。身体自有其智慧和强大的修复功能，很多时候的症状，其实是人体自我修复时的一种保护性反应，就像我们吃了不洁食物，会通过呕吐和腹泻来自救一样。而我们的医疗行为，常常是在压制、对抗这些反应，这样的治疗往往会对身体造成伤害。

我在临床上，碰到很多身体出问题的小孩，几乎都有一感冒发热，就反复用退热药、抗生素的情况，用多了，患过敏性鼻炎、荨麻疹、哮喘、肠系膜淋巴结肿大、抽动症等病的概率慢慢就高起来了，这是一个值得所有家长警惕的事情。

（60）持针之道，欲端以正，安以静。先知虚实，而行疾徐。左手执骨，右手循之。无与肉果。泻欲端以正，补必闭肤。辅针导气，邪得淫泆，真气得居……因其分肉，左别其肤，微内而徐端之，适神不散，邪气得去。——《灵枢·邪客》

（61）是故工之用针也，知气之所在，而守其门户，明于调气，补泻所在，徐疾之意，所取之处。泻必用员，切而转之，其气乃行，疾而徐出，邪气乃出，伸而迎之，遥大其穴，气出乃疾。补必用方，外引其皮，令当其门，左引其枢，右推其肤，微旋而徐推之，必端以正，安以静，坚心无解，欲微以留，气下而疾出之，推其皮，盖其外门，真气乃存。用针之要，无忘养神。——《灵枢·官能》

（62）浅而留之，微而浮之，以移其神，气至乃休。——《灵枢·终始》

（63）凡刺之法，必察其形气。形肉未脱，少气而脉又躁，躁厥者，必为缪刺之，散气可收，聚气可布。——《灵枢·终始》

【体会】"针刺治神"和"针刺调气"是针刺治病的两项重要内容。

气与神，两者是二还是一？我认为，神气不二。

这个"气"，是"真气"的略称，也称为"经气"。如《素问·离合真邪论》讲："真气者，经气也。"

这个"真气"怎么来的？实来自清净光明之天德。如《灵枢·刺节真邪》讲："真气者，所受于天，与谷气并而充身也。"

这个真气或者经气，与"神"实际上是一体两面，一而二、二而一的关系。

所以说"辅针导气""真气得居""适神不散，邪气得去"；

所以说"工之用针""明于调气""真气乃存""用针之要，无忘养神"。

针刺实在是一个伟大的发明。

医者之心，医者之神，通过医者之手，经有形之针，介入病者有形之体，拨动病者之经气，气动神使，气变神移，形神合一，病苦遂去。

第八节　一个产后抑郁的案例

下面这个产后抑郁的案例，可以让我们了解情绪释放在心理治疗中的重要意义。

2020 年 5 月，我接诊了一例产后抑郁症患者，刚接诊时我并不知道她是产后抑郁，以为她只是因为腰腿疼痛来看诊。

后来慢慢接触多了，逐渐了解她的很多情况后，才知道她有抑郁症，而且比较严重，有轻生倾向，婚姻也到了崩溃的边缘。

后来我断断续续为她诊治了将近 1 年，中间的过程一言难尽，最严重时我们经理都害怕了，说不如放弃吧，这个风险太大了，万一……我经过反复思考和衡量，认为还是很有希望的，就坚持了下来，后来峰回路转，终于迎来了曙光。

现在她基本恢复正常了，很开朗，说说笑笑。她工作也换了，收入虽然不高，但工作很轻松，经常去美容店进行皮肤保养，还为未来构想了一幅幅美好的蓝图。

2020 年夏天，她每天要坐很长时间公交车去上班，工作也累得不行。上班到了下午，两只脚背脚踝都会出现水肿，鞋子脱下来就穿不进去。

她女儿 2 岁了，生育前后她跟婆婆闹了一些矛盾，跟丈夫的关系也出了问题。怀孕时妊娠反应很大，呕吐了 1 个多月，吃不下什么东西。生产时又大出血，身体状态急剧下滑。

据她说她结婚前身体一直很好。"我喝酒从来没醉过，喝白酒的时候，一边喝后背就会出汗，从来没醉过！"有一次她对我说。

生完孩子后婆媳关系一直不好，还出现了全身乏力、腰腿疼痛的情况，身体的病痛再加上精神上的痛苦使她患上了产后抑郁症。

2019年，丈夫陪她在义乌做了很长时间产后康复，花了两万多，也没什么效果。后来又去医院求诊，诊断为抑郁症，情况比较严重。

2020年因为丈夫工作变动，来杭州生活。她因为性格刚强，找了工作上班，但抑郁症越来越严重，使她的身心到了崩溃的边缘。

经过几次针灸和手法治疗，她身体上的疼痛，每次都能当场明显减轻，甚至消失，但是她情绪常常瞬间崩溃，情绪的变化又会诱发身体疼痛，让我一次又一次感受到了躯体和精神的互相影响。

看来不解决心理和情绪的问题，身体的问题也很难解决。

我仔细准备了一番，约定了一个时间，给她做了一次弹穴情绪释放治疗，结果她积压的情绪终于有了释放的渠道，当场哭了1个多小时（此经过我当时详细记录了，见文后附录）。

哭完后她对我说："我觉得你应该跟我老公谈一谈。"

我恍然大悟：她这个疾病要痊愈，肯定要调整好家庭关系，而这关键在她老公，我差点忽略了。

后来过了一两天，我跟她老公详细谈了一次，首先给他介绍了他妻子的病情，让其放下顾虑：这个产后抑郁很常见，大概有15%～30%的发病率，积极治疗还是很有希望的，并非不治之症。然后又结合我自己的经历和体会，教了他一些夫妻相处的道理和技巧。经过交流沟通得知，她丈夫还是很爱她的，只是男性同胞，常常不会表达。

这是一个转折点，后来她的家庭关系慢慢缓和了，她的情况也平稳下来，并逐渐好转，虽然时有波动，但总体在向痊愈的方向迈进。

年底时她换了工作，离家比较近，也不用那么累了，年后再来看诊，她整个人都变了，开朗而自信。

"我这段时间腰腿没怎么疼过，可是，现在特别能吃，人胖了好多，再这样胖下去，我可怎么办呀？"她说。

【附录】产后抑郁症治疗案例记录（2020年8月1日记录）

来访者：Z，女，28岁。

主诉：全身乏力、头昏、左下肢酸痛1年。

1年前生产时出现子宫大出血。产后出现全身乏力，长期不能缓解。半个月前因上班骑自行车6000米后出现全身酸软，经休息不能缓解。平时口干明显（每天大量饮水）、咽痛、睡眠浅，易醒，小便少，下午双下肢呈凹陷性水肿。半年前月经来后腰骶部酸痛两周左右，腰骶部酸痛缓解后下肢疼痛（左右交替），阴雨天加重。

既往史：孕期妊娠高血压、双下肢水肿。

7月25日：诉7月22日下班坐公交车时恶心，晚饭后呕吐，近几日夜间睡眠不好，昨晚一夜未睡，头部额前、后枕部疼痛明显，无食欲。

治疗：振腹、点按右侧曲池穴后前额胀痛消失；后枕部松解（双风池点、右侧天牖穴）后枕部疼痛消失，饥饿感明显；重灸双侧足三里。

7月27日：老公陪她过来治疗，她坐在板凳上问：医生，我这病到底能不能治好？什么时候能好？

我只能跟她说：你这个情况，情绪和产后身体两方面的问题都有……

　　她眼睛一红，眼泪开始在眼眶里打转！我一看她情绪马上要崩溃了，跟她老公说：今天的治疗时间有点长，不能有人打扰，需要你在外面等一等。

　　然后跟她说：今天换一种方法，治疗一下情绪问题。然后大致介绍了弹穴情绪释放法，并测试了一下负面心理指数，她说是9（9：感觉非常糟糕，情绪马上要失控）。

　　躺在治疗床上后，她说身体一不舒服，就想到婆婆和丈夫对她做过的那些事。我问她想到这些事情的时候，心里是什么感受，委屈？难过？痛苦？愤怒？她说：是痛恨！非常痛恨他们！

　　我给她拟提示语：虽然一想起这些事，我心里非常痛恨他们，但我完完全全接受和爱自己！

　　我一边弹穴位，一边说这些提示语，说了3遍后，让她跟着说。她说：我说不出来！我接受不了！

　　说着眼泪就止不住流淌下来。一边流泪，一边哭着诉说积压在心中的痛苦：

　　坐月子期间婆婆不但不给我做饭，还挑拨我老公跟我吵架。我老公很听他妈的话，站到他妈的一边，一家人都针对我一个人……前段时间看到婆婆的腰腿疼痛被你治了几次就好了，而我的病好不了，心里更不平衡了！

　　你建议我辞掉工作好好养身体，可我现在做不到啊！一是不上班就没什么钱，二是天天在家里面对婆婆，矛盾更多！去年我差不多1年没上班，处处看丈夫脸色，婆婆更是不满。我想跟我老公离婚！结婚前我年薪十几万元啊，现在混成什么样子了？我学的是设计，这个专业本来工资不低，但是要求也很高，技术和知识更新很快，一旦离开这一行几年基本也就没用了，现在身体这个样子，工作也不行了，基本的生活和工作都很困难了！

我现在很害怕，很恐惧，害怕我老公不管我，不给我治病了……

哭了有半个多小时，眼泪少了，她说：刘医生，我觉得你应该找我老公聊聊！

我愣了一下，心想：是啊，确实应该找她丈夫谈一谈，她的这个疾病想要痊愈，关键是她老公的支持和关心！

我说：好的，周三我上夜班，你预约一个号，我跟你老公好好谈一谈。

临走时，我让她对照负面心理指数，她说：别提了，我不能想那些事，恨死了！

7月28日，周二下午她在微信上诉说，记录如下：

她：昨天晚上我4点多才睡，我的抑郁症又开始暴发了，晚上我想起所有的事情，恨透了他们。

我：恨透了他们，然后呢？

她：想杀人，想跳楼！昨晚跟我老公吵架到4点。凭什么我身上难受，他们在那儿睡得那么舒服？我身体不舒服，他们在那儿过得逍遥自在，我心里不平衡。

我更生气的是我老公帮着他父母说话，他越帮着他父母，我越恨。他一开始就帮着他父母，从我生完孩子到现在，每一件事我都记得。他伤害我不是一点点。

去年一年，我说我腿疼，我身体难受，他来句没办法，说他没钱给我治。他家里人承诺过，只要能治好，给钱不是问题。现在呢，没掏过一分钱。

他是个妈男宝。他这样对我，他父母也来欺负我。

我要离婚，他又不愿意离，他说离婚对他没什么好处，但是不离婚，他又不愿意帮我。可我想离婚了，因为我伤心了，我给过他很多次机会。去年一年，我都在给他机会。在我离婚之前，我要他赔偿我，他不珍惜我。如果他一开始就站我这边，他爸妈也不会这么欺负我。

我全心全意支持他，他累了我让他休息，即使我很累也是我来做饭。他晚上饿了，我给他做吃的。他感冒发热到39℃，三天三夜我都在照顾他。他事业上有什么困难，我帮他想办法，他经济上有什么问题，我帮他想办法。换回来的却是我有事情，他帮着他的父母来欺负我！

我：婚姻最重要的是夫妻双方怎么样，父母长辈掺杂进来让人很无语。

她：是啊，本来我跟我老公没什么，可是他妈在中间挑拨。我出院第二天，他妈就唆使他跟我吵架。以前刚结婚那会儿，没有怀孕，从不吵架，那时我很温柔。

他不跟我离婚，不是因为他爱我，一是因为孩子，二是因为他跟我离婚，也不会找到我这种全心全意对他的老婆了。

我的印象中，他没有主见，啥事都听爸妈的，太软弱，自己站不起来，像没断奶的孩子。我总感觉自己比他大好几岁。

我：《礼记》上讲，男三十而娶，女二十而嫁。从心智成熟来说，同龄的男女就有10岁的差距。女性大多20多岁就成熟了，男性要到35岁甚至40岁才成熟。所以婚姻三五年之内，会产生很多矛盾和分歧。

她：我一直为他改变，可他就像木头一样。你找我老公聊，能改变得了他吗？我现在连上4天班，天天都很累，都没有休息，脚又肿了，鞋子都穿不进去。

7月29日她丈夫过来，谈话过程记录如下：

我：你爱人在我们这里治疗了一段时间，发现其主要问题，是产后身体虚弱和精神焦虑抑郁这两个方面。经过针灸和中药治疗，身体还是有所好转的。

丈夫：现在脚又开始肿了。

我：是的，现在发现精神情绪的问题始终困扰着她，这是造成她身体难以恢复的重要原因。

丈夫：我老婆去年在义乌的时候，曾经做过一段时间治疗，产后康复什么的，花了两万多元，也没什么效果。后来在医院诊断是产后抑郁症，挺严重的。

我：产后抑郁症在产后妇女中是很常见的，据统计其发病率在15%～30%，有一些病情轻，有一些比较严重，但大多数还是能够治愈的。像你老婆这种，虽然看起来比较严重，但她患病前性格比较开朗，治愈的希望还是很大的。

为什么会患产后抑郁呢？主要是女性产后身体虚弱，身体虚弱的时候人就会处于一种保护性的防御状态，女人本来就是比较情绪化的，这时候精神和心理上会更加敏感，对外界的刺激反应会比较大。如果家人对她的关心、关爱不够，就会产生比较严重的焦虑感，积累时间长了，就会导致产后抑郁。

因为有小孩，需要你母亲来照顾，两辈人生活在一起，也是没办法的事。但是年轻人和长辈的思想观念、生活习惯等都不同，所以时间长了会有一些矛盾，即使平时跟父母关系好，长时间住一起也会产生一些矛盾，这个很正常的。清官难断家务事嘛，这些家庭矛盾，也不是谁对谁错的问题，也没有道理可讲，只是两代人在思想观念上的差异。

你爱人这个情况，除我们医生积极地治疗外，还需要作为丈夫的你来积极配合，这个很关键。在家庭中最关键的是你这个角色，你要给你老婆更多的关爱，她才能快一些好起来。

夫妻的相处，是需要双方不断磨合的，因为两人来自不同的家庭环境，有不同的成长经历，思想观念也有差异，生活在一起开始是有很多矛盾和摩擦的。女性通常是很情绪化的，比较注重情感和交流，在面对女性情绪化时，男性通常会非常崩溃，觉得她们简直不可理喻，无理取闹。男性通常比较理性和粗心，不太容易表达关心，不太注重交流，尤其是中国的男性，如果让他拥抱妻子或者说"我爱你"之类，他会觉得很难为情！而女性在受到委屈需要安慰时，特别需要爱人表达这种关爱。

你爱人身体不舒服时，会有情绪上的爆发，这个时候你要做的事非常简单，就是拥抱她，说"我爱你"，陪伴在她身旁就可以。她如果腿痛的话，就把你的手放在她腿上，头痛就把手放在她头上，这样做了，她的情绪会慢慢平静下来，身体上的不适也会缓解很多。我看得出来你很爱你老婆，但是要把这份爱，在她需要的时候表达出来，让她感受到。做法很简单，就是拥抱她、陪伴她。

丈夫：她还说过要跟我离婚，我不同意。她这个病是嫁给我生完孩子后得的，我还是要想办法给她治疗的。其实还有一些原因，就是她父母那边对她也很有影响，她爸妈年纪大了，身体不好，她结婚前把她这几年挣的钱都给了她父母，所以嫁过来基本没什么积蓄。

我：我们一起积极努力吧。

8月1日，丈夫陪着来复诊，我看了一眼，她今天还化了妆，很漂亮，看来心情不错。

她：昨天上班不但脚肿，腿都肿了，今天休息肿才消了。昨天晚上两条小腿酸得厉害，没有力气。

我：昨晚睡得好吗？

她：昨天累趴了，晚上困得不行，睡得很死，竟然没有做梦，好奇怪啊。

我：今天在这个单独的房间做治疗吧。

她：这是为什么？

我：再释放一下情绪，万一你再崩溃大哭，我怕会吓到别人。

她：千万不要再做那个了，不想再想那些事了。嗯……我今天化了妆。

我：这些情绪还是释放出来比较好，长期压抑在心里，时不时会冒出来让你的情绪崩溃。

她：其实还好，就是在身体不舒服、腿疼的时候才会想起来。

我：这种腿痛，来得快，消失得也快，有没有这种感觉？

她：是啊是啊，突然就来了，不知道什么时候突然又没了，好奇怪啊。

我：这是因为疼痛跟身体里压抑的情绪有关系，时不时会冒出来。

她：去年我婆婆出车祸撞伤了，回老家休息很长时间。没有她在，我跟我老公还挺好的，我老公听我的，我想吃什么了，他就去给我买，那时候挺好的。后来他妈想要过来，我老公就跟他妈说要过来可以，条件是不能像以前那样对我了，他妈说可以，就又过来了。可是答应得挺好，做法还是跟之前一样。

我这人本来很开朗，很自信，从不跟人计较小事的，跟我的同事都处得很好。对他妈的一些小事也不计较的，就像昨天她把我的浴巾弄掉到楼下了，他妈要去下楼找，我就说别找了，掉下去脏，不要了，再买一条就是了。

我：我发现你这人大大咧咧的。

她：是啊，所以我跟我的男同事经常也能玩到一块去，出去吃饭什么的，这次你请，下次我请，就这样。我胆子挺大的，刚拿到驾照那会儿，我老公驾照被扣了，我就开着车拉着我老公到处跑，还上高速，开到140，很爽。

我产后恢复那会儿，婆婆不照顾我，我回老家住了1个月，我妈给我做饭吃。我们那里是县城，很小的县城，空气很好，真的适合养老，成天也没什么事，就是想着吃什么。吃了睡，睡了吃。我们都是烧柴的，大铁锅，做出来的饭菜很好吃。灌的香肠，腌的咸菜，跟杭州这里卖的不是一个味儿，很好吃，我就着咸菜能吃一大碗饭。

我妈做的菜很好吃，她是个厨师，开饭店的，所以我休息那会儿也学会了不少，现在也还时不时做着吃，也做给我老公吃。

我老公要是跟我离婚了，绝对找不到我这样好的老婆了，全心全意对他好，又会做饭，一点也不图他的钱啊什么的。我结婚那会儿真是单纯。看看现在的"95后"，都现实得很，车、房、存款，这些最重要，看看我现在，唉！

我妈是二婚，她第一个老公是父母给她指定的，她在开饭店时要跟很多男的打交道，所以有人说她闲话，传到她老公那里，老公就打她。虽然生了两个孩子，最后还是离婚了。后来嫁给我爸，生了我和我姐，但是我爸对她也不好，最后也离了。现在呢，我挣的钱，也给我爸我妈一部分，给了我爸，我妈知道了也不高兴。我爸那人，脑子里不想东西，跟我妈正好相反，我妈是瞎想。我爸信算命的，一个算命的说他活不过5年，他就开始挥霍，好吃好喝打麻将，把我给他的钱全花光了。我妈气得不行，说那是女儿给你攒下来生病时治病的钱。可是他不听，前脚给，后脚就花个精光。

我：原生家庭对人影响挺大的，如果父母感情不和、经常吵架的话，对孩子未来的婚姻也会造成影响，孩子们将来结婚后，也容易陷入家庭关系紧张的状态。

上次跟你老公谈话，你老公还是挺看重你们的感情的，他还是很爱你的。

她：如果我婆婆不插进来，我跟我老公挺好的。

（记录完毕）

此案例，我提到的"弹穴情绪释放法"，是一种流行于西方的"情绪释放疗法"（emotional freedom techniques，EFT）。这是一种结合中国经络穴位及西方心理学的疗法，可参考尼克·奥特纳所著的《轻疗愈》一书。

据说，此疗法是一位名为罗杰·卡拉汉（Roger Callahan）的心理医生无意中发现的：

为了帮助一位名叫玛丽的严重恐水症患者，卡拉汉医生倾尽所能，为其治疗了1年多，使用了他掌握的所有心理治疗技术：认知疗法、催眠疗法、放松疗法、理性情绪疗法、系统脱敏疗法和生物反馈疗法等，都没有成功。治疗本身带来的压力，又引发了玛丽严重的头痛。

卡拉汉医生在为玛丽治疗期间，也在学习中国的经络穴位。在一次治疗中玛丽提到，一想到水她的胃部就会产生不适感。卡拉汉医生忽然灵机一动，他想敲击胃经的腧穴或许能减轻这种感觉，于是他让玛丽用手指尖敲击眼睛下方的穴位。

玛丽照着卡拉汉医生的话做了，仅仅敲击了几分钟后，玛丽突然大喊：没有了！现在想到水，胃部的不适感完全没有了！

从那天起，她的恐水症和有关水的噩梦，都消失不见了。

卡拉汉医生随后开始深入研究经络上的腧穴，探索出了一套将传统心理治疗与EFT相结合的方法。

我整理的"《黄帝内经》情绪释放术"，也将这一疗法融合了进去。

第九节 一个心理疾病引起胃胀的案例

临床上，有一些患者不仅是身体上患有疾病，还夹杂着心理和精神方面的问题。成长经历、家庭环境、社会关系……都会在人的身心上打上烙印，常常把临床医生搞得焦头烂额。

上个月我就碰到一例不是疾病的疾病，1个多月治疗下来，结结实实给我上了一课。

这是一位32岁的女性，已婚，钢琴教师。她诉说从2019年11月开始出现胃胀，没有食欲，持续了两个月后症状消失。2020年疫情期间在家3个月，为减肥（体重64公斤）一日三餐吃燕麦片，吃了10公斤有余，又出现胃胀、嗳气、没有食欲的症状，很长时间好不了。接下来为治病，看了很多医生，有西医，有中医，中药吃了3个多月。据她自己说，治疗期间有段时间明显好转，但后来又复发如前了。

"我是个很自律的人，不熬夜，生活规律，不抽烟不喝酒，以前身体很好。现在我的身体到底哪里出了问题？我得的到底是什么病？为什么治来治去都好不了？"

她的胃胀不是整天持续胀，而是不定时出现，胃胀了就没有食欲，不想吃东西。奇怪的是，有时虽然毫无食欲，但能吃下很多东西，消化得也很好。

我刚开始判断问题出在肝，因为她没有胃痛、腹泻、便秘之类的症状，而且能吃能消化，说明胃肠道功能正常。而没有食欲，从中医的角度分析，是肝出了问题。

有了方向——从肝论治，一番针灸、中药配合食疗下来，胃胀的情况逐渐减少了。虽然症状减轻了，但每次复诊，她都心事重重，反复询问到底是哪里出了问题，什么时候能好，会不会像以前那样好转后又复发……

这期间，因为我说是肝脏的问题，她对此忧心忡忡，后来终于下了决心抽血，检查肝肾功能和血脂。

抽血时她终于崩溃了，全身颤抖，眼泪打转，抽血结束后躺在床上持续了1个多小时才平静下来。

这种罕见的情况让我隐约感到，她疾病的背后似乎没那么简单。

当然，跟预料的一样，抽血检查结果一切正常。

接下来每次治疗，我都试图去深入沟通和交流，了解她的成长和家庭关系。

结果，终于印证了我的不安。

以下是她的原话：

（1）我不喜欢小孩，讨厌小孩，太吵了。

（2）上中学高考前，我不想高考，都跪在父母面前了：求求你们了，我不想考试！

（3）我马上都35岁了，不能再拖了，还要生小孩，这个病好不了怎么生孩子？

（4）父母、亲戚朋友都在催我生小孩。可我只能接受结婚，接受不了生小孩！

（5）生孩子太恐怖了，我无法接受，平时都不敢想，有时做梦梦到自己怀孕了，我都会被吓醒！

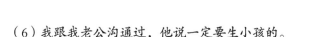

（6）我跟我老公沟通过，他说一定要生小孩的。

终于，在一次月经期间，她本来好转的胃胀又加重了。

她几乎又要崩溃了。

我试图跟她深入交流，躯体的症状有时候是心理和情绪的压力引起的，所以 20 世纪有人提出，医学不是单纯的生物模式，而应当是生物—心理—社会模式。

"对生育的恐惧，可能跟你的成长经历有关系，是不是有一些特殊的事情，对你造成了比较大的刺激和伤害？"

"是的。"她承认，但并没有吐露具体是什么事情。

"我们可以试试用一些情绪释放的方法，把这些困扰你的东西释放掉，可能会消除你内心对怀孕生育的恐惧，胃胀的症状可能也会消失了。"我给她解释。

"这不可能吧！"她表示怀疑，"而且，我没有情绪、心理方面的压力，我的胃胀不是这个引起的。"

"接下来的治疗，我想是不是应该放弃了？我感觉再治疗下去，恐怕也没有多大的效果。"她最后说。

"那就到此为止吧，我所有能想到的就是这些了。身体不舒服总要想办法去积极解决，建议你换一位医生看看吧！"我只好这样结束治疗。

毕竟，对方愿意改变，我们才能往下进行治疗，否则只能放弃。

我想：她恐惧怀孕和生育，是从结婚前就开始了，等结婚后，就成了无法回避的问题，这个事情给她造成了很大的内心冲突和精神压力。而胃胀的出现，恰好成了她逃避怀孕生育的保护伞。到处求诊想要治好，似乎只是表象，而潜意识里，这个病治不好才能满足她内在的需求。

世界上为什么有这么多种职业？当然是为了满足人们多种多

样的需求。

　　有时候疾病的出现，可能也是为了满足我们身体和心理上的一些需求。

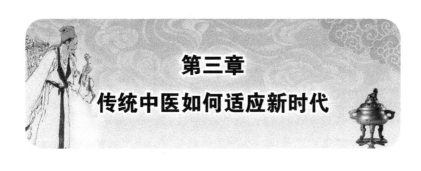

第三章
传统中医如何适应新时代

第一节　"经方热"是复古守旧吗?

近年来，中医界掀起"经方热"，提倡深入学习张仲景的《伤寒论》，甚至应用原方原量来临床治病，这是不是在复古守旧呢?

从中医学的历史来看，中医的发展，有时候确实有所谓的"复古"现象。

前面第一章曾提到，名不见经传的张仲景，在东汉时写成《伤寒论》，此书经过500多年的流传，到唐朝成为官方的医仕考试教材。在北宋时，又经政府校正医书局校订，流传天下。这其实也是一种"复古"现象。

《伤寒论》传承了1000多年，越来越受到临床中医的重视，不得不说是一个奇迹。一部医书，如果没有切实的临床疗效，单靠宣传，是不可能屹立在中医学著作之林的。

所以说复古，并不是守旧，而是对古代珍贵学术遗产的继承和发扬。

现在有些医家提出《伤寒论》的核心是"方证对应"，说"方证对应"是"辨证的尖端"。比如冯世伦先生就说：

方证是由方药和证候以八纲为基础对应的理念，它起源于神农时代，方证的积累丰富，至汉代产生了六经辨证，形成了完整的六经辨证理论体系。经方、《伤寒论》的主要内容及六经辨证理论，都是由方证发展而来。经方之源，始于方证，它既属基础理论，亦属临床证治。因此，认识方证，是学好《伤寒论》、认清六经实质的关键。

辨方证是六经辨证、八纲辨证的延续，是更具体、更进一步的辨证，中医治病有无疗效，其关键就在于辨方证是否正确。方证相应是临床治病取效的前提，故经方大师胡希恕先生，把辨方证称为最高级的辨证，把辨方证称为辨证的尖端，并指出家传秘方亦属辨方证。

方证对应的确是一种好用而有效的治病方法，比教材上的辨证论治要简洁、高效。这就是经方的魅力。

列举一个我的病案：

T某，女，49岁，住院号201208413，因左叶甲状腺瘤并发甲亢于2012年8月8日入院，拟行手术治疗，15日，诉前两天感冒，自行服感康治疗，无明显效果，现鼻塞流涕、自汗出、头痛，查舌脉无明显异常。手术前感冒是一件非常麻烦的事情，一般手术就要推迟到感冒好了以后再做。

因为我是该患者的管床医生，正好尝试用中药来治疗这个术前感冒。患者有头痛、汗出、鼻塞的症状，符合《伤寒论》中"太阳病，头痛、发热、汗出、恶风者，桂枝汤主之""太阳中风，阳浮而阴弱，……啬啬恶寒，淅淅恶风，翕翕发热，鼻鸣干呕者，桂枝汤主之"这两条，方证相合，处方如下：

桂枝12g，白芍10g，党参10g，干姜15g，炙甘草15g，白

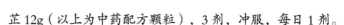

芷 12g（以上为中药配方颗粒），3 剂，冲服，每日 1 剂。

结果服 1 剂后鼻塞流涕的症状基本消失，病去大半，患者非常惊讶：中药效果这么好？ 3 剂药服完感冒就完全好了，于 17 日顺利手术。

大家可以看到经方的效果，不需要复杂的辨证，只要症状组合跟经方的适应证大部分符合，就可以应用，简单而高效。这是经方来源于临床实践的最好证明。

所以说复古并不是中医的倒退，如果守旧能解决临床的很多问题，那复古守旧有什么不可以？

下面我们参考西医的发展简史，来看看中医跟西医到底有什么不一样。

我们来梳理一下近现代西医发展的历史大事件：

1543 年，维萨里的《人体的构造》，与哥白尼的《天体运行论》于同一年发表，共同挑战中世纪的神学。前者证明人非上帝创造，而后者证明地球不是宇宙的中心。

1616 年，哈维发现血液循环。

近代医学的进步，是从研究微观世界开始的。1650 年左右，显微镜较广泛地用于科学研究，虽然一开始利用显微镜发现了许多微生物，但人们还完全不知道微生物与疾病的关系。

简言之，16—17 世纪近代医学的进展主要在解剖学上，但这一基础学科和当时的临床医学没有太大关系。这时的西医临床和西医基本理论处于一片混乱的状态，这种状态一直持续到 19 世纪中叶。

维萨里之后的解剖学，一是向微观方面发展成为组织学，二是研究个体出生前的发育过程——胚胎学，三是将形态描述与生理功能结合起来成为解剖生理学。生理学在 18 世纪与解剖学分家，迅速发展为一门独立的学科，胚胎学于 19 世纪迅速成熟。

解剖学的最初进展，并没有给人体生理和病理的探索带来大的突破，很多医学家只能借助当时的经典物理学、化学，甚至哲学来解释生命现象。而神学和宗教势力，在医学界仍然有一定影响。

近代医学的发展，一开始就与近代科学密切相关，所以自然科学上新理论和新技术的出现，都曾用来为医学理论或实践服务。19 世纪中叶以前，自然科学还未能有大的突破，近代医学的理论也没有大的进步。

1774 年，拉瓦锡发现氧气。

18 世纪中叶，开始对人体的基本组成进行研究，发展至 20 世纪初，营养失调性疾病大部分被解决，特别是维生素缺乏病（当时引起很大轰动）。

1828 年，维勒人工合成尿素，此后糖、脂肪、蛋白质被详细研究。

1761 年维也纳医生奥恩布鲁格发明叩诊法，1816 年法国医生雷奈克发明听诊器。两者在早期并不受重视，直至 19 世纪 60 年代年才被逐渐推广。

乙醚麻醉首次应用于 1846 年，皮下注射法发明于 1853 年，血压计发明于 1881 年。

19 世纪 60 年代年以后，巴斯德对微生物致病的研究成果掀起了研究致病微生物的高潮。至 19 世纪 80 年代，发现了大多数重要的致病微生物。

19 世纪末至 21 世纪初，内分泌系统的研究和巴甫洛夫神经论创立。

20 世纪 20 年代，维生素、氨基酸、脂肪酸、酶等的生理作

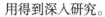

用得到深入研究。

1937 年，发现三羧酸循环的大致过程，人体基础代谢过程得以阐明。

20 世纪 40 年代以后，在西医自然科学的助力下，逐步完成了生理（包括解剖、生理、生化、免疫）、病理、临床治疗（化学药物、维生素、激素、支持疗法）和预防体系等理论体系的建设。

其实，西医学知识在明朝时就已通过一些传教士传到我国。但当时的西医本身还很落后，没有多大的特色，所以在我国影响不大。

19 世纪中叶到 20 世纪初，以科学实验和分析为主的西医学开始迅速发展，但其不论是理论体系建设，还是在临床治疗疾病的成熟度方面，都难以跟当时的中医学相比，所以影响力很弱。

西医对中医造成大的冲击，是在 20 世纪 30 年代以后。

梳理近现代西医发展史是为了更清楚地了解中医跟西医到底有哪些本质上的差别，中医学的特色和优势是什么，中医未来的发展将走向何方，要不要跟西医融合，能不能融合等。

中医自汉开始由《黄帝内经》和《伤寒论》建立起中医理论体系、针灸和方药治疗体系，此后经历近 2000 年，渐渐充实、完善，始终保持一脉相承的特点，并未出现根本性的变革，这一点跟西医大相径庭。

中医在中国历朝历代的社会中，除了发挥维护健康、治病救人的医学功能，还因为其背后的哲学理论跟传统文化一脉相承，中医药思想文化已渗透到各个地区、各个阶层人们的生活中。即使国家处于朝代更迭、分裂割据的状态，中医药在统一理论指导下，其发展仍然不受影响。

中医针对至今仍很常见的疾病，如感冒、痢疾和肝炎，经过很多医家 2000 多年的临床探索和实践，用中医治疗的经验逐渐丰富，疗效得到了患者的肯定，直到现在仍然可靠。而 19 世纪末到 20 世纪 30 年代，西医对这些常见病只进行了不太可靠的对症处理。

再如典型的霍乱，1901 年曾在北京流行，当时西医刚有盐水静脉注射疗法，但仍不如中医疗效好。

张仲景时代已广泛使用的栝楼薤白白酒汤，至今仍常用于治疗冠心病。再如小夹板治疗骨折，通里攻下法治疗急腹症等，效果都得到了国际上的认可。

中医药至今已经传播到 196 个国家和地区，得到了世界上很多国家的认同。

所以中医的复古，不是守旧，不是拒绝新知识，而是好好继承 2000 年以来中医在临床实践中积累的珍贵临床经验。

当然，我们还要看到中医面临的危机，是在现代社会中，新的问题给中医带来的种种考验和挑战。

这种新的危机，在近代西方科技进入中国时，就已经产生了。因为西方列强的入侵和战争，导致中国传统思想文化和科技处于受批判的位置，自古以来传承不断的中医药也受到牵连，被一些学者攻击和质疑。甚至在 1929 年，当时的南京政府中央卫生委员会通过了废止中医的提案，导致了持续多年的中西医论之争。

自然科技的发展，给西医带来了崛起的机会。但科技并不是西医的专属，中医也可以加以利用。我们可以借助现代化的科技手段，逐渐揭示中医药的奥秘，让原来模糊的、不成熟的或者有时代局限的理论和经验，得以阐释清楚，并融汇现代医学，发展出具有时代特色的新中医。

第二节　临床实践是中医之本

如果你问我学中医这 20 年来，最重要的感受是什么，怎样才能学好中医，我的答案是实践！

医学是一门实践性很强的学科，如果不去实践，那么学不好，也学不成。

古语讲：读万卷书，行万里路。学习思考和实践验证，这两者缺一不可。

中医里也有一句话：熟读王叔和，不如临证多。

我是从现代中医药高等教育体制中出来的，亲身体验了目前中医教育的整个过程，如果让我评价一下现代的中医教育如何，说句实话：忽视实践，前景堪忧。

中医教育的一个大问题，就是科教不临床。

大学里教中医的老师，很多并无临床经验。在这样教育体制下毕业的中医学生，能不能对中医感兴趣，或者树立起信心？很难。

以我在 20 年前的教育经历而言，中医专业的大部分学生，最后大都改行或者不从事临床了。

当然，就业环境不好是一方面，中医难学、学习周期太长也是一方面，学校教育给不了学生学习兴趣和信心，也是一个重要的因素。

这几年来，国家政策大力扶持中医药发展，很多基层医疗机构都在设立国医馆之类的机构，似乎中医事业发展得很是欣欣向荣，可是实际情况却是中医医生在日益减少，没人，也就没法发展。

中医缺人的现状只是一个结果，不是一时半会儿能解决的，就像春天没有播撒种子，秋天来了，怎么会有收获？

现代医学和医院的分科太细，也是制约中医成长的一个因素。

整体观念本来就是中医的重要理论，如果一个中医刚开始行医，就在医疗机构里做专科，往往会限制住其思维，时间长了，因为接触病种单一，看病的思路和技术也容易越来越狭窄，不利于后期的成长和提升。

2018 年，我到苏州学习时，碰到了同校的一位师姐。她已经快到退休年龄了，据她跟我说，她带了不少学中医的学生，有的是针推专业的，有的是中医专业的，刚开始工作时，针推专业学生的动手能力强，工作更有优势一些，但是四五年以后，中医专业的学生的优势就显现出来了。

事业上的发展和成就，往往跟一个人的自学能力和知识结构有关。而人的知识结构，容易受到工作环境的限制。针推专业的学生毕业后，如果在公立医疗机构工作的话，大多会进入针灸科、推拿科或者康复科。从长期来看，这样会导致其接触到的病种范围很狭窄，治疗技术也会单一，不利于自身中医理论和技术的拓展与提高。

有意思的是，据该师姐讲，她于 20 世纪 80 年代末毕业，当时班上的情况是大部分同学不是改行，就是去考西医研究生了，结果等到快退休了，大部分同学又纷纷转过头来学中医。这跟我后来上学时的情况简直如出一辙。

自古以来，中医学就是在实践当中成长起来的，一旦抛开治病实践，就很难发展。所以做中医要重视临床实践，这样才能检验古人经验的真伪，并能够在临床上发现新问题，提出疑问，进行发展和创新。

《史记》的《扁鹊仓公列传》中写道：

扁鹊名闻天下，过邯郸，闻贵妇人，即为带下医；过洛阳，闻周人爱老人，即为耳目痹医；来入咸阳，闻秦人爱小儿，即为小儿医：随俗为变。

扁鹊就是一名全科医生，当他到了不同地区，又可以化身为专科医生，治疗当地的专科疾病。

中医学发展了2000多年，积累下来的文献资料可以说是汗牛充栋，再加上现代西医的书籍，如果不加选择地去学习，往往无从下手，即使终其一生，怕是也难以读完，更不要说去临床实践和验证了。

我们可以利用前辈们的文献考证，还有临床医家的推荐来选择医书进行学习，这样可以少走弯路。学习医学是为了临床应用，所以要边学边实践，在临床治病中体会疾病的诊断和治疗。思考相同的病为什么发生在不同的人身上有不同的临床表现，治疗时为什么要同病异治效果才好。而有些看似不同的疾病，其内在的机制却是相同的，这时候常常会选择异病同治，用相同的方药。

总之，临床实践中的情况，往往要比书本上记载的更复杂和棘手。治疗时也会遇到没有前人经验作参考的情况，这时就需要我们创造性地解决从来没有碰到过的问题。

实践多了，我们再回过头来读医书，对照古人的理论和经验时，即可练就一双"慧眼"，能分辨出哪些是真知灼见，哪些是主观臆测，就不会被书本牵着走了。

陆游有诗曰：纸上得来终觉浅，绝知此事要躬行。

第三节　生态人体和生态医学

一、大自然的生态学

我们把自然界的事物分为两大类：生物与非生物。这两大类事物虽有区别，但也不能彼此孤立地存在。

生物依赖于环境，必须与环境交换物质和能量、适应环境才能生存；生物又影响和改变了环境——生物与环境在相互作用中形成统一的整体，这就是生态学。

生物，除了人类，还有动植物、微生物；环境包括非生物环境和生物环境，如温度、光、水、风等。

如果再把视野放大，人不仅受到地球环境的影响，地球周围的月亮、太阳、行星，乃至整个宇宙，都会对人体产生影响。

在肉眼不可见的生态群落里，微生物起着极其重要的作用，这是人类早期所无法认识到的，直到第一台显微镜的诞生。

二、微生物的发现，开启了与微生物的战争

17世纪，荷兰人列文虎克用自己制造的显微镜，观察到了各种微生物，开启了微生物的新世界。19世纪，法国的巴斯德证实了疾病和细菌之间的密切关系，后来球菌、杆菌、螺杆菌、丝状体、螺旋体、支原体以及病毒相继被发现。

在认定特定的微生物会引发很多致命疾病（如伤寒、霍乱、结核病和流感）后，我们开启了用抗生素对付细菌、用疫苗对抗病毒的时代。

确实，我们曾经取得了很多辉煌的成就：

"二战"期间，青霉素的使用，让之前因细菌感染，死于坏

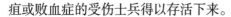

疽或败血症的受伤士兵得以存活下来。

以前令人束手无策的霍乱和伤寒，也得到了有效的控制。而患上这两种疾病，在以前只能隔离，然后等死。

导致数不清的人死亡，并让很多家庭支离破碎的两种疾病——肺结核（又称为白死病）和麻风病，也有了救治的希望。

肺结核在19世纪和20世纪导致了大约10亿人死亡。在20世纪上半叶，人们会将结核病患者送到被称为疗养院的特殊医院。20世纪初，结核病疗养院在美国星罗棋布，却没有特效治疗药物，直到开发出第二代抗生素——链霉素。

麻风病是一种古老的细菌性毁容疾病。在19世纪60年代至20世纪60年代的美国，麻风病患者被强行迁移到夏威夷的莫洛凯岛上，人数超过8000人。这些人住在一起，只能面对最终的死亡，直到抗生素疗法出现，挽救了很多生命。

疫苗的研发也是医学史上的伟大创举。脊髓灰质炎（小儿麻痹症）是一种病毒引起的疾病，这种疾病会攻击中枢神经从而导致神经肌肉逐步衰弱。在20世纪初的几十年中，有很多因小儿麻痹而致残的人。

1938年，美国时任总统罗斯福，因为受患小儿麻痹症的困扰，建立了国家小儿麻痹症基金会，用于对该项疾病的研究，最终一种灭活病毒疫苗被开发出来，从此小儿麻痹症得以控制。

在以抗生素和疫苗对抗微生物来治疗感染性疾病和传染病的年代，为大众所忽略的是这些方法有一定的副作用。青霉素虽然剿灭了致病的细菌，但会使一些病菌的耐药性增强，同时也因为杀死了人体内很多有益的细菌，导致了越来越多免疫性疾病的出现。

直到近些年，我们才认识到，一个健康的人体，其本身就是由成千上万种微生物构成的，人体内微生物的细胞，占我们身体全部细胞数量的 90%，我们在 20 世纪对微生物发动的战争，常常敌人就是我们自己。

三、人体中的微生物和微生态

人体内有数量巨大、种类繁多的微生物。

经过漫长的生物进化史，微生物群落与人类处于共生状态。这些微生物在促进和维持人体正常的生理机能，尤其是在免疫系统的发育和建设方面，发挥着重要的作用。

一个健康人的胃肠道中可能有 1000 ~ 1150 种不同的细菌种类，口腔中有 200 ~ 300 种，皮肤约有 1000 种，泌尿生殖道中有数十种到上千种。这还没有将病毒、真菌和寄生虫计算进来。

胃肠道微生物是人体内最复杂、最庞大的微生态系统，其细胞数量是人体细胞数量的 10 倍，基因数为人体基因数的 150 倍。

在胃肠道中定植的微生物群落种类极其丰富，包括细菌、真菌和原生生物等。

食管微生物的组成与口腔微生物的组成相似，受饮食的影响较大。

胃内酸度高，pH 值接近 2，富含消化酶，微生物群落较少，但胃部微生物群落仍是多样的，包括厚壁菌门、拟杆菌门、梭杆菌门等。

小肠中不同的区域，含有的微生物群的数量和组成也不同。十二指肠细菌相对较少，空肠微生物种类和数量相对较丰富，主要是厚壁菌门；回肠内主要由兼性和专性厌氧菌组成。

人体中共生菌最多的部位是大肠，尤其是结肠。在成人的正常结肠中，寄居菌群由 96% ~ 99% 的厌氧菌（拟杆菌、双歧杆菌、梭状芽孢杆菌、厌氧链球菌等）、1%～4%的兼性厌氧菌（大肠埃希菌、肠球菌、变形杆菌、乳酸杆菌）和其他微生物组成。

每个人肠道微生物群的组成都是独一无二的，只有10%～20%的细菌与他人相同。这种因人而异的微生物群落，多与家族遗传、分娩方式、饮食习惯、生活方式和使用药物等因素有关。人体体质的多样性，也与此有很大关系。

此外，人类肠道微生物还包括各种各样的病毒，DNA和RNA病毒在数量上与细菌细胞的数量相当，只是肠道病毒的鉴定仍处于初级阶段（只有不到1%的病毒能被检测到）。要完全了解肠道的微生物，还有很长的路要走。

这跟人类生存的自然生态系统，其实很类似。

在自然的生态系统中，生物群落与其环境间不断地进行物质循环和能量流动。人体也不例外，各种微生物构成种群，微生物群落参与人体的食物分解、消化吸收，还会与人体交换物质和能量，并参与免疫系统的建设和调节。

如果人体内的这个生态系统很稳定，这种生态平衡将是人体健康的保障。如果这种由于各种原因平衡被打破，又不能得以纠正，就会引起生态紊乱，导致疾病发生。

20世纪70年代，德国的Volker Rush博士首次提出了"microecology"一词，即"微生态学"，并创建了世界上第一个微生态研究所。

2007年，美国国立卫生研究院（National Institutes of Health，NIH）启动了人类微生物组计划（Human Microbiome Project，HMP）。2014年启动的整合人类微生物组计划（Integrative Human Microbiome Project，IHMP），更注重多组学技术的应用，旨在探索微生物与疾病之间的深层机制。

四、肠道菌群的重要功能

正常的胃肠道菌群，在人体消化和吸收营养物质、调节代谢、防御感染、调节免疫、延缓衰老等方面发挥着不可替代的重要作用。任何原因引起的胃肠道微生物群紊乱，都可能导致疾病发生。

正常情况下，菌群与人体处于共生状态：一方面，人体为菌群提供生命活动的场所和营养，且不对菌群起强烈的免疫反应（免疫耐受状态）；另一方面，菌群广泛参与了人体的生理活动，包括生物拮抗（防御感染）、参与营养吸收及代谢、参与免疫系统成熟和免疫应答的调节等。

以下是其功能的具体分类。

（1）生物拮抗作用：正常微生物群在人体某一特定部位黏附、定植和繁殖，形成一层"菌膜屏障"，可抑制外来病原菌的入侵与定植，另外还能产生一些代谢产物，抑制致病菌的生长繁殖，使机体免受侵袭。

（2）参与人体物质代谢、营养物质的转化和合成：微生物可帮助分解营养物质，增加人体必需的维生素（如维生素 B、维生素 K）、氨基酸、微量元素及某些无机盐类（如钙、磷、铁等）的吸收和利用，并为某些代谢过程提供各种酶和生化代谢通路，影响糖类、脂类、胆汁酸代谢。

肠道正常菌群还参与一些口服药物的代谢，可使药物的活性或毒性发生改变，并且能激活肝脏酶系统，显著影响药物的代谢过程。

（3）合成营养物质和激素：正常微生物（如双歧杆菌、乳杆菌等）能合成多种人体生长发育所必需的维生素，如 B 族维生素（烟酸、泛酸）、维生素 K 等。肠道菌群还能为人体提供蛋白

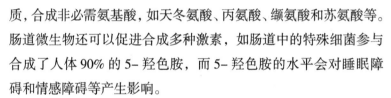

质，合成非必需氨基酸，如天冬氨酸、丙氨酸、缬氨酸和苏氨酸等。肠道微生物还可以促进合成多种激素，如肠道中的特殊细菌参与合成了人体 90% 的 5- 羟色胺，而 5- 羟色胺的水平会对睡眠障碍和情感障碍等产生影响。

（4）免疫作用：免疫是正常微生物群的一个重要生理功能。肠道微生物群构筑人体免疫屏障，能激活淋巴细胞，产生多种淋巴因子，促进局部免疫和系统免疫，增强肠道屏障作用。

微生物群能促进机体免疫器官的生长、发育、成熟。在新生儿出生后的第 1 年，人体肠道微生物群的组成不断成熟，与免疫系统相互作用，促进肠道免疫系统发育完善，使肠道菌群定植于肠道中。人体肠道免疫细胞与肠道菌群的成熟相互平衡。在此阶段，如果肠道微生物紊乱，会导致哮喘、过敏和其他免疫性疾病的发生。

所以在两三岁以内的儿童，要谨慎应用抗生素，因为抗生素会干扰肠道菌群正常建设，导致肥胖、哮喘、过敏、抽动症的发病概率大大增加。

在 2022 年春季，我碰到过一个 6 岁的儿童，因为从 1 岁开始感冒发热后经常用抗生素治疗，导致支气管炎的发生越来越频繁，几年下来，从急性支气管炎发展到肺炎，最后又患上了哮喘和慢性皮肤病。在治疗开始时，我让其家长把激素和抗过敏药全停了，用中药治疗了 1 个多月，最终痊愈。详细治疗经过见第五章第七节。

正常微生物群能激活巨噬细胞，增强其吞噬和抗原提呈能力，并促进其释放多种细胞因子，以提高机体的特异性和非特异性免疫功能。

（5）调节免疫应答：促进有免疫抑制功能的免疫细胞（如

Treg 细胞）发育、分化，并增强其功能。

（6）促进免疫耐受，避免发生自身免疫病。

（7）抗氧化、抗衰老作用。

（8）抗肿瘤作用：正常微生物通过产生多种酶，使致癌物或前致癌物转化为非致癌物，激活巨噬细胞、K 细胞和 B 淋巴细胞，释放免疫活性物质，抑制、杀死肿瘤细胞。

既然肠道微生物的稳定有利于抗肿瘤，那肠道微生物群落的失衡，就可能会导致肿瘤细胞的增殖和增长。

近些年有报道称，长期服用抗生素，会使乳腺癌的发病率增加：

2004 年，《美国医学会杂志》发表的一项研究表明，使用抗生素可能会显著增加患癌症的风险。华盛顿大学的研究人员对年龄在 18 岁及以上的 2266 名原发性乳腺癌（有从乳腺扩散到身体其他部位潜在可能性的乳腺癌）女性患者进行了调查，并且与随机选择的 7953 名对照组女性进行了比较。研究人员发现，抗生素的使用天数与乳腺癌风险的增加有着明显的联系。那些服用抗生素最多的女性，患乳腺癌的风险增加了 1 倍。研究结果还显示，抗生素的使用与晚期乳腺癌之间有显著的相关性。作者表述道："抗生素的使用与乳腺癌发生及死亡的风险有关。"（参考《菌群大脑》第 143 页）

近年来，肠道微生物组是最受关注的领域。越来越多的研究显示，人体正常菌群的变化与感染性疾病、肠道慢性炎症性疾病、过敏性疾病、自身免疫疾病，肥胖、糖尿病、高血脂等代谢性疾病，以及肿瘤的发生和发展密切相关，这表明其在疾病的发病机制方面，得到了越来越多的证据支持。

五、免疫系统的建设

下面我们来看看新生儿的微生物群，是如何建设起免疫系统的。

产前婴儿已经受到与胎盘有关的细菌的影响，有助于产前免疫系统的成熟。胎盘里的微生物群落相对较小，与口腔的微生物群系最为接近。胎盘微生物的多样性似乎与婴儿的产前发育相关，孕期环境包括饮食、压力及药物（如抗生素），对婴儿体内的微生物形成起到很大作用。

国内的研究人员在一项研究中发现，正常体重的新生儿与体重偏低的新生儿的胎盘微生物存在较大差异。出生体重偏低的新生儿，其胎盘在细菌的多样性上相对贫乏，且乳酸菌的比例也较低。

婴儿的生产过程，是微生物播种环节中非常重要的一步。在通过阴道生产的过程中，产妇阴道及盲肠（靠近阑尾大肠的一部分）的微生物群，成为婴儿的基础微生物群。

母亲与婴儿通过皮肤接触，以及母乳喂养，进一步完善婴儿的微生物群。

母乳内含有几百种细菌，有助于引导婴儿肠道的成熟。怀孕或哺乳期间使用抗生素治疗，会影响母乳中细菌的浓度。自然分娩的母亲乳汁中细菌的多样性比较高，可以改变婴儿的新陈代谢。

当各种配方奶与其他母乳替代品不足以供给婴儿建造新的微生物群系时，会改变微生物群系的发展过程，同时也会导致婴儿生理系统的发育出现问题。

随着婴儿的发育成熟，微生物群系也在发育成熟。

事实证明，每一个生理系统（如免疫、呼吸及神经系统），均有自己特定的脆弱发育窗口期，这些窗口期对环境的影响特别敏感，包括微生物群系的影响。这意味着，越早得到一个平衡良好的微生物群系，对健康越有利。

在一个不完善、不平衡的微生物群系里形成的代谢产物会产生各种生理问题。童年时期有缺陷的微生物群系，会形成一个有缺陷的免疫系统，会增加自身免疫疾病发病的风险。

六、免疫类疾病大暴发

我们先来看一个新闻报道：

2014 年 8 月，英国埃塞克斯一个 4 岁的女孩法埃·普拉滕，与父母一起登上飞机，从加那利群岛的特内里费回家。女孩患有严重的花生过敏症，她的母亲已经提醒航空公司，而且乘务员也分三次进行广播，要求所有人在航行中不得打开花生吃。在飞到 3 万英尺高空的时候，距离她 4 排座位的一位男士打开了一袋花生，灾难来袭了：小女孩的嘴巴立即肿了起来，嘴唇起疱，她挣扎着呼吸，但最终还是去世了。造成这一事件的另一原因，是飞机空调系统中所回收释放的花生微尘。

自 20 世纪 60 年代开始，患过敏和哮喘的人群开始增多，到 20 世纪 80 年代，患病率开始加速上涨，然后在 21 世纪初达到一个高峰。在这一时期，根据相关研究和人口数据，发达国家的哮喘和过敏症的患病率上升到了之前的 2 ~ 3 倍。

一项 2009 年的研究发现，自 20 世纪中叶以来，一种未经确诊的腹腔疾病——由谷物中的蛋白质引起的炎症性肠病的发病率增加了 4 倍以上。多发性硬化症的发病率几乎增加了 2 倍，1 型糖尿病的发病率在 20 世纪末也增加了 2 倍。

2002 年法国科学家让 – 弗朗西斯科·巴赫在《新英格兰医

学杂志》上发表了一篇具有开创性的论文，论文有两幅并列的图表，一幅显示了自 1955 年以来常见的传染病，如甲型肝炎、麻疹、腮腺炎和肺结核的发病率呈下降趋势；另一幅图显示了在同一时期，发达国家的自身免疫性疾病和过敏性疾病的患病率呈上升态势。

1950 年，几乎每个人都得过腮腺炎和麻疹。而到 1980 年，就很少有人会患这两种疾病了。疫苗几乎完全消灭了引起这两种疾病的病毒。与此同时，哮喘、多发性硬化症和克罗恩病的新增病例，却分别增加到了之前的 2 倍、3 倍和 4 倍。

这个数据表明，随着时间的推移，同一个区和人群中常见传染病患病率的下降，与这一时期免疫功能障碍患者的增加，是有明显关联的。

越来越多的证据表明，寄生虫、细菌、病毒之类的微生物，与人体是共生关系，它们在人体免疫系统的建设中起着重要作用。

大量微生物的消失，以及人体内微生物群落的失衡，可能是造成 20 世纪后期过敏和自身免疫性疾病大暴发的原因。

七、生态医学——中医学，给人体的生态疾病带来希望

恩格尔（G.L.Engle）是美国罗切斯特大学的精神病学教授，他于 1977 年在 Science 发表文章，提出生物—心理—社会医学模式。该模式要求医生"以患者为中心"，不但要重视疾病的生物学因素，还要重视患者的心理因素以及社会环境对疾病的影响。

比起原来的生物模式，这是一个很大的进步。

但是根据近年来医学界对人体微生物组的研究，我认为生态—心理—社会医学模式，更适合未来医学的发展。因为每个人都是一个超级有机体，由无数物种组成，具有生物学上的多样性。

人体微生物的生态失衡，可能是很多非传染性慢性疾病的罪魁祸首。

非传染性慢性病，包括孤独症、抑郁症、肥胖症、食物过敏症、阿尔茨海默病、关节炎、哮喘、癌症、心脏病、1型和2型糖尿病、肠炎、红斑狼疮、代谢综合征、骨关节炎、结节病、甲状腺炎（包括桥本病和弥漫性毒性甲状腺肿）、甲状腺功能减退或亢进等。

如何应对这类疾病，是现在以及未来医学的一个重要课题。

以自身免疫性疾病（如类风湿）来讲，有研究指出：

既往认为，Th1和Th17等致炎细胞过度增殖和异常活化，会导致免疫失衡，进而引发自身免疫病，因此主要用免疫抑制剂治疗。该方法在治疗自身免疫病患者的过程中虽然取得了一定疗效，但是在单纯应用免疫抑制剂治疗的患者中，有一定比例的患者并不能达到疾病的完全缓解，部分患者因过度免疫抑制并发肿瘤或严重感染，甚至死亡。

近年来国内外大量研究证实，多种风湿性疾病患者存在外周血Treg细胞数量减少的现象。Treg细胞在负向免疫调控及维持免疫耐受中起着重要作用，如果数量减少和（或）功能异常，就会导致免疫系统功能紊乱及免疫耐受缺陷，从而出现风湿免疫病。

临床工作中发现，60%的风湿病患者存在胃肠道症状。

6000多例临床流行病学调查发现，约70%的风湿病患者存在小肠细菌过度生长，提示肠道菌群和风湿病密切相关。

肠道被认为是体内最大的"免疫器官"，肠道内的微生物群落在维持机体免疫平衡方面发挥着关键作用。

所以可以从微生态学的角度，重新审视自身免疫病的发生、发展及转归过程，重新认识自身免疫病的促发因素，从"单纯免疫抑制"向"免疫调节"治疗自身免疫病转变，同时需要"调节

肠道菌群以恢复微生态平衡，进而改善免疫功能"的免疫微生态治疗新理念。（见《免疫微生态学》第 6 ～ 7 页）

所以治疗生态疾病，免疫紊乱是中间环节，纠正肠道的菌群失衡很可能是一个重要的方向。

如何纠正菌群失衡，我总结出以下几个方法。

（1）去掉导致菌群失衡的因素：避免使用抗生素之类的药物，建议用中药治疗。

（2）提倡自然生产，避免剖宫产。

（3）提倡母乳喂养。

（4）饮食结构要合理，营养要均衡。

（5）缓解精神压力。

（6）多接触大自然。

（7）作息时间要规律。

我们回过头来看中医，就会发现中医其实是一门最符合生态平衡的医学。

在《黄帝内经》中就有营养学的萌芽：

五谷为养，五果为助，五畜为益，五菜为充，气味合而服之，以补精益气。此五者，有辛酸甘苦咸，各有所利，或散或收，或缓或急，或坚或软。四时五脏，病随五味所宜也。

我们吃的食物应尽可能丰富和多样化，因为我们不但要喂养我们自己的细胞，还要照顾到胃肠道的上千种微生物，只有让它们健康发展和平衡稳定，我们自己的身体才会健康。

2000 年来，中医治病以中药为主，故有"食药同源"的说法。所用中药大多为植物药，如根茎类、花叶类、果实种子类，还有动物类、虫类、矿物类。绝大多数是来源于大自然的有机物，安全系数高，对人体肠道菌群有着很好的调节作用。

中药的四气五味，也阐释了药物的多样性，不同的菌群适合用不同气味的中药来调节平衡，很符合人体微生物群落的多样性。

中医除对肠道菌群有直接的调整和纠正以外，对免疫紊乱这个中间环节也有很好的疗效，不论是免疫亢进，还是免疫抑制或者低下，都有可靠的疗效。

总之，中医在几千年的发展中，之所以有强大的生命力和非同寻常的疗效，是因为暗合了"生态人体"这一事实。

中医学在世界各民族传统医学中是个奇迹，马伯英在《中国医学文化史》中说：

中医学的本质是朴素的生态（包括自然、社会生态和心理环境）医学适应理论，而这一理论在卫生预防、临床施治和延年益寿的实践中，具有切实可用而有效的特质。

所以中医学能够传承至今、绵延不绝，自有其深刻的道理。

世界医学的发展，按照发展进程大致可以划分为原始医学、巫术医学、经验医学、实验医学。未来医学最大可能就是以中医为基础，融合现代西医等学科，形成一门新的"生态医学"。

第四节　古今中医理论体系举隅

世界上总共有多少种疾病呢？

世界卫生组织发布的《国际疾病分类》，是目前为止全世界最权威的人类疾病分类手册，它赋予所有已知疾病（包括各种导致中毒、外伤、过敏反应的因素）独立的编码以方便查询。2018年发布了《国际疾病分类》第11版，疾病编码共有55 000个，也就意味着目前有55 000种疾病及相关因素被记录、命名。

可以看出，疾病的种类非常之多，如何从理论高度去认识

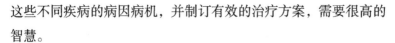

这些不同疾病的病因病机，并制订有效的治疗方案，需要很高的智慧。

认识疾病是治疗疾病的前提。如何认识疾病，是一个发展变化的过程，并非亘古不变。

人类社会早期的巫医时代，由于对疾病的认识盲区太多，对未知事物必然会产生陌生、恐惧的情绪，赋予其神秘的色彩，所以不得不求助于神灵。

随着对人体和疾病认识程度的深入，医学最终从巫医中挣脱出来。

随着对疾病认识的变化，昨天对疾病的观点，今天就有可能被推翻，所以任何医学和疾病的理论认识和观点，都不可被认为是固定不变的绝对权威，这一切都要到临床诊疗疾病的过程中去实践和验证。

下面我列举几个我认为具有较高价值的中医学理论体系，如能深入研究、细细体会，对临床诊治疾病大有裨益。

一、《黄帝内经》的脏腑理论体系

《黄帝内经》是中医理论体系的构建者，对人体生理活动和病理的认识，以藏象学说为核心内容。

藏象学说以五脏为主体，将六腑、五体、五官、九窍、四肢百骸等全身组织器官分成五大系统，它们之间相互联系，形成统一的整体，成为《黄帝内经》理论体系的核心，也是中医临床辨证论治的理论基础。

现在看来，中医的理论基础是以初步的解剖结构为基础的。因限于当时的科技条件，中医不可能发展出类似于现代医学的理论体系，但中医并没有止步不前，而是独辟蹊径，以外在的功能表现为突破口，建立了一套完整的理论和治疗体系。

下面我把中医的五脏系统同现代医学的解剖与生理学做一个大概对比。

（1）肝系统——主藏血，主疏泄——血液循环系统。

（2）心系统——主神志，主血脉——调控系统、神经系统、血液循环系统。

（3）脾系统——主运化，后天之本——消化系统，包含胃肠、肝脏、胰腺等。

（4）肺系统——主气，司呼吸——呼吸系统。

（5）肾系统——主水，先天之本——调控系统、泌尿系统、内分泌系统。

二、《伤寒论》的三阴三阳理论系统

《伤寒论》流传至今，受到越来越多人的认可，说明张仲景开创的理论和方法，达到了相当的高度。

此书虽是为当时的瘟疫（传染病）而作，但后世用其理论和方药治疗各种杂病，同样疗效突出。这说明外感病和内伤病并无绝对界限，疾病的发展和转归，跟人体自身的关系更大。我认为中医中药的治疗作用，是干预身体的神经—内分泌—免疫调控轴，以及调节自身器官的生理和病理变化，而非专门针对外界微生物这个因素。

《伤寒论》以三阴三阳辨证对疾病进行分类，可以说是当时所能做到的最顶尖的水平了。

阴阳是哲学上的抽象概念，在《伤寒论》中，阴阳又具体分为"表里（内外）""虚实""寒热"这六个字，这样就落实到了临床可操作的实处，后世医家提倡的"八纲"辨证的源头即是这里。

虽然在《黄帝内经》中也提到了阴阳、表里、寒热、虚实，但真正落实到临床实践的，还是《伤寒论》。

《伤寒论》的阴阳辨证达到了很高的高度，"表里""虚实""寒热"辨证比五脏辨证更简洁明了和实用，所以至今仍为很多临床医家所推崇和应用。

站在今天的角度看，所谓外感的"伤寒"病，其实是传染病的微生物病原体侵入口鼻、咽喉、呼吸道或消化道等部位而引起的人体的免疫反应，发不发病并不完全取决于病原体，而是跟人自身免疫系统的强弱和灵敏度有关，发病后的轻重和转归，也跟自身内环境的稳定性和基础病有关。

所以《伤寒论》所谓"表里（内外）"的说法，其实有其时代的局限性，并不完全符合事实。如果去掉"表里（内外）"的说法，只留下"虚实""寒热"四字，倒是更能简洁而精确地表达人体的生理病理状态，以指导辨证和用药。

三、赵洪钧先生的"虚实、寒热"理论

赵洪钧先生医贯中西，博古通今，学验俱丰，在中西医的结合和会通方面进行了广泛的探索，如从逻辑学、中西医结合角度对《伤寒论》提出了很多开创性的见解，并认为中医的"八纲学说"是最有活力的构建理论，提倡把八纲引入西医等。其最具特色的观点，就是他对"虚实寒热"这个病理辨证的重视，认为其是中医临床辨证的核心。

另外，赵洪钧先生对"虚"这个病机，做了深入和精彩的探讨：

所谓正气夺，一是机体的物质基础不足或受损；二是机体的机能（或功能）低下或受损。注意！二者居其一即属正气夺，二

者并存（不少见）就更是虚。于是，西医说的一切营养不足或生命物质损失都是正气夺，一切内脏功能低下都是虚，即西医说的心、肝、脾、肺、肾、肠、胃、内分泌器官、脑和性器官等机能低下都是正气夺，贫血、低蛋白、低血钾、低血糖和一切生命物质丧失乃至一切营养不良属虚也毫无疑问。

虚证必然远较实证多见……虚证可分为营养不良性虚证、器官衰竭性虚证和调节紊乱性虚证。

西医虽然不使用"虚"这个字眼儿，也没有虚实辨证的习惯，但是它的许多病理概念和临床诊断，都很清楚地表示正气不足或正气夺，也就是属于中医说的虚证。

此说的理论和临床实践意义都是空前的。它不但吸纳了西医知识，把虚证深化、具体化，有助于更精确地认识虚证，治疗时针对性更强，而且特别有利于指导中西医结合治疗。[见《赵洪钧医学真传（修订版）》第7～8页]

赵洪钧先生的著作有《赵洪钧医书十一种》等。

四、贾海忠教授的"气立—神机"理论

贾海忠教授学贯中西，致力于中医、西医、佛医的融合实践和探索，创立了慈方融合医学体系，提出了慈方经脉、纬脉、极联、毗联、层联、气立—神机等新的理论观点，是一位当代中西医学会通大家。

贾老师从《黄帝内经》里面发掘出"神机与气立"的理论，用来高度概括人体的生理病理过程，并用以指导临床治疗。

"神机"就是内在的协调。"根于中者，名为神机"，血液、心脏、血管系统，还有组织间隙、神经组织、骨骼、肌肉、子宫、前列腺，还有性腺、肾上腺这些不与外界接触的部位，都属于"神

机"部位。简而言之，主要是循环系统、神经内分泌系统和骨骼肌肉系统。

"气立"是外在的协调，是人体与外界交换、与外部接触的部位，包括：口、鼻等五官、咽喉；气管、支气管、肺；食管、胃、肝胆、胰、小肠、大肠；头颈、上肢、胸、腰、下肢、骶尾部；泌尿道、生殖器。

简言之，就是皮肤、五官、消化系统、泌尿和生殖道这些部位，都属于"气立"部位。

神机和气立部位二者之间互相影响。

气立部位与外界接触，病邪由某气立部位入侵，通过腠理、循环，然后进入血液，又分别影响各个不同的部位。

诊断：致病原因—气立异常—血液神机异常—肾气。

治疗原则：病因—气立—神机—肾气。

治疗思想：祛邪—固气立（调志意）—健神机—补元精（肾气）。

贾老师认为，气立部位的外邪侵袭是疾病的首发条件，祛邪、扶正（固气立—健神机—补元精）层次分明，这个理论创新是从融汇中西的思考和实践中得来的，切合临床实际，十分全面。

五、余成麟老师的"逆生原理"体系

余成麟老师将中医、西医、营养学、生命科学进行融合创新，创立了"十字中医""逆生原理""御膳厨医""醒髓疗法"等医学体系板块。

"逆生原理"体系把复杂的人体生理和病理过程，精简为3条纲要：

（1）百病肝为先——肝肠循环——物质的转化。

（2）久病寻气血——血液循环——物质的转运。

（3）疑难窥通道——神经内分泌循环——物质的代谢。

余老师对中医和其他学科，提出了很多创新的观点，且将复杂的医学临床问题，化为简单实用的解决方法。余老师著有《仁术纂言》，可参考。

现代中医面临的生存和生长的环境与条件，较古代已经大大改变了。现代社会交通迅捷，信息高速传播，人的活动空间也比以前扩大了很多，人与人之间的交流也变得频繁，西方科技和医学飞速发展等。所以中医学现在承受的，是几千年历史中从未有过的巨大冲击和压力。如果一味提倡保存中医学的纯粹、特色、优势，恐怕无济于事。中医学的发展必须面对新时代，需要高水平的医学临床家、思想家、理论家融合现代医学等学科，用新的理论来发展和创新中医。

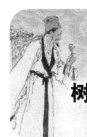

第四章
树立正确的疾病观和治疗观

第一节　"医生，我这个病能断根吗？"

作为一名医生，时不时会碰到一些患者问同一个问题：医生，我这个病能断根吗？

比方前段时间就有人问：类风湿这个病，能断根？这种风湿应该如何治疗？膝盖有点疼，走路、上下楼疼，手指也胀疼，有可能是类风湿，拍片子说骨头没事。有什么治疗方法？有的人说可以通过打针来治疗，这种治疗方式的效果怎么样呢？都说这病除不了根！

我回答：类风湿属于自身免疫性疾病，就是免疫系统的紊乱，造成免疫细胞攻击自身的组织。早期建议用中药调理免疫系统，很多还是能痊愈的。

到晚期，关节变形了的话，很难治，只能缓解症状，因为骨骼的损坏难以恢复。

西药用抗炎止痛药、免疫抑制剂和激素药治疗，大多效果并不令人满意，副作用也比较多。我认为西药并不能阻止病情的发展，反而会进一步加重免疫系统的紊乱失常。

因为这类疾病属于免疫系统的损伤和紊乱，所以症状只是疾病的一个表现，不能因为症状主要出现在关节，就认为是关节疾病。

虽然类风湿主要攻击关节的滑膜、软骨，但也会损伤对血管、血液、心脏、肾脏、肺和神经系统。

类风湿号称不死的癌症，属于世界性难题，不是容易治疗的疾病。这个病治疗起来周期长，不是几天、几个月就能解决的，治疗要以年为单位计算。对医患双方，都是一个艰辛的考验。

还有一个需要注意的是，在治疗恢复过程中，因为免疫损伤在调整与修复，身体各系统有可能会出现多种症状和反应，比如头痛、头晕、心慌、咳嗽、发烧、腹痛、腹泻、失眠、嗜睡、皮疹等，这常常会引起患者的恐慌和退缩。

要知道，治疗这类慢性顽固性疾病，往往需要历经更多波折和艰辛，才可能迎来痊愈。

我发现患这类疾病的患者，有相当一部分在发病前，都有长期的精神创伤和心理压力，这是需要在治疗过程中去深入了解、探索，才能解决的。

类风湿确实比较难治，但也并非不可治，有一部分病例早期发现，经过积极治疗还是能痊愈的。

有一些人会有"某某疾病能不能断根"的疑问，认为这类病断不了根，治愈后还会复发，治疗没什么意义等。

其实我们仔细想想，这种观念并不正确。人只要活着，就避免不了生病。生老病死，是人生常态。你说生病能断根吗？好像不可能吧。

就拿最常见的感冒来说，你说这次感冒治好了，就是断根了

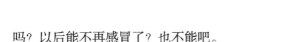

吗？以后能不再感冒了？也不能吧。

又比如把得病的器官通过手术切除。胆囊炎、胆囊结石，把胆囊切了；阑尾炎，把阑尾切了；扁桃体发炎，把扁桃体切了。以后这个器官就永远不会得病了。但人体的各个器官都有其独特的功能，不能说切掉就切掉。只要这个器官还存在，疾病生成的因素还存在，或者再次出现，就有再次生病的可能。

生病了，我们还是要积极寻找病因，积极去治疗。

我们医疗的目的，最理想的首先就是找到病因，去除病因，恢复身体器官组织原有的生理功能，恢复健康。

其次，在难以痊愈的情况下，阻止病情的进一步发展和恶化，把重病变成轻病，大病变小病，多病变少病。

再次，面对不治之症，比如肿瘤晚期，在生命存活的时间里，减轻症状，减轻痛苦。

疾病是生命中的常态，是每个人都是要经常面对的。

面对疾病，首先要树立起正确的观念，这样才不会陷入妄想与恐慌。

第二节　面对疾病，医生和患者要一起努力

生病了，恐怕任何人都会感到担心和害怕。

不只是患者面对疾病时会害怕，医生也常常会担心。即使医生看病多年，经验已经很丰富了，但面对很多未知的疾病和疑难疾病时，也会有精神压力。

疾病的未知领域太广了，面对未知事物，人的恐惧和担心，其实都很正常。

很多人在担心害怕之余，就去求医，这就又遇到了艰难选择：

是看中医还是看西医呢？

等咨询了医生，医生给出了诊断，也开了药服用。回来一边吃药一边又在想：我这个病是怎么得的呢？我为什么会生这个病？药要吃多久呢？

还有一些人，曾看到一些有关医疗机构和医生的负面报道，害怕遇到"黑心"医生，选择了自己去"研究"。现在网络信息这么发达，各类知识应有尽有，比资深医生的储备都多，就相信自己可以解决。结果上网查询，海量信息、各种说法一起涌来，越查越六神无主，不知怎么办才好。

俗话说"隔行如隔山"，普通人天分没那么高。如果想跨领域去研究学问，除非真的像是达·芬奇一样的天才。

所以专业以外的事情，还是要找专业的人去做。生病后，建议你还是去看专业的医生。

把诊断和治疗疾病交给医生，也不是说患者自己就可以躺平，什么都不做了。

生病这件事，患者自己绝对要负大部分责任。所以看病、治病这一系列事情，患者自己也要花时间和精力去对待。

医生是在帮助诊断疾病、寻找病因、拟订治疗方案，最终的落实，还是要患者来完成。

以前我曾碰到一个年轻人，头痛严重，说医生你能不能帮我治疗解决一下。我用手法为其治疗，发现治疗后一点效果也没有，就详细询问其生活与工作状态，一问才知道，她连续两天晚上玩游戏没有睡觉了。

她这个头痛，就是不睡觉导致的，那有什么治疗可以代替人的睡眠吗？我想以前没有，未来也不可能有。

很多慢性疾病，就是患者的饮食习惯、作息时间、生活工作状态、精神状态等出了问题，长期积累造成的。我们治疗疾病，一定要跟患者一起寻找病因。消除病因还是要靠患者自己，再辅以医生的治疗，才有可能痊愈。

医生不是患者本人，不会知道患者生病前后的所有事情，这就需要医患双方共同努力，去探索和解决这个问题。

《史记》中记载有名医扁鹊的"六不治"，可以说把治病中的种种情况说得清清楚楚：

"骄恣不论于理，一不治也"：有的人自视甚高，不会认同别人的观点，即使是医生的诊断和建议。这种人生病了，怎么治？治不了！

"轻身重财，二不治也"：这类人，会把钱财看得比身体和生命还重要，花钱治病就心疼。我这么多年下来发现，此类人大多还不缺钱，不是贫穷花不起。

"衣食不能适，三不治也"：如果是不良的生活、工作、饮食习惯造成的疾病，医生给他指出病因，但患者改变不了这些习惯或者患者不想改变，比如饮酒、抽烟，戒不了；或者迫于生活压力，比如上夜班熬夜，因为要生活要有收入，这实属无奈，就很难治疗。

"阴阳并，脏气不定，四不治也"：身体的内环境紊乱，或者免疫紊乱，处于一种病理的低层次稳态，治疗期间症状的波动会比较大。常出现症状反复，甚至加重的现象（类似"瞑眩反应"），治疗周期也比较长。这类患者如果胆小谨慎，常会因为症状波动而产生恐惧和担心，认为是治疗不当造成的，往往放弃治疗或者频繁地换医生，导致疾病很难痊愈。

"形羸不能服药，五不治也"：脏腑功能极度衰竭，无力回天。

"信巫不信医，六不治也"：不相信医疗，喜欢求神问卜。

可见，在很早以前，中医就将影响治疗的因素，比如患者的心理性格、生活习惯、症状波动等，很全面地总结出来了。

综上，生病、诊病、治病、病程预后这一系列事情，还是挺复杂的，需要医生和患者的密切配合，一起努力，才有可能解决。

第三节　疾病治疗过程中的"瞑眩反应"

中医治疗当中，有时会出现一些特殊现象——"瞑眩反应"。前段时间正好有位患者，在服中药期间出现暂时的腹泻，就是这种反应。

这是个 24 岁女性，2021 年 9 月 20 日来诊。她痛经 6 年，近两年越来越重，月经来前腰痛并腹痛，全身怕冷，手足冰冷。处方如下：

桂枝 10g，肉桂 6g，赤芍 20g，炒白芍 20g，生姜 15g，大枣 30g，炙甘草 10g，麦芽 30g，谷芽 30g，枸杞子 20g，黄芪 15g，人参片 6g，当归 15g，制附片 6g。5 剂。

患者服药第二天说，服药后每天腹泻至少 3 次，无腹痛，无头晕、乏力等其他不适。

第三天，腹泻就减轻了。

这种很可能就是所谓的"瞑眩反应"。

"瞑眩"这个词，出自《尚书·说命》："若药弗瞑眩，厥疾弗瘳。"意思是：如果服药后没有出现头晕眼花的反应，这个病就不容易痊愈。

这个服药出现的"瞑眩"反应，临床上确实是存在的。有一部分人在服药期间，确实会出现一些身体的异常变化和反应，如头晕、心慌、皮疹、腹泻、咳嗽、嗜睡、失眠等，一般持续几天就会消失。

这类症状的出现，借用一下另一个词，就比较容易理解了，我称之为"脱瘾反应"：就是因为长期服用精神麻醉类药品（或吸食毒品），而产生依赖性（成瘾），在停药（戒毒）后出现的一系列不适的症状。

身体长期处于慢性病状态，会形成一种病理平衡（稳态），打破病理平衡（稳态）后，身体一时不能适应，会出现症状的暂时加重，或者出现一些新的症状。

其实，在古籍中除了《尚书》，在中医经典《伤寒论》中，也有类似的描述。在《金匮要略》"乌头桂枝汤"方后煎服法里说：

得一升后，初服二合，不知，即取三合；又不知，复加至五合。其知者如醉状，得吐者为中病。

原文意思是说，服药后要达到"知"的状态才算"中病"！

"知"的表现是什么呢？就是"如醉状，得吐"。

这里可以看作不断增加药物剂量，调整到最佳的剂量时，患者会出现头发晕，像饮酒至微微醉酒的状态，想吐或吐出来时，就是了，这就是最佳治疗量。

当然，事实上，临床实践中出现这种"如醉状"的，并不限于中药，针灸也可以出现这种现象。像针刺麻醉，就是这种"如醉状"的状态；晕针，也是类似的状态。

除了"如醉状"，还有心慌、呕吐、腹泻、咳嗽、发热、寒战、身体酸软无力、起皮疹等症状，都可以看作类似的反应。

以前我就碰到过一例：一年轻女性，有几个月反复感冒难愈，我给她针灸期间，先是出现全身怕冷，手指乌青冰冷，1 个小时后开始发热，几个小时热退后，就感到身体舒服了很多，后来感冒就痊愈了。

这类"瞑眩"反应，有人称"排病反应""排邪反应""打破病理稳态"等。

我认为，这种"瞑眩"反应，不妨称之为人体的"修复重启"效应。

因为人体自身有自我修复能力，一旦有机会，就会从"紊乱态"向"有序态"转化，进行损伤的自我修复。而头晕、醉酒状、发热、腹泻等症状，正是身体按下了重启键后，启动了修复损伤的程序后出现的信号。

所以这些症状都是暂时的，随着修复工作的完成，自然就消失了。

我曾总结了疾病痊愈过程的 4 种状态：

第一种状态——直线下降态：在治疗过程中，症状逐渐减轻，呈直线下降趋势，直到疾病痊愈。

第二种状态——平台期后直线下降：在治疗开始后的一段时间内，症状一直比较顽固，不见减轻，等治疗到某个时间点，症状开始一步步减轻，直到痊愈。

第三种状态——抛物线态：治疗开始后，症状不见减轻，反而加重，甚至出现了以前从没有过的症状。这种情况持续到某个时间点后，症状开始减轻，直到痊愈。

第四种状态——波形起伏态：治疗过程中，症状反复减轻、加重、减轻、加重……经过多个回合的反复拉锯战，症状才会逐渐消失，疾病方可痊愈。

体质好，年龄小，没有复杂疾病的，往往痊愈过程简单，患者基本能够理解。

如果体质差、年龄大，有基础复杂性疾病的，在治疗过程中，有一定概率会出现比较大的症状波动——类似于第三、四种状态。

　　遇到这两种情况，有些患者就难以理解：怎么越治疗，病还越重了呢？

　　虽然有时我向一些人反复详细解释，可有些人还是不理解。我就在想：为什么他们对这类反应，会如此恐惧呢？

　　后来突然想到，根本原因还是观念问题！观念的错误必然带来认识的偏差！

　　很多不正确的医学信息，还有一些媒体宣传，都在妖魔化"症状"，大众也被洗脑了。

　　"症状＝疾病""控制、压制症状＝治疗疾病"，类似的观念已经植入了大众的脑海。

　　韦刃先生在《S中医发蒙》中，对症状与疾病的问题有比较深刻的论述。他把疾病治疗过程中症状暂时加重的现象，称为"趋正反应"。

　　下面摘录书中的一些论述和"趋正反应"案例。

　　临床症状并不是疾病本身，而是机体趋序过程的一种反应。只有在机体的趋序功能发生障碍，趋序反应无法正常进行的情况下，才需要进行医疗。医疗的目的是扶助（增强、辅助）机体的趋序功能，而不应当以消除局部的症状为目的。（《S中医发蒙》第303页）

　　案例①：成人心肌炎

　　刘某，女，39岁。1992年2月22日以心肌炎病就诊。症见全身乏力，室性早搏频发，平素胸闷、失眠、多梦纷纭，平卧时心跳每分钟40余次，稍一活动可达每分钟100余次。每次发作需俯卧数小时方能缓解。

　　患者自幼多病，8岁时患肺结核，16岁患关节炎、关节囊积液，25岁又患急性阑尾炎，均以抗生素、激素及其他消炎药物治疗，机体状态每况愈下。

1991 年突患重感冒，高烧达 39℃以上，口舌生疮，医用退烧、消炎及苦寒泻火，治后腹泻、心慌、胸闷、心有揪紧感，异常难受，室性早搏每分钟 30 多次。后以病毒性心肌炎治疗，迄无效验。

经 S 中医凭脉辨证，以虚瘀论治，补养气液，辅以化湿祛瘀，甫服即效，连服八剂后出现趋正反应：高烧达 40℃以上，早搏骤减。之后，在扶正治疗过程中，从前所有宿疾，如头疼、牙疼、胃疼、周身关节疼、腰背疼、咳嗽等症，一一复现，至 1992 年 6 月 12 日，诸症悉除，历时不到 4 个月，服药 50 余剂，针治一次，痊愈。至今已逾 5 年，迄无反复，眠食俱佳，精神很好，有时过劳，偶尔发现早搏，症状轻微，移时即过，也不觉难受。（《S 中医发蒙》第 329 页）

案例②：儿童心肌炎

司某，男，6 岁。患儿体胖，素易停食、外感。1993 年 7 月因高烧住院治疗，经强行退烧后即出现心慌、乏力、低烧、多汗等症。经心电图检查，发现室性早搏频发，确诊为心肌炎，曾多次以病毒性心肌炎住院治疗无效，遂于 1993 年 10 月 23 日来此就诊。

凭脉辨证，以虚湿郁热论治，2 剂药服后汗减。之后，随机凭脉辨证，4 剂服后低热渐退；13 剂服后乏力减轻，服药 27 剂后复发高烧，遍身发疹，精神复振。至次年 1 月 19 日经心电图检查，早搏消失。疗程 3 个月，总共服药 42 剂，针疗一次。至今已逾数载，迄无反复。（《S 中医发蒙》第 331 页）

病案③：基底细胞癌

孟某，男，54 岁。1990 年 10 月 24 日初诊。症见右颧角一黑色素瘤，色灰黑，近年来开始活动（生长）并刺痒：原如黄豆粒大，现已增至约8平方毫米，凸出皮肤2~5毫米，并见头晕、乏力等症。脉见虚瘀，凭脉辨证施治，服药10余剂后，瘤痒、头晕、乏力均止，又见周身发出痒疹，尤以手部痒烂为甚。继续调治两月余，皮肤痒烂亦瘥。停诊半年余，未见异常。

后因心情郁闷，肿瘤又见生长。西医外科劝其赶快手术切除，并预约了手术日期。1991年9月23日再次来诊，想在手术以前诊治一下内科病。症见头脑昏沉、口干、咽痒、咳嗽。脉见虚瘀，凭脉辨证服药2剂、针治一次后咳嗽减轻。又服两剂，头晕也减轻。连服10剂后，连连恶心、呕吐、腹泻，同时肿瘤开始干瘪。连续腹泻20余天，正值预约手术期前夕，肿瘤完全脱落，只遗留一略显灰暗的痕迹，抚之与健肤一般光滑，无少许凸起。至今已逾七载，迄无反复。（《S中医发蒙》第455页）

第四节　疾病的一般进程

据2018年发布的《国际疾病分类》第11版，疾病编码共有55 000个，即有55 000种疾病被记录、命名。

疾病本身也不是一成不变的，过去的个别疾病已经消失，比如天花，而新的疾病还在不断涌现，比如新的病毒的出现。

名者，实之宾也。医学给很多疾病起了名字，但并不意味着弄清了疾病的本质。

自有历史记载以来的大部分疾病，直到现在人类还在与之抗争，有一部分还是没有根除的方法，只能不断研究和探索。可以预见，疾病一定会持续到未来，永远伴随人类。

疾病的种类虽然繁多，但仔细观察，会发现其中有一些共同的规律。研究和抓住这些共同的规律，可以探索出一些解决问题的办法。

这次探讨一下有关疾病进程的规律。

大部分疾病的发生、发展、转化、结束，都会有一个类似的过程。

以最常见的疾病——感冒为例，来进行说明。

（1）潜伏期：细菌或病毒侵袭人体，从鼻咽部、呼吸道进入，人体免疫系统接触并识别病原微生物，启动免疫清除程序。

这段过程是潜伏期，疾病的起始阶段。患者往往没有什么症状，或者只有轻微的症状，如感觉疲劳，没有精神，全身肌肉有些酸痛等。

（2）急性发作期：免疫系统启动活化，免疫细胞（中性粒细胞、淋巴细胞）开始增殖，并分泌大量的细胞因子，如白介素、干扰素、前列腺素等，引起全身的反应（全身炎症反应综合征），出现明显的症状：怕冷、寒战、喷嚏、咳嗽、发热、头痛、咽痛、恶心呕吐、腹痛、腹泻、肌肉关节疼痛等。

这时候全身都开始动员，血液循环加快，新陈代谢增强，目的是清除病原微生物和它们的代谢产物。但因为种种原因，如体质差，本身就有一些慢性疾病，就很有可能在急性发作期（或者潜伏期）后进入隐匿进展期。

（3）隐匿进展期：免疫系统对病原微生物不应答了，对抗原耐受了，虽然身体没什么症状，或者症状轻微，但病原微生物在体内一直停留，或慢慢繁殖。接下来，就可能进入慢性反复发作期。

（4）慢性反复发作期：由于病原微生物没有清除，机体免疫系统只是在正气不足的状态下暂时休眠了，等身体正气稍一恢复时，免疫系统就会苏醒活化，开始启动清除程序。

但机体的状态又不足以完全清除病原微生物，所以正邪双方就陷入持久的拉锯战，症状时轻时重，来来往往，反复发作。这种状态《伤寒论》描述为："血弱气尽，腠理开，邪气因入……正邪纷争，往来寒热，休作有时……"

这种状态更多见于各种自身免疫疾病，如湿疹、哮喘、类风湿等。

急性发作期后，如果体质好，正气足就会进入缓解期。

（5）缓解期：免疫系统清除了病原微生物，但同时机体进行了消耗，正气（气血）处于相对亏虚的状态，身体仍有一些轻的症状，如口干、乏力等。接下来，就会痊愈。

（6）痊愈。

把人体的生理病理搞清楚了，疾病处于什么状态搞明白了，我们才能对治疗干预在什么时候介入、患者的身体会向什么方向转化，更有把握一些，不然会非常被动，焦头烂额。

在潜伏期介入治疗是最理想的，但身体的反应会因人而异。

有的人只出现轻微的症状，几乎跳过了急性发作期，直接进入缓解期，然后痊愈；也有的人会迅速进入急性发作期，但会大幅缩短病程。

至于到底会出现哪种情况，其实除了跟医生的治疗方法有关，更多的还是取决于患者自己的身体状态。

在大多数情况下，我们的治疗是在急性发作期介入的。当然最理想的结果是进入缓解期，直至痊愈。

但如果疾病复杂，对疾病认识不够或判断失误，经过治疗，虽然症状减轻了或消失了，极有可能进入隐匿进展期、慢性反复发作期，导致疾病反复发作，缠绵难愈。

其实很多过敏性疾病、自身免疫病，都是轻轻重重、反复发作的，比较棘手，如果在慢性反复发作期干预治疗，要注意：

在治疗方案方法正确，又有足够疗程的情况下，这类慢性疾病如果要痊愈，相当一部分人还是要再次进入急性发作期，才能逐渐痊愈。甚至有的人这个过程，要反复经过多次——类似于出现"瞑眩反应"，可参考上一节。

所以医患双方都要了解，一些疾病在治疗干预进去后，在服药过程中，很多原来轻微症状突然加重了，或者出现了一些原来没有的症状，很多情况下并非误治，而是疾病在痊愈的路上必须经历的一段旅程。

我曾遇到过一个五六岁的患慢性湿疹的小孩，在服中药后出现发热，其实这是一种好的反应，但因为家长担心，而选择放弃治疗，实在是太可惜了。

第五节　症状，不等于敌人

对如何正确认识疾病和治病这个问题，值得所有的朋友去认真思考，因为生老病死，无论谁都逃不过，它跟每个人息息相关。

树立起正确对待疾病的观念，这很重要，因为这常常是正确治疗疾病的前提。

作为一名医生，我自己每一次身体生病，我都会认真体会、反思和总结经验教训。因为这是最近距离直面疾病，还是治疗验证的绝佳机会，比治疗别人，来得更直接和真实，体会更深。

2022年12月，我咽部痛了2天后，夜里开始发热，第二天白天才慢慢退了。自始至终我都没有量体温，因为我知道，感染后体温升高到多少摄氏度，意义不大。

因为这是病毒侵袭身体，免疫系统被激活后的自然反应，我

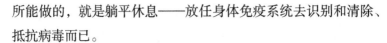

所能做的，就是躺平休息——放任身体免疫系统去识别和清除、抵抗病毒而已。

那么，你能意识到是什么时候病毒进入了身体吗？不知道！

免疫细胞会在你大脑意识下命令后才开始攻击病毒吗？显然不会！

这时候你会发现，在抵抗病毒过程中，你的意识和观念能做的事情，其实很有限。

你不能控制自己的心跳，不能控制血液流动，不能控制体温，不能控制胃肠蠕动，不能命令免疫细胞大量增殖和识别、攻击病毒，不能……

面对病毒的入侵，面对身体外部损害和内部损伤，我们身体的自主调控系统——免疫、内分泌、神经会第一时间做出反应，启动抵抗和修复程序。

所以，如果我们吃了不干净的食物，胃肠道会通过呕吐和腹泻，来把这些有害的东西清理出去。

如果肠道里的消化液分泌不足，胃部会主动增加胃酸分泌，来补充消化液帮助消化。

如果心肌梗死和脑梗死，身体会自动收缩血管、升高血压，试图来打通梗阻，增加心脑供血，保护心脏和大脑。

如果感染了病毒，身体会自动升高体温——通过发热来抑制病毒繁殖和增生、激活免疫系统……

这时候，我们的意识和观念在做什么？在恐惧！

明明是身体的自救或者代偿反应，我们的观念却倒因为果，愚蠢地帮倒忙。

呕吐，我就用止吐药止吐！发热，我就退热药退热！血压高，我就用降压药降压！血糖高，我就降血糖！胃部、食管反酸，我就质子泵抑制剂（如奥美拉唑）来抑制胃酸分泌……

我们的身体在呼救和自救的时候，我们常常粗暴地让其闭嘴，用自以为是的手段来抑制其发声和呼救！

这正是我们现在很多医疗在干的事：以抑制症状为目标，好像症状没了，数字正常了，问题就解决了！

所以我们经常会看到：孩子一发热，家长就害怕得不行，退热药、抗生素马上用上去！血压一升高，也害怕得不行，降压药马上吃下去……

结果我们常常又看到：退热药一吃，热退了，但不久又升起来，再吃药又怎么都不管用了。或者热退了，但整个人精神萎靡不振，食欲全无。慢慢地，身体素质越来越差，动不动就感冒发热，往医院跑的频率越来越高，甚至哮喘、皮肤病、抽动症也莫名其妙地出现了。

降压药、降糖药一直吃，血压和血糖虽然降到正常值，但脑梗死、脑出血还是照样复发，糖尿病的并发症一样也不少。结果是药越吃越多，病也越来越多，身体状态也越来越差……

我前几年在杭州时，曾碰到一位60多岁的女性，患有抑郁症、高血压、糖尿病等，从早上5点一睁眼就开始吃药。她家属的药单写道：

早餐：波依定、瑞易宁、拜糖苹、欣康、阿司匹林、丁苯酞或黛力新。

中餐：拜糖苹、二甲双胍、欣康、血塞通、丁苯酞或黛力新、弥可保。

晚餐：二甲双胍、拜糖苹、血塞通、弥可保。

睡前：欣康、他汀、劳拉西泮、艾司唑仑、米氮平。

虽然她的血糖和血压的数值都在正常范围，但人睡不着觉，吃不下饭，坐 10 分钟都撑不住，需要躺下才行……

请问，这种血压、血糖数值正常的身体状态，能叫健康吗？

对疾病的认识误区，我总结为三句话：

错把生理当病理，错把结果当原因，错把援军当敌人。

我们常常用主观意识，还有后天形成的观念，来摧残自己的身体。我们宁愿相信外界仪器所展示出来的冰冷的数字，也不愿相信我们自己的身体。

科技的发展，本来可以更好地为我们服务，可是我发现，它们逐渐走到了我们身体和健康的对立面。

所以我们需要质疑习以为常的东西，需要质疑所谓的金科玉律和权威。如果都亦步亦趋地盲从教材和权威，社会和科学就无从进步了，因为旧问题你解决不了，新问题更不敢面对。

所以身体健康和治病，不是医学专家垄断的禁区，而是医患双方都要努力探索的领域。

大家通过自己生病的体会，其实也能领悟到一些身体运作的原理，通过不断体会和反思，就可以避免进入一些认识误区。

只有独立思考，打破观念的牢笼，才能发现更多的真理。

第六节　手术不是首选治疗方法

脊髓型颈椎病必须手术吗？

以前听一医生朋友讲，他曾治疗了一例脊髓型颈椎病患者，40 多岁，颈椎不适，手足麻木，走路下肢不利，针刺、中药治疗两周，麻木略有减轻。后到某三甲医院检查后，骨科医生说：马上住院手术，不然会瘫痪！

后又咨询省中医院某正骨推拿名家，其表示正骨推拿不能治疗，只能手术。因患者一亲戚曾经在做颈椎病手术后瘫痪，所以其对手术难以接受。正骨医生得知其曾接受过针灸和中药治疗，症状有所减轻时，沉思后说可以用针灸、中药试试看。

后来该患者继续用针灸中药治疗，5 个月后，所有症状消失，正常工作与生活，现在每天走路 1 万多步活动锻炼。

我在七八年前，也碰到一位 70 多岁的脊髓型颈椎病患者。患者以前是一名教师，30 多岁时腰椎病发作，做了手术。50 多岁时颈椎病发作，一检查是脊髓型颈椎病，医院医生下结论：马上手术治疗，不然 3 个月内瘫痪！此时恰好她的一个亲戚也是脊髓型颈椎病，做完手术即瘫痪在床，没几个月就去世了，所以这位教师拒绝了手术治疗。自此她学中医自救，抄各种偏方中药，自己给自己治疗。后来不但没瘫痪，各种症状反而慢慢好起来了，至今已 20 多年，身体还算健康。

那阑尾炎要不要手术呢？

其实除非阑尾化脓坏疽和穿孔，一般急性单纯性阑尾炎，或者慢性阑尾炎，大部分保守治疗就能痊愈。现代研究发现，我们的阑尾有免疫功能和调节肠道菌群的作用，所以手术切除，终是下策。

那膝关节病需要手术吗？如关节镜微创、膝关节置换术等。

我的观点是一定要慎重，首先选择保守治疗，而非手术治疗，因为这类手术有效率并不高，而且有相当多的并发症。

膝关节镜微创，目前国内外临床已证实，效果只能维持半年，相对感染率较高。

膝关节置换术，容易出现置换体松动、骨折等，使返修率升高；关节腔由于严密的保护结构被手术破坏，如滑膜及皱襞等，细菌或病毒容易直接侵犯置换体周围的软组织，易发生感染；还

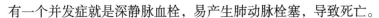

有一个并发症就是深静脉血栓，易产生肺动脉栓塞，导致死亡。

　　由于手术毕竟是一种损伤治疗，是不得已而为之的治疗方法，所以治疗疾病，手术并非首选方法，应当警惕现实中的过度用药、过度手术，这样就能避免由此造成的一些医源性、药源性的疾病和损伤。

　　我曾碰到一例肛裂患者，做了3次手术仍不能解决问题，最后还是靠中药得以缓解，参考第七章第三节外科。

　　在西医教材《外科学》（第7版）中，有一段话值得铭记：

　　诚然，手术是外科治疗工作中的一种重要手段，也是治疗成败的关键，但片面地强调手术，认为外科就是手术，手术就能解决一切，这种想法是不正确的、有害的。如果在疾病的诊断尚未肯定或手术是否适应未确定之前，即贸然进行手术，就有可能非但未能治疗疾病，反而给病人带来由于手术而造成的不可弥补的损害。即使是一个成功的手术，也可能由于术前准备或术后处理得不恰当而归于失败。因此，学习外科学首先要严格掌握外科疾病的手术适应证，如能以非手术疗法治愈的，即不应采用手术治疗；如能以小手术治愈的，即不应采用大手术。

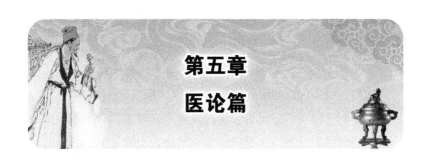

第五章
医论篇

第一节　时发时止多虚证

临床上常碰到一类腹胀的症状，不是一整天都胀得厉害，而是每天都胀一段时间，或者早上胀，或者晚上胀，过了这个时间段，腹胀明显减轻，或者完全消失。

此类腹胀，多属虚证，如果用理气行气法治疗，基本无效；用温补法来温中补气、补阴养血，方能解决。

引而伸之，触类长之。不止腹部胀满这个症状，其他症状如疼痛、发热、出汗、烦躁之类，如果时发时止，每天或者隔几天，定时或不定时发作，可能都跟"虚"有关。

今天读《伤寒论》和《金匮要略》，多处条文皆有明示，列举如下：

（1）腹满时减，复如故，此为寒，当与温药。

（2）腹满不减，减不足言，当下之，宜大承气汤。

（3）下利清谷，不可攻其表，汗出必胀满。

（4）本太阳病，医反下之，因尔腹满时痛者，太阴也，桂枝加芍药汤主之。

（5）太阴之为病，腹满而吐，食不下，自利益甚，时腹自痛。

第（1）（2）条是讲腹满，一虚一实，腹满时减是虚，腹满不减是实。

第（3）条是讲下利清谷是虚证，虚又攻表属误治，虚证进一步加重，可出现腹部胀满的症状。

第（4）（5）两条是讲腹痛时发时止，属太阴，也属虚证。治疗腹痛时发时止的方，是桂枝加芍药汤，也就是温中补虚的桂枝汤加重芍药。此方如果再加饴糖，就是小建中汤。建中汤类方主治虚劳，在第六章第七节有详细分析，可参考。

桂枝汤本身，就可以治疗定时或不定时发热、出汗：

病人脏无他病，时发热，自汗出，而不愈者，此卫气不和也。先其时发汗则愈，宜桂枝汤。

以下是定时出现症状的：

（1）血弱气尽，腠理开，邪气因入，与正气相搏，结于胁下，正邪分争，往来寒热，休作有时，默默不欲饮食……小柴胡汤主之。

（2）妇人中风，七八日，续得寒热，发作有时，经水适断者，此为热入血室，其血必结，故使如疟状，发作有时，小柴胡汤主之。

（3）妇人伤寒，发热，经水适来，昼日明了，暮则谵语，如见鬼状者，此为热入血室。

（4）下之后，复发汗，昼日烦躁不得眠，夜而安静，不呕，不渴，无表证，脉沉微，身无大热者，干姜附子汤主之。

"发作有时"或者"休作有时"用来描述寒热往来时，不一定是定时发作，也指恶寒与发热交替发作。

至于热入血室夜间发作的"暮则谵语"，就是定时发作了，用小柴胡汤治疗。

而白天定时发作的烦躁不得眠，文中指出属于阳虚，因此用干姜附子汤治疗。

小柴胡汤属于疏通肝胆兼补虚之剂，可以说是和剂；干姜附子汤是温补阳气之方。

类似小柴胡汤这种寒热并用、攻补兼施的，还有乌梅丸和温经汤，两者都可以治疗出现时发时止的症状。

乌梅丸：

蛔厥者，其人当吐蛔，今病者静，而复时烦者，此为脏寒。蛔上入其膈，故烦，须臾复止，得食而呕，又烦者，蛔闻食臭出，其人当自吐蛔。蛔厥者，乌梅丸主之，又主久利。

温经汤：

问曰：妇人年五十，所病下利，数十日不止，暮即发热，少腹里急，腹满，手掌烦热，唇口干燥，何也？师曰：此病属带下。何以故？曾经半产，瘀血在少腹不去。何以知之？其证唇口干燥，故知之。当以温经汤主之。

当然，临床上的情况复杂多变，张仲景指出时发时止也可见于实证：

（1）病人不大便五六日，绕脐痛，烦躁，发作有时者，此有燥屎，故使不大便也。

（2）太阳中风，下利呕逆，表解者，乃可攻之；其人漐漐汗出，发作有时，头痛，心下痞硬满，引胁下痛，干呕短气，汗出不恶寒者，此表解里未和也，十枣汤主之。

综上，时发时止的症状多见虚证，如果行气泻实不效，可补虚，或者攻补兼施试试。

第二节　勿神化脉诊，须重视触诊

其实从广义范围来说，脉诊也属于触诊——触摸脉搏的跳动。

本节标题里所说的"触诊"，是指脉诊以外的触诊，主要指腹部触诊和穴位诊断。

中医学中的腹部触诊由来已久，在《黄帝内经》中，除强调经络和脉诊的触诊外，也有腹部触诊的内容：

（1）胞痹者，少腹膀胱按之内痛。——《素问·痹论》

（2）涌水者，按腹不坚。——《素问·气厥论》

（3）膀胱病者，小腹偏肿而痛，以手按之，即欲小便而不得。——《灵枢·邪气脏腑病形》

（4）腹大，身尽肿，皮厚，按其腹窅而不起，腹色不变。——《灵枢·水胀》

（5）有所结，气归之，卫气留之，不得复反，津液久留，合而为肠溜，久者数岁乃成，以手按之柔；已有所结，气归之，津液留之，邪气中之，凝结日以易甚，连以聚居，为昔瘤，以手按之坚。——《灵枢·刺节真邪》

在《伤寒论》中，更有大量关于腹部（胸、腹）触诊的记载，有心下石硬、少腹急结、少腹硬满等。例如：

（1）脉沉而紧，心下痛，按之石硬者，大陷胸汤主之。——《伤寒论》第135条

（2）小结胸病，正在心下，按之则痛，脉浮滑者，小陷胸汤主之。——《伤寒论》第138条

（3）病者腹满，按之不痛为虚，痛者为实。——《金匮要略·腹满寒疝宿食病脉证治》

（4）肠痈者，少腹肿痞，按之即痛如淋。——《金匮要略·疮痈肠痈浸淫病脉证并治》

（5）下利，三部脉皆平，按之心下坚者，急下之，宜大承气汤。——《金匮要略·呕吐哕下利病脉证治》

据统计，在《伤寒论》397 条中，论及腹诊的就有 114 条。在《伤寒论》和《金匮要略》的经方中，有 80 多首方剂提到腹诊，可见医圣张仲景是非常重视腹诊的。

虽然腹部触诊在中医起源很早，但因为后世封建礼教的束缚，后世医家应用触诊越来越局限于脉诊，导致腹部触诊越来越淡化，濒临失传。

中医传至日本后，自 16 世纪起，汉方医家开始大力提倡腹诊，并广泛应用于临床，对腹诊的重视程度甚至超过脉诊，形成了独具特色的汉方腹诊流派，并涌现了大量的腹诊专著。

反观国内，中医后世医家因为重视脉诊，再加上一些古代文人墨客的夸大，一些媒体的推波助澜，导致脉诊在普通人眼中越来越神奇，有"神化"之嫌。

"神化"脉诊的弊端，就是让普通患者认为单凭脉诊便可以断一切疾病。这样其实会误导大众对中医的认识。因为经常有被误导的患者过来诊脉测是否怀孕，甚至测孕男还是孕女。

我不否认脉诊可以练到很精准、很神奇的程度，但这跟个人的悟性和训练的时间有关，而大部分普通的中医，短时间内是无法达到单单依靠脉诊而断病治病的程度。

那么患者的病因、病史、病痛部位、治疗和服药经历、生活习惯、饮食结构和规律等，是不是要靠问诊、望诊、触诊来得更切实可靠？

其实这个问题，在《黄帝内经》中已经探讨过。《素问》第七十七篇为"疏五过论"，七十八篇为"征四失论"，这两篇文字专门指出了大多数医者容易犯的"过失"：

（1）圣人之治病也，必知天地阴阳，四时经纪，五脏六腑，雌雄表里。刺灸砭石，毒药所主，从容人事，以明经道，贵贱贫富，各异品理，问年少长，勇怯之理，审于分部，知病本始，八正九候，诊必副矣。——《素问·疏五过论》

（2）诊病不问其始，忧患饮食之失节，起居之过度，或伤于毒，不先言此，卒持寸口，何病能中，妄言作名，为粗所穷，此治之四失也。——《素问·征四失论》

这两篇指出，治疗患者时，医生要考虑季节气候的变化、患者年龄的少长、性格的勇怯、情志的喜怒忧恐、生活状态的富贵贫贱、饮食和起居是否失节，以及发病的详细过程等，这些都跟患者的疾病息息相关，如果忽略这些因素，而妄图单靠"诊脉"来断病治病，势必会走入穷途末路。

日本汉方医家重视腹诊甚于脉诊，其实更具有实证精神，值得我们学习和借鉴。

我在这十几年临床中，也慢慢体会到触诊的重要性。

如穴位触诊，可以帮助我们针灸选准穴位，提高疗效；还可以进行穴位诊断，帮助鉴别诊断一些类似的疾病。

以急腹症来说，古代统称"腹痛"，但从现代医学来讲，分为胃肠痉挛、急性胆囊炎、急性胰腺炎、急性阑尾炎、肠梗阻、输尿管结石、宫外孕等，在鉴别诊断时，可以应用穴位触诊帮助诊断，非常实用，有时比西医诊断更准确。

以急性阑尾炎为例，我曾鉴别出一例西医诊察后认为是阑尾炎，但经我穴位触诊后怀疑是输尿管结石的病例。因为患者的阑尾穴并无阳性反应，而反映泌尿系结石的足临泣却有阳性反应。

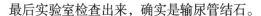

最后实验室检查出来，确实是输尿管结石。

就在 2023 年 5 月，我接诊了一名恶心呕吐的患者，当时经过腹诊和穴位触诊，高度怀疑是急性阑尾炎，当天患者就去市人民医院做了 CT 检查，提示阑尾粪石，证实了我的诊断。

腹诊经过日本汉方医家的重视和发扬，对后世影响很大，后传回我国，引起了部分医家的重视和应用。

我近两年也开始重视腹诊，为大多数患者开方前都要进行腹部触诊，确实对判断病机的虚实有很大帮助。因为中医辨证的核心为"虚实寒热"，其中又以"虚实"为根本，"虚实"的方向对了，治疗的方向就不会出大错。

曾治疗一位乏力的患者，脉象、症状皆虚，处方小建中汤反增恶心不适，复诊时腹部触诊，发现右肋下触诊抵抗感明显，此为小柴胡汤"胸胁苦满"之腹征，改用柴胡汤类方，效果马上就出来了。

第三节　"针刺穴位催眠诱导法"的探讨

2018 年 5 月，我参加了为期 5 天的经络催眠学习班，很有收获，解决了我以前对很多中医理论和临床的疑惑。之后我开始思考如何把经络催眠和针灸操作结合起来运用。

在马维祥教授的《中华经络催眠术》第五章第二节中，讲了各种催眠诱导的方法，比如放松、想象、凝视、经络点穴等。因为我是学中医的，所以对针灸这方面比较关注。我第一次读这本书，看到有"经络点穴催眠诱导法"时就在想：既然有点穴诱导，是不是还应该有针刺诱导呢？这是我的一个比较大的疑问。在参加经络催眠学习班后，经过进一步的学习和思考，我觉得 "针刺穴位催眠诱导法"是可行的。下面就从理论和临床两个方面来探讨一下。

首先来看针灸的源头经典《黄帝内经》，此书汇集了汉及汉以前丰富的医学文献，记载了完整的经络学说，在理论思想上和临床实践方面，都达到了很高的高度。

一、《黄帝内经》中的催眠术和"针刺治神"

《黄帝内经》中有心理学和催眠术方面的内容吗？我认为是肯定的。

（1）书中在养生方面，提出形体和精神合一的重要性（"形与神俱"），而且更重视精神（书中称之为"神""精神""意""志""情"等）在健康方面的作用，如"恬淡虚无，真气从之，精神内守，病安从来？"

（2）在病因方面，其认为精神心理因素在疾病发生过程中起着非常重要的作用。如"志意者，所以御精神，收魂魄，适寒温，和喜怒者也……志意和则精神专直，魂魄不散，悔怒不起，五脏不受邪矣""忧恐忿怒伤气，气伤脏""嗜欲无穷，而忧患不止"。

（3）在诊病时也要注意患者的精神状态。如"凡治病必察其上下，适其脉候，观其志意，与其病能。"

（4）在疾病的治疗方面提出了"守神""调神""御神""治神""养神""移神""转神""动神"等调节精神和心理情绪的方法。

另外，我在《黄帝内经》中还发现了一段似乎是描述类似催眠的心理治疗方法，即《素问·移精变气论》曰："闭户塞牖，系之病者，数问其情，以从其意，得神者昌，失神者亡。"

"闭户塞牖"，是指治疗的环境必须安静，不能被人打扰，也是在保护受术者的隐私，这样才能使受术者感到安全，有利于其放松身心。

"系之病者"，就是施术者要全身心投入受术者身上，去感受和体验对方的身心感受，这样才有利于施术者和受术者达到一种同频共振的状态。

"数问其情"中的"情"，在这里有多层含义：病情病史；人情、事情；成长经历、家庭和社会关系；当下的身心感受等。这句话似乎是指以恰当的方式，慢慢询问患者，使患者在放松的状态下，释放他的身心感受。

"以从其意"，"从"是顺从的意思，"意"是指受术者的精神心理状态，身心上的感受。人要顺从、接受接纳并倾听这些感受，包括身体上的种种不适，不要去排斥和抵抗它们。一旦被接纳和被倾听，身体会启动强大的疗愈功能。

学过心理学的，应该知道人本主义心理学卡尔·罗杰斯的"来访者中心疗法"，他主张真诚、透明、无条件积极关注来访者，来访者一旦被接纳，就会趋向于自我实现、自我成长和治愈。《黄帝内经》中的这几句话，简直就是来访者中心疗法的翻版，令人震惊。而来访者中心疗法，在我看来就是一种类似催眠的方法。

大部分学针灸的都知《灵枢》的大部分内容讲的是针具、针法和经络穴位，其实《素问》里也有很多关于针刺方法的内容。所以《黄帝内经》中主要治疗手段是针刺，而针刺的最高境界是"治神"："凡刺之真，必先治神""凡刺之法，必先本于神"，如果"不能动神，……病不能移"。

所以从中医的源头经典《黄帝内经》来看，通过针刺诱导进入催眠状态，实现心理调整和治疗，是有文献和理论依据的。

二、针刺麻醉的启示

以针刺镇痛为基础的针刺麻醉，从发现到现在已经半个世纪了，医务人员和科研工作者针对其做了大量的临床和实验室研究，被世界卫生组织确认为我国医学科学研究五项重大成果之一。针刺麻醉后手术时患者的意识保持清醒，除痛觉变迟钝外，其他各种感觉和运动功能都正常，而且术中生命体征平稳，术后较少有后遗症、伤口疼痛轻、康复快。

针麻的操作步骤和要求如下：

（1）术前预测：测定患者的多项生理指标，结合年龄、性别、心理因素以及病种和手术类别进行综合评定。

（2）试针：了解患者的得气情况和对针刺的耐受能力，消除患者对针刺的恐惧。

（3）心理诱导：进行充分的医患沟通，对患者进行积极的心理疏导，调整并稳定患者的情绪，建立良好的医患关系，使其有安全感。

（4）针刺诱导：手术开始前，对选择的穴位运针刺激，20～30分钟。

（5）留针。

由以上受术者的表现和施术者操作的步骤可以看出，针刺麻醉，其实就是通过针刺穴位的方法，诱导患者进入浅度催眠状态。

催眠的基本方法，是放松、注意力集中和暗示。我认为放松和注意力集中的顺序是可变的，或者是可以交叉使用的。催眠诱导方法中的放松、想象，其实是先放松再集中注意力。而凝视、经络点穴，是先进行视觉、触觉的注意力集中，集中之后慢慢疲劳，就容易放松了。而针刺的刺激比点穴要强烈，受术者更容易集中注意力，注意力集中之后也更容易产生疲劳和放松了。这是从催眠要素的角度解释。

三、针灸临床实践的支持

我在用针灸治疗疾病的过程中发现，有相当一部分患者在针刺后，能较快地进入睡眠状态，其中有些患者是伴有睡眠障碍的。

2018 年，我给一位朋友做针刺治疗，她睡眠不好，工作上压力大，精神焦虑，当我开始扎针后，大概七八分钟，她感觉自己的双手开始变得沉重，紧接着大脑放空，什么都不知道了，迅速进入了沉睡状态。

我看到过一位针灸师做的报告，说他在临床中发现了一些奇怪的现象，当他用很细的针给患者治疗时，留针期间一些患者出现了各种各样的反应：有的人丹田、命门发热；有的人内观到身体一片光明；有的人感到自己的整个身体消失了，跟周围环境融为一体；还有人感觉自己脱离了身体，飘浮在空中。

中医讲三宝精气神，针刺调的是气，而气同精和神密切关联，是两者的中间状态，所以针刺调气，既可以治有形的躯体的疾病，也可以触及更深层次的意识状态，连接人的潜意识。

从以上几个方面来看，我认为用针刺诱导催眠是可行的，或许还可以让经络催眠的疗效变得更强大。

第四节　胃酸过多的本质——肠液不足胃酸补

长久以来，各类胃病一直是困扰医学界的难题：胃食管反流、浅表性胃炎、糜烂性胃炎、萎缩性胃炎、胃壁肠化、胃癌等。

目前市面上治疗胃病的药物也有很多：甲氰咪胍（西咪替丁）、奥美拉唑、吗丁啉（多潘立酮）、丽珠得乐（枸橼酸铋钾）、阿莫西林……

这些药物治疗胃病的原理，一是抑制胃酸分泌，二是增强胃肠蠕动，三是保护胃黏膜，四是消灭幽门螺杆菌。

因为医学界目前认为胃病的根源是：

（1）胃酸分泌过多（泛酸、灼热感、食管反流）。

（2）胃动力不足（胃胀）。

（3）幽门螺杆菌感染（溃疡、恶变）。

但是胃病治来治去，对一部分人只能暂时缓解症状，对有些人了无寸效，这又是什么原因呢？

很多疾病之所以治疗效果不好，很可能是指导治疗的理论出了问题。因为没有找到疾病真正的原因，而只是在结果（症状）上进行干预，既被动又无效。

我们对很多疾病存在认识上的盲区，或者说是误区，而理论的失误必然带来实践的错误。以下这些就是误区中的一部分：错把生理当病理；错把结果当原因；错把援军当敌人。

我们人体的生理状态，是动态的而非静态的，如体温、心率、血压等。

生命的特点就是能够对机体内外环境的变化做出动态的调整，目的是更好地适应环境，利于生存。

由于遗传、地域环境、生活习惯、饮食结构、精神状态的不同，形成了人的个体多样性。这种多样性表现为身高、体重、体温、血压、心率等的个体差异。

所以在健康和疾病之间，本来就没有严格的界限。一些检测的指标和范围，也是人为规定的，虽然对大部分人适用，但总有一些例外。这也是很多医学观念，还有疾病的诊断标准不断进行修正的原因。

随着时间的推移，很多原来的观念和认识被打破，被新的观念和认识所替代，物理和化学的理论如此，医学的观念和理论也不例外。

医学教科书的作用，是为了向我们展示过去时间里，医学前辈对疾病的探索和认识，而不是为了树立权威，所以我们还是需要在医学实践过程中，细心观察和独立思考，这样才能避免停滞不前，才能有所进步。

"错把生理当病理"，说的是因为内外环境的变化，我们的机体会自动进行调整，生理状态会有一些波动，虽然检查时会有一些指标异常，但不需要进行特殊的治疗干预，如果进行不当的干预，反而会对身体造成损伤。

比如血压的问题，有一种"白大衣高血压"，有一些人在医院或诊所量血压时，因为环境造成他们精神紧张，血压每次量都会升高，这样能诊断高血压病吗？显然不能，因为他在家里量每次又都是正常的。这时候如果医生让他长期服降压药，不管是β受体阻滞剂、钙离子拮抗剂，还是血管紧张素转化酶抑制剂，或者利尿剂，都属于不当干预，长时间服药，势必会造成他的血压调节生理功能紊乱，对健康造成伤害。

"错把结果当原因"，就是在很多情况下，症状只是疾病的结果和外在表现，而非疾病的原因。

如感染了病毒性流感后，可能会有发热、咽痛、头痛的表现，这三个症状没有因果关系，它们也不是疾病本身，更不是原因，所以服用退热药及止痛药常常也只能缓解症状，但要警惕的是，如此治疗很可能会干扰免疫系统的运行，导致症状反复发作，延长病程，甚至导致一些后遗症的出现。

"错把援军当敌人"的意思是说，因为人体有神经—内分泌—免疫系统来调控全身，又有反馈机制和代偿机制来进行调节和平衡，所以有些症状和体征，其实是机体在病理状态下的一种代偿和自救，如果不分青红皂白就抑制这类反应，也会对身体造成损害。

比如细菌感染伤口后，血液中的白细胞数量会升高，就是机体为了清除细菌，促使白细胞不断增殖和聚集。所以白细胞是援军而不是敌人。再比如心衰后脑钠肽的升高，脑钠肽也是援军，所以我们也补充脑钠肽治疗心衰。

那么我们再来看慢性胃炎、胃食管反流和胃溃疡这些疾病，胃酸分泌多是原因还是结果？我们一直都在抑制胃酸分泌，是不是也陷入了一种误区？

如果胃酸分泌多是结果的话，那造成这个情况的原因又是什么？换一个角度思考，身体不断分泌胃酸的目的是什么？

胃酸是消化液的一种，其他消化液有胆汁、胰液、小肠液等。那么身体增加胃酸的分泌，是不是为了增加消化液的量以增强消化功能呢？因为其他的消化液，如胆汁、胰液、小肠液分泌不足，身体代偿地分泌胃酸，来弥补消化液的不足。

假如这个推论正确的话，那胃真是"代人受过"了！所以也会造成"见胃治胃，永无愈期"了。

我在实践中验证，如果胃部或者食管容易出现泛酸、烧灼感，此时喝一杯醋茶——温开水兑陈醋喝下去，泛酸和烧灼感就会消失。这也是胃酸是"援军"最好的证明。

下面我们从生理角度来看，影响胃酸分泌的因素都有哪些。

胃属于消化系统消化道的一部分，整个消化道包括口腔、咽、食管、胃、十二指肠、空肠、回肠、结肠、直肠。我们研究胃酸分泌时需要着眼于整个消化系统，甚至要联系神经内分泌系统，因为胃不可能单独存在，它们往往环环相扣，互相影响。

胃酸来源于胃黏膜中泌酸腺的壁细胞。什么情况下胃酸开始大量分泌？最常见的情况是进食后。

食物入口，刺激到口腔、咽处的感受器，就会反射性地引起胃酸分泌，此时食物还未入胃，主要是神经反射起作用。

食物入胃后引起的胃酸分泌：

（1）神经反射：食物刺激到胃壁上的感受器，通过神经长反射、短反射，作用于壁细胞，引起胃酸分泌。

（2）体液激素（促胃液素）：一方面是神经（胃壁内的内在神经丛），另一方面是食物的成分（如蛋白质分解产物肽类和氨基酸），二者可以作用于胃窦的 G 细胞，释放出促胃液素，促胃液素作用于壁细胞，引起胃酸分泌。

（3）食物成分：食物本身像咖啡、茶、奶、乙醇、Ca^{2+}，直接作用于壁细胞，引起胃酸分泌。

食物离开胃后，进入肠道，还有继续刺激胃酸分泌的作用，主要是靠体液激素调节。如十二指肠在食物的作用下，释放促胃液素和肠泌酸素，小肠也能分泌胃肠激素，通过血液循环作用于胃，从而刺激胃酸分泌。

上面谈的是胃酸的分泌受食物影响，其中神经和内分泌激素的调控也参与其中。

那么如果不进食，胃酸分泌会不会也出现增加的情况呢？当然会的，最典型的例子就是"望梅止渴"。

此典故出自《世说新语》，讲的是曹操在行军途中，找不到水源，士兵们都渴得厉害，于是他传令道："前边有一片梅子林，结了很多果子，酸甜解渴。"士兵听说后，嘴里都流出了口水，暂时缓解了口渴，精神振奋，赶到前方找到了水源。

古人虽然不清楚大脑皮层参与条件反射的原理，却知道这个事实，并巧妙地加以利用。

从其中我们也可以看到大脑神经系统还有精神心理因素，对生理功能的影响是很重要的。

神经和内分泌都是人体的调控系统，而人体最大的内分泌器官就是消化道，因为从胃到大肠的黏膜中存在40多种内分泌细胞，它们的数量，远超过体内其他内分泌器官细胞数量的总和。

胃酸从胃进入肠道，可以引起促胰液素和缩胆囊素分泌，这两种激素又促进胰液、胆汁、小肠液分泌。同时，促胰液素和缩胆囊素也可以抑制胃酸分泌。

小肠黏膜分泌的胃肠激素中，有多种激素可以抑制胃酸分泌和胃运动，统称为肠抑胃素，如促胰液素、缩胆囊素、抑胃肽、神经降压素、胰高血糖素等。

那么问题来了，我们知道在生理状态下，胰液和胆汁的分泌受神经和体液的双重调节，且以体液调节为主。假如促胰液素和缩胆囊素分泌不足，一定会导致胆汁、胰液、小肠液分泌不足，进而引起肠道消化液量分泌不足，最后引起消化功能障碍。

而促胰液素和缩胆囊素又属于肠抑胃素，它们分泌足了，可以抑制胃酸分泌，那么它们分泌不足时，抑制胃酸分泌的作用是不是会减弱，从而反向地引起胃酸分泌增加？

这样看来，胃酸过多是不是一种消化液的自救和保护机制？胃酸增加，是为了帮助消化，促进肠道消化液的分泌。

最后，"肠液不足胃酸补"，是指在肠道消化液不足的情况下，胃酸的分泌量会增加，这其实是一种代偿，也可以说是一种负反馈机制。

可见人体的生理调控是十分精妙的。单是从影响胃酸分泌的因素来讲，就有神经的条件反射和非条件反射、消化道内在神经丛、内分泌激素调节、食物分解成分的刺激等，大概十几种因素。

这么精密和复杂的自主调控系统出问题了，我们用一个"胃酸过多"来解释显然不够，如果单纯在抑制胃酸分泌、保护胃黏膜、增加胃肠蠕动这几个方面做工作，显然解决不了问题。

把生理病理机制搞清楚了，才有进一步设计解决方案的可能。

实际上，消化系统疾病，只存在消化液分泌不够的状态，因为消化液分泌是帮助消化的，不存在消化功能强壮而造成胃病的问题。

胃酸分泌过多，是一种代偿现象，如果胃长时间处于超负荷工作状态，胃壁细胞会疲劳甚至损伤，最终出现胃病。所以胃也属于受害者。

在各类胃病中，不论是胃酸分泌过多，还是胃酸分泌不足，或是肠道内的消化液（胆汁、胰液、小肠液）分泌不足，都只是病理的结果，或只是中间环节，并非真正的根源。

我把胃病的根源总结为以下几点：

（1）精神压力与负面情绪。

负面情绪主要有恐惧（害怕）、愤怒（生气）、伤心、绝望、焦虑、紧张、抑郁、自卑等。

在成长的经历中，我们需要面对种种环境的变化和刺激，有来自原生家庭的，有来自学校环境的，也有来自工作和社会的；有普通事件，也有意外事件。这些都可能造成精神创伤，引起心理情绪的问题。

情绪问题会影响我们大脑中的边缘系统（杏仁核），继而影响神经和内分泌系统，造成身体器官的功能失常。

精神压力还有一个重要的影响，就是容易导致睡眠障碍。严重失眠会加重身体各系统功能的紊乱。

精神压力和负面情绪的对治方法，就是精神减压和情绪释放。

（2）营养不足。

如果饮食结构不合理，蛋白质、维生素和矿物质摄入不够，细胞损伤后就得不到有效的修复，造成很多慢性病缠绵不愈，胃病也包括在内。

胃酸是一种强酸，胃液中 H^+ 的浓度差不多是血液中 H^+ 浓度的 300 万倍，所以壁细胞分泌 H^+ 的过程是逆浓度差的主动转运过程，需要消耗大量能量，因此营养摄入不足，必然会导致胃酸分泌不足。

人体每天各种消化腺分泌的消化液总量可达 6 ～ 8L。消化液含有多种消化酶、黏液、抗体和离子，所以产生消化液需要的原料——各种营养素要充足，如果原料不够，消化液分泌的量和质都会受到影响。

（3）消化管道的瘀堵。

消化道以通为用，如果食物难以消化，积在胃肠道中，或者肠道宿便长期排不掉，同样会影响到消化功能。

消化腺或内分泌腺中的管道，如果被代谢废物堵住，会造成消化液和胃肠激素分泌障碍，长期积累，也会造成消化液分泌不足，从而产生种种问题。

（4）神经内分泌的调控失常。

生理性功能退化，或者身体内外环境的变化，都可能造成神经和内分泌的功能障碍，继而引发消化道的功能失调。

下面是针对病因的对治方法：

（1）保持良好的精神状态：出现精神压力和负面情绪，需进行精神减压和情绪释放。具体方法详见本书第二章第六节。

（2）营养不足：调整饮食结构，补充充足的营养。

这里推荐余成麟老师的"空腹醋茶餐后奶"和"营养早餐"，见《仁术纂言》第 122 页。

早晨空腹喝一杯醋茶，可以补充胃酸，帮助增加消化液的总量。因为不管是胃酸分泌过多还是不足，其实都是消化液总体不够造成的。

如果胃壁细胞长期处于代偿的过量分泌状态，一定会造成壁细胞的疲劳和损伤，时间久了很可能会转为失代偿，从而导致胃部的溃疡、萎缩甚至恶变。

所以醋茶可以有效缓解胃壁细胞的疲劳状态。

餐后一杯婴儿奶粉，可以全面地补充营养，修复细胞层面的损伤。

中医方药治疗，可以选用建中合剂、大补元煎、增液汤等。

（3）消化管道瘀堵：通降胃肠道，清除病理代谢废物。

在这方面，中药尤其有优势。可以选用乾坤丹，或者柴胡类方、泻心汤、血府逐瘀汤、承气汤来改善肝肠循环，通降胃肠。

（4）神经内分泌调控失常：寻找原发病因进行治疗。

第五节　"治此愈彼"病案两则及思考

疾病是什么？是生理功能出现异常。我们治疗的目的，是帮助人体恢复正常的生理功能。举两个例子：

1. 咳嗽

2021 年 12 月 20 日，患者微信上说：我最近老是咳嗽，有 1个多月了。一开始干咳没痰，后来痰多色白而稀，吃了 5 天阿奇霉素，没什么效果，昨天吃了通宣理肺丸，刚吃时感觉痰好像少了，昨天后半夜开始痰变多了，今天咳嗽又变严重了。

我问：痰容不容易咳出来？咽喉痒不痒？

回答：痰多，容易咳出来；嗓子痒，十几天了。另外特别容易口渴，今天煮了一杯沙参麦冬百合玫瑰花水，喝了胃胀得不行。半夜咳得挺严重的。

我让她把舌苔照片发过来，见舌体稍胖大，舌苔水滑，另外结合喝沙参麦冬茶后胃胀、口渴，判断为水液代谢障碍。

处方五苓散：茯苓、猪苓、白术各15g，肉桂9g，泽泻30g，炒车前子30g，佩兰10g。

12月22日反馈：2剂服完。第一天晚上没咳嗽，早上咳嗽有痰，但量少了，痰颜色变黄。咳嗽的位置感觉靠下了，有痰不太容易咳出来了。以前咳嗽咳得肚皮疼，现在感觉好多了。

我让她继续吃5剂。

12月23日又说：昨天用一颗乌梅煮水喝，喝了胃还是有点胀。

我说：那就先不喝了。

后来反馈：又服完5剂，咳嗽、胃胀完全好了。

2. 急性荨麻疹伴咳嗽

4岁小男孩，反复感冒咳嗽两个月，3天前突然全身起荨麻疹，去医院检查后，开了抗过敏药氯雷他定和激素药膏，用后效果不好。因为原来咳嗽，过敏后咳嗽药就没吃了，现在还是咳嗽。

我给他开了前胡止嗽汤服用，停服其他药物。

第二天开始服药，第三天孩子头面部、胳膊忽然都肿胀起来，家长有点担心，问怎么回事。

我问后，得知孩子进食正常，大小便也都通畅，水肿没问题，是用药后免疫系统激活的正常反应，过两天就会消退的。中药继续服用即可。

第四天，脸肿得厉害，手跟小腿也肿。但是荨麻疹明显减轻，偶尔起几个风团。咳嗽也减轻了。

第五天，全身肿胀的情况全部消失。又过了两天，咳嗽、荨麻疹全都好了。

上面的这两个例子，一个是口渴、胃胀、咳嗽，并未专门使用止咳化痰的中药，只是用五苓散调节水液代谢，结果咳嗽好了。

一个是荨麻疹兼咳嗽，并未用抗过敏、治疗皮肤病的中药，只是用了治疗迁延性咳嗽的前胡止嗽汤，结果咳嗽好了，荨麻疹也好了（我从这个病例，悟出了前胡止嗽汤有较强的免疫抑制、抗过敏作用，可以拓展应用到哮喘、荨麻疹等过敏性疾病的治疗上，后来用此方治好了一例哮喘兼荨麻疹的儿童，验证了我的推理）。

下面说说我的感悟：

我们治疗的目的，不是去用药物改变人体的某些功能，因为以人体的精密和智慧来讲，我们能做的其实很有限。

我们只能协调一下各系统的功能状态。当人体在进行复杂的疾病抵抗时，在可控状态的病势下（有序），应顺应机体的反应。这时候，等待身体恢复健康状态就可以了。如果进行干预，也是促进身体的反应，如发热用麻黄汤。

在机体不能自行恢复的失控病势下（无序或紊乱），需要进行治疗干预，机能亢进了抑制一下，功能低下了振奋一下。如发热、口渴用白虎汤；怕冷、乏力用四逆汤。

用药只是帮助人体，而非代替人体进行治病。所以机体从疾病态到健康态的恢复，是人体自身在起作用，而非药物。

第六节　过敏性鼻炎的诊治体会

过敏性鼻炎是现代社会的多发病和疑难病，令很多人痛苦不堪，也令很多医生头痛不已。

先举两个本人经手的案例：

病案一：李某，女，41岁，2021年9月23日初诊，患过敏性鼻炎数年，越来越严重，晨起连连喷嚏，鼻涕不止。伴随症状：胃部有不适感，饮食厌油腻、辣、咸。

处方：建中合剂加石菖蒲、郁金、王不留行。药物组成：桂枝10g，肉桂6g，赤、白芍各20g，生姜15g，大枣30g，麦芽30g，谷芽30g，枸杞子20g，人参片6g，黄芪30g，当归15g，石菖蒲12g，郁金20g，王不留行12g。7剂。

上药服完，喷嚏、流鼻涕明显减轻。

10月底再服7剂，反馈鼻炎好转约七成。

11月继续服7剂，反馈鼻炎好了，胃部不适也消失了，并补充说皮肤也变得比以前红润了。

病案二：徐某，3岁半男孩，2022年5月3日初诊。

近半年反复感冒、咳嗽、鼻塞，近几个月一直在省儿童医院治疗，但反反复复好不了。

目前情况：夜间鼻塞严重，时有咳嗽，睡不好，每天用喷剂喷鼻，每晚冲洗鼻腔。

此小孩身体壮实，舌苔厚腻。处方：前胡止嗽汤加石菖蒲、鸡内金、山楂，7剂。

5月10日复诊：夜间鼻塞明显减轻，咳嗽消失，睡眠也好转了，但家长有点担心，仍每晚冲洗鼻腔。嘱咐其母亲可以停止冲

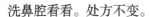

洗鼻腔看看。处方不变。

5月17日三诊：最近几天没有冲洗鼻腔，喷鼻剂也停了，鼻塞没有加重。处方不变。

5月26日四诊：鼻塞完全消失，呼吸通畅，夜间睡眠也很好。前方做成膏方，继续服1个月以巩固。后回访痊愈。

过敏性鼻炎的症状是打喷嚏、鼻塞，伴或不伴流鼻涕，季节交替时发作或加重，感冒后加重。

喷嚏、鼻塞这两个症状在《伤寒论》中称为"鼻鸣"，用桂枝汤治疗：

太阳中风，……啬啬恶寒，淅淅恶风，翕翕发热，鼻鸣，干呕者，桂枝汤主之。

桂枝汤可以治疗过敏性鼻炎的鼻塞、喷嚏，也可以治疗伤风感冒，还可以治疗妊娠反应的干呕等。

在《胡万魁古方治今病医案》中，有两则用桂枝汤加石膏的医案，很明显治疗的是过敏性鼻炎：

（1）鼻流清涕不止而嚏。

应咸亭，……病鼻流清涕不止，不闻香臭，时而痒嚏出，四五即止，止而复嚏，睡则涕嚏俱息。以桂枝汤加熟石膏二钱，二剂全愈。

（2）鼻塞涕出。

二道街洪姓妇，患鼻塞不通，流涕不止，嚏出四五即已，已而复嚏，不闻香臭已一年之久矣。以桂枝汤加熟石膏三钱，七剂全愈。

在马光亚先生的《临床辨证与经验实录》中，有一篇"过敏性鼻炎治疗的新发现"，里面说：

我治过敏性鼻炎时，有一特别发现，是此病由阴虚肺肝热炽而成，属寒者少。患此者，鼻塞，遇冷空气即发嚏连声，流涕如注，似是弱不禁风，甚者鼻痒，目痒多眼泪，更甚者半夜后黎明前发喘。子丑正是气血流注肝胆之时，至寅时流注肺经，所以此时发生这种病象。

诊治此证，有谓为寒者，主张用小青龙汤，如日本汉医名家大塚敬节等；有谓为虚者，主张用鹿茸、人参、黄芪、钟乳石之类，如明末张石顽等（见《张氏医通》卷九杂病门）。我初治此，亦会用小青龙汤、苏子降气汤、补中益气汤等方，苏子降气汤有暂效，余皆不效。及读唐容川血证论及张聿青医案，知发嚏为肝逆，子丑时喘为肝肾之疾，不过其方虽有效而力尚嫌过轻。我在《台北临床三十年》中曾举五例，都是用养阴平肝的治法而发生实效的证明。

但多数人为风寒入肺、表虚补气诸说所绊，不敢采用其法，采用者亦疑信参半或改用轻剂，或君参芪固表之药，以致多不见效。

于此，我提出我的治过敏性鼻炎的意见与治方：

一、素有过敏性鼻炎，早晚发嚏频频，触冷空气即作，这是有内热，内热接触外寒，即发生冲激和抗拒作用，故嚏，故亦可说是神经性的火——肝火。不能吃补药或热药，越补火气越大。可用下方：

蛤粉五钱，柴胡三钱，黄芩二钱或三钱，姜半夏二钱，丹皮三钱，栀子二钱，枇杷叶三钱，生白芍三钱，薄荷二钱或三钱（后下），桑叶三钱，橘红钱半，甘草一钱。

口干唇红的去半夏加生地、麦冬；有感冒的加荆芥三钱、防风三钱；鼻痒目赤的加龙胆草一钱半或二钱；大便不实的用胆草时要加砂仁二钱佐之。通常发嚏多的是夹有外邪，须用荆、防，肤痒更须重用……

二、过敏性鼻炎，早晚发嚏频频，午夜后发喘，用丸方：

西洋参三两，麦门冬二两，五味子一两，柴胡二两，黄芩二两，姜夏一两，熟地黄四两，山茱萸二两，丹皮二两，淮山三两，茯苓二两，泽泻一两，海蛤粉二两，薄荷一两，白芷八钱，枇杷叶二两，当归二两，白芍二两，焦白术二两，甘草一两。共研细末，炼蜜为丸，梧桐子大，早晚每服 50 丸，温开水下。

我总结马光亚先生的观点，其认为过敏性鼻炎的病机有两种：①肝火。②肝热，伴肺肾阴虚。

治法：①疏肝清热。②清肝润肺滋肾。

方药：①小柴胡汤去参、姜、枣，加丹皮、栀子、白芍、蛤粉、枇杷叶、桑叶、橘红。②方①合生脉饮、六味地黄丸。

如果仔细研究其研制的方药，会发现方①同郭永来先生的前胡止嗽汤有相似之处。

前胡止嗽汤用的是前胡，柴胡通窍饮用的是柴胡。据有人考证，《神农本草经》里的"茈胡"其实是前胡，而非现在的柴胡。两方所用其余相同的药为：枇杷叶、陈皮（橘红）、甘草。

马光亚先生所说的肝热肝火，是传统中医的说法，如果换成现代医学的说法，是免疫亢进。

过敏性疾病，其实就是免疫系统的问题，用免疫学的语言来说，就是一方面体液免疫亢进，一方面细胞免疫低下。

所以寒热其实并不是本质，人体免疫疾病的状态往往是亢进与低下并存，表现在外则为寒热错杂。

相对于柴胡通窍饮，前胡止嗽汤所用药的着眼点并不在寒热，而在于止咳和化痰。

当然"止咳""化痰"是常用的医学名词，中西医都在用，但是这些词只是对消除症状的描述，并不能揭示药物和方剂起效的本质。如果一直停留在词语表面，恐怕永远是一笔糊涂账。

我推测，中药中很多的化痰药，很可能有抗过敏、抗变态反应、抑制体液免疫亢进的作用。

在《南方医话》中，汪其浩先生介绍其治疗崩漏（功能性子宫出血）的经验：

1956年时，拙荆因久患崩漏症，迁延10余载，遍治无著效，一日症危，在万不得已情况下，试服了道友许君介绍的三子养亲汤，竟获意想不到的卓效。由是引起余之极大的兴趣，此后余在临床上，凡遇此证，辄以本方治之。20多年来，经治不下300例，每获良好的止血制崩之效，且取效甚速，安全可靠。

三子养亲汤只有三味药：苏子、白芥子、莱菔子，都是中药中的化痰药。这个经验，很难用传统中医理论解释得通，我认为须结合免疫学才能看明白。功能性子宫出血，很可能是一种自身免疫性的血管出血。像皮肤荨麻疹充血、尿血、结膜充血等之类，都跟免疫过敏反应有关。

再看前胡止嗽汤里，化痰药居多，有陈皮、杏仁、桔梗、白前、天竺黄、贝母、栝楼。

所以我认为，前胡止嗽汤只用来治疗咳嗽，真是埋没了此方，不妨试用于现代社会中棘手的自身免疫疾病和过敏性疾病，如湿疹、荨麻疹、哮喘、过敏性鼻炎等。

第七节　打通哮喘和皮肤病的界限

2022年6月9日，我碰到一例同时患有哮喘和皮肤病的儿童，从1～6岁，患儿及其家长饱受折磨，苦不堪言。

我向其家长询问了患儿的详细病史，概况如下：

6岁女孩，出生于2016年，当年冬季发生高热、肺炎，在省儿童医院住院。2017年夏季，又因急性支气管炎在县人民医院住院。其后每年发作急性支气管炎4次左右。2021年下半年开始，每月发作一次急性支气管炎，并出现支气管哮喘，至今哮喘已发作3次，最近一次是在2022年4月底。

3年前出现皮肤瘙痒，后诊断是特应性皮炎。每当咳嗽、哮喘时皮肤瘙痒减轻，咳嗽减轻时皮肤病加重。夜间瘙痒明显。

今年4月底咳嗽哮喘又发作，医院开了以下药物在用：

地氯雷他定、孟鲁斯特钠、甘草锌颗粒、他克莫司软膏、丁酸氢化可的松乳膏、辅舒酮（丙酸氟替卡松吸入气雾剂）。

现在咳嗽哮喘不发作了，但是每天晚上全身起荨麻疹，皮肤瘙痒严重，搔抓处起条状皮疹，皮肤甚至被抓破。

医院专家说哮喘和皮肤病很难治愈，只能长期服药控制。患儿母亲焦虑异常，几乎崩溃，询问中医是否可以治疗。

我认为该病的发生，是最初患支气管炎、肺炎后，长期反复使用抗生素和激素，导致肠道菌群紊乱，进一步造成免疫系统功能下降，从而出现了免疫紊乱。皮肤、肺脏、肾脏是自身免疫最容易出现反应的器官，此起彼伏，所以反复难愈。

在病理机制上，我也认同西医的一些论述。但是解决问题的方法和手段，我认为还是中医可靠。

西医的短板在于，治疗药物多为化学药物，只是在拮抗身体内某些生化反应的环节，抑制一些症状的出现，但无法修复免疫系统的损伤和紊乱，长期用药的话，药物的副作用必然会越来越明显。

中医的优势在于，用药多是植物药，药物成分为自然的有机成分，大多数长期应用对身体无害，可以对人体进行个体化的、系统的协调，纠正组织器官功能的紊乱，还能从营养层面修复组织细胞的损伤。

我告诉家长，除甘草锌外，把这些激素类药物、抑制免疫类药物先停掉，暂时先服用中药调理身体内环境，主要是调理肠道菌群。

中药处方为小柴胡汤、前胡止嗽汤合方。

6月15日二诊：服中药1周，皮肤夜间瘙痒略减，饮食可，大便头干，舌苔稍厚。

处方前胡止嗽汤加减：前胡10g，荆芥6g，陈皮10g，桔梗6g，白前10g，杏仁6g，天竺黄10g，蜜枇杷叶15g，浙贝母10g，炙甘草10g，蜜紫菀15g，栝楼10g，芦根20g，砂仁6g，党参15g，生姜10g，大枣20g，茯苓15g。7剂。

6月22日三诊：皮肤夜间瘙痒减轻，皮疹减少。处方如下：

前胡10g，浮萍6g，陈皮6g，白前10g，杏仁6g，蜜枇杷叶15g，蜜紫菀15g，浙贝母10g，炙甘草10g，白茅根25g，芦根15g，砂仁6g，天麻10g，党参15g，生姜10g，大枣20g，茯苓15g。7剂。

6月29日四诊，皮肤瘙痒明显减轻，搔抓后皮疹也几乎不起了。处方如下：

前胡10g，浮萍6g，陈皮6g，白前10g，杏仁6g，蜜枇杷叶15g，蜜紫菀15g，浙贝母10g，炙甘草10g，白茅根20g，芦根20g，砂仁6g，天麻10g，人参6g，生姜6g，大枣20g，茯苓15g。7剂。

7月20日回访，夜间皮肤瘙痒已经消失。嘱可以停服中药一段时间，以后如果再出现感冒、咳嗽、皮疹，再用中药治疗即可。

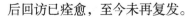

后回访已痊愈，至今未再复发。

我以前看到一位皮肤病专家曾说：荨麻疹，就是皮肤在咳嗽！

后来在读免疫学时突然醒悟：原来人体的种种不同症状，分布在不同系统的症状和病理变化，它们背后的机制很多是相同的。这就是同一个方剂，可以治疗很多症状，甚至不同系统疾病的原因。

所以治疗咳嗽的药方，其实是可以治疗皮肤病的。

这个病，我主要是用前胡止嗽汤加减。前胡止嗽汤是郭永来老先生创制的治疗迁延性咳嗽的方剂。此方既然治疗咳嗽（特别是慢性迁延性咳嗽）很有效，说明这个药方在纠正免疫紊乱、治疗免疫性疾病和抗过敏方面，有较强的作用。

后来遇到一例咳嗽后起荨麻疹的，直接用了前胡止嗽汤，结果荨麻疹消了，咳嗽也好了。（病案见本章第五节）

所以这次我就用它治疗哮喘缓解期皮肤荨麻疹夜间加重，果然效果不错，验证了我的推理。

自身免疫病大多患病时间长，治疗周期也长，比一般疾病更复杂难治，需要中医同人们共同努力，开拓新思路，总结经验，方有希望攻克这类疑难疾病。

【附录】

下面两篇文章，分别是关于皮肤病和肾炎、皮肤病和哮喘的，供大家参考：

（1）皮肤病与肾炎。

费维光先生的《中医经方临床入门》里，有一篇"白虎加人参汤治皮肤病内攻性肾炎"，节选如下：

魏洗尘之子，11岁，1976年5月20日，由同事刘星岑介绍前来求治。魏言：小孩患肾炎综合征已有3年，走遍济南市的各省、市级大医院。求了医院中的中、西医医生治疗，均医治无效。

其症状是：肾炎痊愈，即发生全身作痒性皮肤病；皮肤病痊愈，即再次发生肾炎。诊之，脉与舌俱无特异现象。

参考日本名家书籍，称此症为皮肤病内攻性肾炎。治法有二：当归芍药散与白虎加人参汤，与当归芍药散试之。服3剂后，即见轻快……后改用白虎加人参汤，服40余剂而得痊愈。永未再犯。

（2）神经性皮炎与哮喘。

胡冰霜先生的《与病对话——全科医生手记》中，有一篇"带着神经性皮炎走四方"，讲作者认识的加拿大医生海伦体质过敏的故事，大概内容如下：

海伦自幼就患有过敏性疾病，最早是皮肤过敏，被跳蚤、蚊子叮咬后，身上立即起疹。后来过敏原增加到冷风、热风、阳光、花粉、枯草、尘埃、霉斑、地毯、橡木、常春藤、杨花柳絮、猫猫狗狗，以及或干燥或潮湿的空气等。再后来甚至看到病人身上的皮疹、看到医书上皮肤过敏的图片，周身也会发痒、发红、起风团块。

当上医生后，某次由于要到牧区出诊，她就打了一支狂犬疫苗。结果皮疹发作起来，持续了三五天。

后来她又出现了过敏性鼻炎，夜里睡觉鼻塞不通气，清晨一起床，接二连三地打喷嚏，隔三岔五犯鼻旁窦炎。一次护士在配青霉素针剂，她突然闻见青霉素的气味，顿觉刺鼻、呛喉，然后就眩晕、恶心、气紧、头皮发麻。

26岁时，海伦生孩子后又患了哮喘。哮喘发作除受凉外，跑步、爬楼、烟雾等都是诱因。她吃过各种平喘药，但都不见起色，所以她总是随身携带哮喘气雾剂。

32岁时，她右颈上长出一块半个巴掌大小的神经性皮炎。服抗过敏的抗组胺药基本无效，外涂激素软膏，如倍他米松之类后皮炎会消失，但停药后很快又会卷土重来。

同时，她发现了一个奇怪的现象：如果擦药控制住了神经性皮炎，哮喘紧接着就会发作；而哮喘活跃时，神经性皮炎就会缓解。

后来她就决定放弃治疗神经性皮炎，此后，神经性皮炎持续了好几年，哮喘则再未出现。渐渐地，她早年那些五花八门的皮肤过敏症状都减轻了，被蚊叮虫咬后也只有一个小红点，过敏性鼻炎、鼻旁窦炎等也自动消失了。她请教过各路医家，查阅过很多资料，最终意识到皮肤过敏哮喘和神经性皮炎属于同一类问题，即过敏性—变态反应性—自身免疫性疾病，只是表达的形式和部位不同而已。看来过敏反应的目标器官可以转换，这也符合"动量守恒"和"对立统一"的规律。

海伦还考察到其母亲的家族，也存在着普遍的"过敏—变态反应—自身免疫"问题：除哮喘、过敏性鼻炎、荨麻疹、神经性皮炎外，还有鼻息肉、子宫腺肌症、变态反应性肝及肾损害、青霉素类药物过敏、瘢痕体质等。只有一个弟弟没有这些问题，但患有精神疾病，发作时间常在春（花粉多）、秋（枯草多）两季。她推测，弟弟的自身免疫问题可能集中体现在中枢神经系统上，即大脑过敏。她也注意到，许多抗精神病药物都有抗过敏作用，而像苯噻啶这样的抗过敏药物，也兼具抗精神病的疗效。这或许能说明过敏与精神病之间的某种关联。

第八节　关于儿童肠系膜淋巴结炎的经验和思考

一、儿童经常腹痛，警惕慢性肠系膜淋巴结炎

先介绍我在 2021 年遇到的两例儿童慢性腹痛。

　　一个是上一年级的 8 岁小女孩，经常在吃饭后说肚子疼，疼痛时并不剧烈，1 分钟左右后自行缓解，反反复复好几个月好不了。

　　另一个是上四年级的 11 岁女孩，也是经常腹痛。家长带她们到医院就诊，检查提示是肠系膜淋巴结肿大。其实这类疾病名为慢性肠系膜淋巴结炎。

　　肠系膜淋巴结炎有急性和慢性两种。急性的表现为腹痛、发热、恶心、呕吐等，容易被误诊为急性阑尾炎。

　　急性肠系膜淋巴结炎多在两周内痊愈，若疾病迁延不愈超过 1 个月，考虑为慢性肠系膜淋巴结炎。我碰到的这 2 例，都是慢性肠系膜淋巴结炎。

　　此类病中医怎么治疗呢?

　　淋巴结肿大跟慢性感染有关，慢性感染迁延不愈肯定跟身体免疫功能下降或亢进有关。

　　但从另一角度看，腹腔的肠系膜归属小肠，小肠受脊髓胸段 T10 ~ T12 支配，调节胸椎第 10 ~ 12 节段可调节小肠功能。

　　触按胸椎第 10 ~ 12 棘突旁都有疼痛。

　　手法调整胸椎治疗后，11 岁小孩的慢性腹痛基本消失，1 个月后随访，腹痛很少出现。

　　8 岁小孩的腹痛明显减轻，后又治疗两次，腹痛偶尔会出现，予口服中药调节免疫功能以巩固。

二、建中合剂治疗儿童肠系膜淋巴结炎一例

　　2023 年 4 月 6 日，一位江苏苏州的家长联系我，求治其孩子的疾病，说孩子腹痛 1 个月反复治疗无好转，想来石家庄找我看诊。

　　一方面因为路途遥远，另一方面我觉得小孩的疾病，多数是比较单纯的，不像成人那么复杂，就让家长描述一下病情，先服

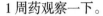

1 周药观察一下。

　　小患者病情如下：

　　9 岁男孩，腹痛 1 个月，偶尔干呕，大便时稀。发病后去医院求诊，医生开了益生菌服用，无效。检查：血常规正常，胃肠镜正常。腹部 CT 显示：阑尾积气和肠系膜增大淋巴结。

　　近段时间小孩每天都会间歇性腹痛，发作时走路都困难，并伴头疼、头晕。胃口正常，睡眠正常，大便时干时稀。

　　昨天去当地看中医，开中药服后夜里腹痛加重，今天一整天都在腹痛，就把中药停了，并去艾灸一次，仍没效果。

　　我问当地医生开的什么中药，家长发来病历，医生字迹犹如"天书"，我只能辨认出一味"川朴"，其余的看不懂。

　　根据以上病情资料，我判断应当是肠系膜淋巴结炎。

　　儿童慢性肠系膜淋巴结炎比较常见，以前碰到过多例，特点就是每天间断腹痛，腹痛持续十几秒到几分钟就会自行缓解，病情有轻有重。

　　此病的病因，我以前认为是小孩感冒发热时抗生素用多了，导致肠道菌群紊乱，继而引发免疫异常，出现腹腔淋巴结肿大。于是我问这位家长：是否有类似的用药史？

　　家长说"退热药用得比较多"。看来不只是抗生素，退热药很可能也是引起此病的一个重要因素。我告诉家长：孩子得这个病的原因应该是退热药布洛芬之类用多了，造成的胃肠功能减弱、菌群失调，进一步造成免疫紊乱、肠道功能紊乱。以后感冒发热，尽量用中药治疗，不能一见发热就上退热药，适当发热有利于身体内环境抑制病毒的繁殖，有利于免疫系统激活从而清除病原微生物。

　　我说可以开中药服 1 周看看。同时叮嘱家长以后尽量不用退热药和抗生素，小孩感冒发热可以用中药治疗，中药效果好而且更安全。

开了建中合剂加减 7 剂（这个方的详细解读见第六章第七节）：

桂枝 12g，赤芍 12g，炒白芍 12g，生姜 10g，炙甘草 30g，大枣 30g，麦芽 50g，枸杞子 20g，黄芪 20g，人参 6g，当归 15g。以上配方颗粒，7 剂，开水冲服，日 1 剂。

慢性肠系膜淋巴结炎，腹痛为主，取法《伤寒论》：

伤寒，阳脉涩，阴脉弦，法当腹中急痛者，先与小建中汤；不瘥者，小柴胡汤主之。

临床所见，儿童慢性肠系膜淋巴结炎虚证多，实证少，所以小建中汤用得多一些。这跟《伤寒论》的这一条十分符合："先予小建中汤"——虚证多见，"不瘥者，小柴胡汤主之"——如果效果不好就是虚中夹实，就用小柴胡汤。中医 2000 多年前的古方，在 2000 多年后的当今社会，照样适用。

患者 4 月 8 日后收到药，服用后腹痛即消失。

4 月 12 日，家长说孩子腹痛又发作，不过不是右下腹痛，而是左下腹痛了，偏于侧面，疼痛发作时直不起腰来。

我让家长给孩子喝饱和糖水，但疼痛仍无缓解。

当时考虑两种情况：

（1）虚证中夹杂实证，肠道有积食，因为小孩原来大便时干时稀，不太正常，改用小柴胡汤？

（2）排病反应，可以不用管，继续服药疼痛就会消失？

权衡之下我选了第一种，我让家长先买小柴胡颗粒服用。结果服了 1 天，腹痛减轻了，并且身上出现"寒热往来"的症状，还有食欲减退。我嘱建中合剂与小柴胡颗粒交替服用。

4月23日回访：腹痛消失，未再出现。

思考：这个肠系膜淋巴结炎，还是算病情较重的：每天都腹痛，痛得不能走路，伴头痛、头晕。我判断是属于虚证的小建中汤证，服药后3天腹痛消失，看来大方向还是对的。

后来出现腹痛又发作，可能是虚中夹实，也可能是排病反应。当时是服小柴胡颗粒两天后缓解。那么，假如当时不用小柴胡颗粒，而是继续服建中合剂，是否也会缓解呢？

医学实践的难点也在这里。人是活的，有个体差异，时间在变化，病情轻重、虚实、缓急也在变化，无法让时光倒流，无法让所有患者处于同一个病情条件下，进行严格的医疗对比。有人攻击中医没有严格的随机双盲对照试验，所以不科学。可是真正进行过医学实践的，就明白这种双盲试验理论上挺完美，但真正实践起来，真不是那么简单。

其实上面这个病例的治疗只是电话问诊了解症状，受当时条件所限。如果能面诊一下，最好是加上腹诊，对虚实程度就能有更明确的判断。

一般情况下，儿童如果没有过重病大病史的，患病后比成人痊愈得更快。但此例在治疗过程中，出现了症状的反复和波动，这也说明了看似简单的疾病，要完全恢复也需要一个波动的过程。

其实很多急慢性病，尤其是成人，因为病因的长期积累，往往导致病机虚实夹杂，在治疗过程中，不会一帆风顺，经常会出现症状的反复甚至加重，或者出现很多原来没有过的症状：头痛、头晕、恶心、腹泻、失眠、嗜睡、发热、皮疹、关节疼痛……

如果打个通俗的比方，治病如修路，路的损坏程度不同，需要的工具和方法也不同。如果路有塌陷，工程量会更大，修复的时间也会更长。

第九节　三个儿童腹痛，三种治法

这是 2022 年春节期间发生的事，感觉值得记录一下。

一个是侄儿，上小学五年级；另外两个是我女儿，大女儿上四年级，小女儿上二年级。

先说侄儿，正月初一说肚子难受，时间不长又说不难受了，玩了一天，饮食还可以。

初二早晨又说肚子疼，不想吃饭，趴在床上不想起床。我给他点拨腰三横突附近（疼痛明显），10 分钟左右，腹痛消失，又生龙活虎了，后面几天一切正常。

初二晚上，大女儿跟母亲到户外街道走了走，回来后肚子不舒服。第二天（正月初三），腹痛加重，伴恶心，不想进食。

我给她推拿了腰三横突，疼痛明显，但是推拿后效果不明显。我又振腹，仍没有明显好转。一整天都没精神，大部分时间都躺在床上睡觉。

是积食？晚上我给她冲了大柴胡汤颗粒，喝了成人剂量的 1/3，初四早上，腹泻两次，上午稍吃了点东西，仍然感觉恶心，肚子不舒服。

近中午时，我突然想到，初二孩子们在户外玩了 2 个小时，晚上又到户外走了走，有可能是感受风寒造成的。

《伤寒论》第 32 条：

太阳与阳明合病者，必自下利，葛根汤主之。

家中没有葛根汤，就用小青龙颗粒代替，于是马上冲了一包小青龙颗粒给她喝，喝完继续睡了，两三个小时后爬起来说：刚才出汗了，感觉好了，然后饮食也正常了，完全好了。

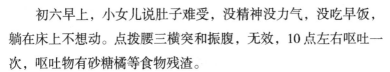

初六早上，小女儿说肚子难受，没精神没力气，没吃早饭，躺在床上不想动。点拨腰三横突和振腹，无效，10点左右呕吐一次，呕吐物有砂糖橘等食物残渣。

这一天我们去串亲戚，留母亲在家照顾她。下午4点回来，母亲说近中午又吐了一次，冲了一包小建中颗粒，喝了半包，无效，仍肚子难受。

考虑积食，用剩下的半包小建中颗粒，加了3g生大黄（桂枝加大黄汤义）冲服。3个小时后，大便一次，人有精神了，能进食了。第二天又服一次小建中颗粒加大黄，大便两次，完全好了。

侄儿是肠痉挛，所以推拿即好。

大女儿是外受风寒，但没有表现出发热、咳嗽之类的感冒症状，反而出现胃肠道症状，如恶心、腹痛。服大柴胡汤腹泻后而病情不减，可见并非积食，服小青龙颗粒发表出汗而愈。按照刘绍武先生三部六病讲，这是越部病，也就是病在表，症状表现在里。如桂枝汤治疗干呕，葛根汤治疗下利，都是越部病。

小女儿纯是因积食导致的胃肠积滞，呕吐物有前一天的食物残渣，服小建中颗粒加大黄后大便通畅而痊愈。

三种相类似的腹痛，其实病机不同，所以以三种治法治疗，经过这次实践，可以看到疾病是复杂的，需要细心体会。

第十节　高血压的深层思考

最近因为一些高血压的朋友来看诊，对高血压这个疾病，有了进一步的认识和思考。

先介绍一个案例：

一位 72 岁的女性，春节前因为病毒感染后腰腿疼痛、咳嗽不止，曾在石家庄市人民医院住院治疗 9 天，病情无减轻，我给她针灸和中药治疗几次后，腰腿疼痛和咳嗽基本消失。但是活动后仍有心慌乏力、头部难受，量血压发现收缩压在 150～160mmHg（注：mmHg 为非法定单位，1mmHg =133.322Pa）。

据她自己讲，其高血压、糖尿病有数年，一直在服降压药和降糖药，收缩压一旦超过 140mmHg，头部就开始难受。

这次因为血压波动，头部难受，又到医院调整降压药，但是仍然不行，每天晚上血压升高，头部难受。后又怀疑是中药影响血压，又把中药停了，但还是不行。

这时我们差不多都会想：血压一升高，头部就胀痛难受，如何才能把血压降下来呢？

不但我们普通人会这么想，绝大部分医生也会这么认为，因为医学教科书上指出：高血压中，原发性高血压占 90%，是引起心脑血管疾病的重要原因，需要检测血压，终身服降压药治疗……

其实仔细想一想，上面的说法是有问题的：

头胀头痛和血压升高，两者是因果关系吗？有没有可能不是血压升高引起的头胀头痛，而是头胀头痛引起的血压升高呢？

或者，两者是并列的结果，有一个病因引起了两者呢？

因为从疾病常识来看，举最常见的感冒为例：感冒后很多人会流鼻涕、咳嗽，你能说是流鼻涕引起的咳嗽，或者是咳嗽引起的流鼻涕吗？

至于患原发性高血压就要终身服药，也是似是而非的结论。什么是原发性高血压？就是病因不清楚。病因都没搞清楚，在治疗时就让患者终身吃药，合理吗？明显不合理！

这在逻辑上讲不通，而且临床事实证明也不成立。

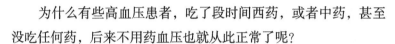

　　为什么有些高血压患者，吃了段时间西药，或者中药，甚至没吃任何药，后来不用药血压也就从此正常了呢？

　　为什么有的血压升高，伴头痛头胀的，用了降压药血压正常了，但是头胀头痛仍然不减呢？甚至血压虽然降下来了，但又出现心慌无力呢？

　　为什么有的人血压升高，吃了各种降压药，血压降不下来，甚至会越吃降压药，血压越高呢？

　　贾海忠教授曾经有一个讲座，题目是"破除高血压终身降压治疗的错误观念"，对高血压病进行了反思：

　　原发性高血压是不明原因的，只有不明原因的叫原发性高血压。现在的高血压治疗在国际上都有指南，国内也有指南，而且我们起了很多的病名，什么高血压肾损害，到底是高血压引起的肾损害，还是肾病引起的高血压，一笔糊涂账。什么高血压靶器官损害，到底是靶器官病了以后引起的血压高，还是高血压引起靶器官损害，全是一笔糊涂账。

　　20年前，我妈患有高血压，我还天天盯着她不能停药，必须得吃，终身治疗嘛，怎么能停药？结果有一天我妈说你给我量血压，让我去量血压，我觉得挺好的，都很正常。我说你最近这降压药坚持得不错，我妈说了一句话：我俩月没有吃了。

　　这一件事儿把我改变了，因为事情就发生在自己身边。

　　后来有一次我们收到一个病人，病人也是患高血压好多年，结果也是吃了好多药。他住了院以后，我们下级大夫给了他一种降压药，说你既然吃这个不管用，给你换一个。换了一个厄贝沙坦，第二天血压就正常，而且还从此就正常了，降压药都不用吃，又一个事实。

　　后来我就在想，为什么形成了高血压要终身治疗的观念？是因为从来没治对过，天天靠药压着才行。如果对了还不好吗？因为不对，所以不好。

另外我在临床上经常发现，高血压病人，本来人家肌酐很好，等住院以后强烈地把降压药给用得特别足，最后肌酐都上去了，你说降压治疗该还是不该？你说你是把病治好了，还是治重了？一定是错的。还有一类患者，不吃药的时候，人还挺精神，等把血压降到正常了，然后人萎靡了！

我们首先要知道为什么病人的血压高，这是我们要第一思考的问题。我们在临床上经常见到平时没有高血压，突然有脑梗啊，血压上来了，结果一住院，用降压药往下降，大家有没有体会到：进去的时候是走着进去的，第二天完全瘫痪。

为啥血压高没瘫痪？缺血了，必须调节，把血压提上去，保证缺血的供血，尽最大努力来保证机体保持积极的反应。医生看这个不正常，非得打压下去。你血压高的时候，我们一定要看它是一个自救的表现，还是一个生病的表现，或者是两种情况都有，然后才知道怎么处理。

我们要搞清楚血压升高的原因到底是为什么，它的目的是什么，怎么样治疗才能摆脱药物的终身治疗。你就必须着眼于患者病因的治疗，这才是根本的治疗。

我在20多年前在跟史老师读硕士的时候写过一篇文章：《重要脏器的缺血是高血压的动源》，在《医学与哲学》发表的，也就是说重要脏器缺血导致的高血压。因为血压升高，这是一种自身调节，首先这种调节是积极的，它是保护我们自己的，缺血了，需要保证我们供应。肾脏缺血了，你的血压升高会保证它的过滤。

那么，它的本质实际上就是缺血缺氧。如果你到了低氧环境，一开始血压肯定是反射性升高的，要不然不能保证供血。心率不加快，不能保证供血供氧，脑子肯定会发胀。

那么除了血液里边要保持充足的血压以外，微循环障碍是一个极其重要的环节，运到了"最后一公里"，细胞不能享用。

有一次在病房查房的时候，史老（史载祥）问我说：心绞痛发作的时候，血压是升高的还是降低的？后来我们就注意观察，心肌缺血的时候，只要没到心肌梗死状态，没有严重到影响血流动力学的时候，血压是升高的。为啥升高？心脏缺血了，血压不升高，心脏就供不上血。所以说任何一个地方的缺血，各种原因导致的血流量减少，血氧的不足都会导致血压升高。

赵洪钧先生在他的《医学中西结合录》中，总结了他几十年在基层诊治高血压的经验和思考，提出如下观点：

（1）毛细血管及其两端的微动脉和微静脉，是容量血管，它们急剧扩张时，可以容纳几乎全部的血液，在病理状态下通过血容量影响血压。

（2）导致血压升高的主要因素是周围血管（主要是小动脉）的紧张收缩，阻力增大，而心脏在维持血压方面基本是被动的。

（3）原发性高血压中，导致小动脉阻力增加的始动因素，主要是恶性精神刺激。长期的恶性精神刺激，可以使任何人发生高血压。所以一言以蔽之：原发性高血压发病的始动因素就是恶性精神刺激。

（4）精神紧张状态下，肾上腺素分泌增加，进入血液，会引起小动脉的紧张收缩，阻力增加，为保持正常组织器官的血液供应，心脏不得不增加收缩力，于是血压升高。

（5）医生对患者的家庭、生活、性格以及社会关系等了解越多，越有助于诊断治疗。

（6）绝大部分止痛药，可以诱发或加重高血压，若使用皮质激素，情况更严重。

赵洪钧先生在书中指出了精神因素是高血压病的主要病因。

高血压病在当代社会已经成为常见病，虽然降压药种类十分丰富，但其实此病的病因和发病机制还有很多盲区，误治滥治还引发了很多医源性疾病，值得警惕。

第十一节　冠心病的免疫思考

大家都知道，冠心病的全名为冠状动脉粥样硬化性心脏病，其病理就是动脉的粥样硬化，所以这个粥样硬化为什么会产生，就成了解决冠心病的关键。

也就是说，产生动脉粥样硬化的原因找到了，也就有望根治冠心病了。

目前认为，脂质代谢障碍是动脉粥样硬化的病变基础，其特点是：受累动脉病变从内膜开始，一般先有脂质和复合糖类积聚、出血及血栓形成，进而纤维组织增生及钙质沉着，并有动脉中层的逐渐蜕变和钙化，导致动脉壁增厚变硬、血管腔狭窄。由于在动脉内膜积聚的脂质外观呈黄色粥样，因此称为动脉粥样硬化。

注意，上面这段文字是说动脉粥样硬化的原因，在于血管内膜的损伤和脂质代谢的异常，属于两方面原因综合作用的结果。

而血管内膜为何会损伤，以及脂质代谢为何异常，还是没搞清楚。

我认为，血管内膜损伤属于慢性血管炎，脂质代谢异常属于代谢综合征的一种，它们其实都是由于身体免疫系统的异常反应造成的，也就是说，这个冠心病，其实很可能是一种自身免疫性疾病。

　　为什么会这么说呢？是临床上的一个奇特的治疗案例启发了我。

　　这个案例是一位中医在治疗同时患有风湿性关节炎和冠心病的患者时，先用中药治疗其冠心病，结果效果不怎么好，后因为风湿性关节炎加重，就在治疗冠心病的药方里加了一味豨莶草以治疗风湿，结果关节炎减轻的同时，心绞痛也明显减轻。

　　后来他试用豨莶草治疗了多例冠心病患者，皆收到良好疗效。由此，这位中医认为，豨莶草有活血、化瘀、通络的作用。

　　当然，这个临床事实我认可，但其治疗现象背后的机制，我认为值得商榷。

　　大家想一想，为什么治疗风湿性关节炎的豨莶草能治冠心病，也就是动脉粥样硬化？

　　如果简单地把所有治冠心病有效的药物，都归结于此药有活血化瘀的作用，那就是认准了冠心病是瘀血导致的。那么请问，那又是什么原因导致的瘀血呢？

　　可见如此进行理论总结，仍然是停留在表面现象，在瘀血里打转，在实质上跟西医讲冠心病是动脉粥样硬化导致的没有任何区别，都没有深入思考此病理产生的根源。

　　其实在这个病例中，已经显示出冠心病很可能就是一种自身免疫病。因为属于自身免疫病的风湿性关节炎缓解的同时，冠心病的心绞痛症状也同时减轻了。

　　再看豨莶草这味药：《本草纲目》记载，宋代唐慎微用豨莶丸治好了中风5年的患者，又记载70岁的老人患"偏风，口眼㖞斜，时时吐涎"，用豨莶草10剂，得到痊愈。可见豨莶草自古以来是治疗脑血管栓塞的药物，这跟用豨莶草治疗冠心病的心血管堵塞问题，实质上是一致的。

据现代药理研究发现，豨莶草既有抗炎作用，又是一味免疫抑制药，对细胞免疫和体液免疫功能均有抑制作用。

为什么豨莶草可以治疗冠心病？我推测很可能是豨莶草可以抑制异常的免疫反应，从而达到消除血管炎、纠正脂质代谢异常的目的。其结果，就是终止了冠心病的发作与发展。免疫异常，在冠心病的发生发展过程中，极可能起着重要的作用。

事实是否如此，尚需临床进一步验证和观察。

如果事实真是如此，那么冠心病的治疗，将会打开一种新的治疗思路，根治冠心病也将成为可能。

【附录】大剂量豨莶草为主治疗胸痹（作者张喜奎，发表于《中医杂志》2001 年第 42 卷第 4 期第 201 页）

应用大剂量豨莶草为主治疗冠心病之经验，系笔者意外所得。1988 年 5 月 20 日，曾治冯某，男，56 岁，患风湿性关节炎 30 余年，双膝、肘关节疼痛，时轻时重，久治乏效。10 余年前又患冠心病，胸闷而痛，稍劳气短，并常引发心绞痛。刻诊：胸闷气短，稍劳心痛，入夜为著，双肘膝关节轻微疼痛，舌质暗苔白厚，脉弦。因胸痹为急，故先予治疗。处方：全瓜蒌 15g，薤白 15g，桂枝 9g，葛根 20g，山楂 15g，丹参 15g，麦冬 12g，香附 10g，炒枳壳 12g，党参 15g，甘草 5g。该方加减连服 20 余剂，疗效平平。6 月 20 日来诊，近因天气变化，连日阴雨，患者除有胸闷心痛，气短乏力外，四肢关节疼痛剧烈，彻夜难眠，心痛发作加剧，须每日含服数次硝酸甘油。虑其风湿性关节炎急性发作，二病俱急，决定标本同治。但治二病之方药味过杂，恐有相互牵制，故仍以上方疗冠心病，加入豨莶草 50g，以祛风湿，止疼痛，6 剂，水煎服。6 月 27 日诊：患者服药后不但四肢关节疼痛减轻，胸闷而痛亦大减，每日绞痛仅发作 1 次，入夜已可安睡。效不更方，上方续服

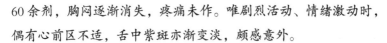

60 余剂，胸闷逐渐消失，疼痛未作。唯剧烈活动、情绪激动时，偶有心前区不适，舌中紫斑亦渐变淡，颇感意外。

翻阅古今文献，始知早有以本品用治中风者，以取其活瘀血、通经络之功，故对瘀血痰浊闭阻心脉之胸痹，有开痹活血、通络祛浊之效。自此，笔者常于治疗冠心病时，随机加入大剂量的豨莶草，取效尤捷。对年老体弱者，常合生脉散化裁，以顾护正气；对邪实者，常以瓜蒌薤白白酒汤合之；若属阳虚水泛者，合真武汤，并随症加入葛根、山楂、香附、苏梗等，每有良效。

冠心病患者，因需长期服药，笔者常以豨莶草 20g，葛根 20g，山楂 20g，煎汤代茶，每日 1 剂，取效亦好。如 1997 年夏，笔者曾遇 7 例此类冠心病患者，以上方长期代茶服用。至 2000 年 2 月春节笔者随访，除 1 例年高去世外，其余 6 例中 4 例症状消失，2 例症状减轻，生活可以自理。

第十二节　缺血性心脏病（冠心病）的思考

2023 年 2 月 2 日碰到一位 53 岁的男性来看病。

他因外伤致高位截瘫 10 余年，只能坐轮椅。诉自今年正月初五开始，每天凌晨 4 点左右，就会出现上腹部疼痛不适，同时后背也有疼痛不适，并有呼吸气短的感觉，直到上午 7 点才缓解。

家属想是不是后背受冷了？就给他后背贴了膏药，但没有缓解，并出现皮肤过敏发红。

因为持续 1 周不见缓解，遂来就诊。

我询问了他饮食的状况，基本正常，就怀疑是心脏的问题。

到底是不是心脏的问题呢？从常规诊断来说，似乎难以判断。但是不用着急，先用穴位诊断来看看。

我进行穴位触诊，发现他后背，左侧的心俞穴周围触痛明显。同时，在胸部心脏投影区触诊，触痛也很明显。

其实，后背心俞区有阳性反应，基本可以确定是心脏的问题了。

考虑是缺血性心脏病，就开了升陷祛瘀汤合生脉饮治疗：

黄芪 30g，人参 10g，麦冬 10g，五味子 12g，柴胡 6g，升麻 6g，桔梗 10g，三棱 10g，莪术 10g，知母 20g，山茱萸 20g，山楂 10g，5 剂。

升陷祛瘀汤，是史载祥教授在张锡纯的"升陷汤"的基础上加味而成，用以治疗心血管疾病，效果可靠。

2 月 7 日复诊：服完药后，上腹部及后背疼痛均明显减轻，时间缩短。推迟至早上 7 点出现。

2 月 15 日三诊：腹痛背痛均消失，唯有两肋下有胀感，继续处方巩固 1 周：

黄芪 30g，人参 10g，麦冬 10g，五味子 12g，知母 20g，山茱萸 20g，柴胡 6g，升麻 6g，桔梗 10g，三棱 10g，莪术 10g，山楂 10g，茯苓 20g。7 剂。

这个缺血性心脏病，又称冠心病，主要是由于给心肌供血的冠状动脉堵塞导致的。在近 30 年来中国居民死亡的十大原因中，排名第二。

这个病的典型症状是活动或者劳累后心前区憋闷、疼痛。但还有很多不典型的，如腹痛、牙疼、背疼、咳嗽……上面这一例，就表现为不典型的腹痛、背痛，很容易误诊。

为避免误诊，怎么判断是不是心脏引起的症状呢？中医有一个简单的方法，就是穴位诊断。

如果后背的心俞穴周围压痛明显，就考虑心脏的问题。更神

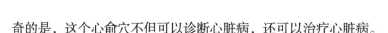

奇的是，这个心俞穴不但可以诊断心脏病，还可以治疗心脏病。

如果心肌梗死突然发作，用力点按心俞穴这个位置，可以迅速改善心肌供血，进行抢救。我曾碰到一位老师，他就曾经用这个穴位让一个心肌梗死濒死患者起死回生。

虽然现代医学对治疗心肌梗死有了更多的方法，但对该病的早期诊断和治疗，以及术后如何降低复发率和并发症，还有很多不足。

因为大血管虽然通畅了，但小血管和微循环仍然存在问题，没有得到解决，所以往往容易复发。结果就是支架下了一个又一个，复发和并发症的问题层出不穷。

下面引用史载祥教授的一个案例。

冠状动脉支架置入术后再狭窄：

沈某某，男，48 岁，2002 年 7 月 18 日初诊。患者于 2002 年 3 月因心绞痛频繁发作而行经皮腔内冠状动脉支架置入术，术中顺利，术后常规服用抗凝血、抗心绞痛药物，症状消失，心电图恢复正常。近 1 个月来，心绞痛再次发作，且发作次数频繁，服用抗心绞痛药物效果差。

症见：胸闷、心前区疼痛，动则加剧，发作时伴胸骨后发痒，心悸，气短，自服速效救心丸后症状减轻。心电图示：ST-T 改变，冠状动脉供血不足。

考虑为冠状动脉支架置入术后再狭窄。诊见：舌暗，苔薄白，脉沉细。辨证属气阴不足，中气下陷，瘀瘀内阻。

方以升陷汤为主加减：生黄芪 25g，知母 10g，桔梗 4g，柴胡 10g，升麻 4g，西洋参 10g，麦冬 10g，五味子 10g，三棱 12g，莪术 12g，生牡蛎 30g，山茱萸 15g，十大功劳 30g，北五加皮 3g。水煎服，每日 1 剂，早晚分服。

用药 7 剂，症状明显减轻， 14 剂后停服速效救心丸， 30 剂后诸症消失。

拟用巩固方：生黄芪 20g ，升麻 6g ，柴胡 10g, 桔梗 4g，麦冬 10g ，五味子 10g ，知母 10g ，三棱 6g ，莪术 6g ，生鸡内金 12g ，山茱萸 15g ，生牡蛎 30g ，北五加皮 3g ，水煎服。每 2 日 1 剂。治疗 3 个月，随访半年，未再发作。

按：经皮腔内冠状动脉成形术、支架植入术等已成为治疗冠心病的有效手段，该技术在临床上的应用，挽救了无数患者的生命。但术后有 1/5 左右的患者仍可发生冠状动脉术后再狭窄。如何防止冠状动脉术后再狭窄，已成为困扰现代医学的难题。

冠脉支架术后可有效改善心外膜冠状动脉的血流量，对冠状动脉微循环的调节，往往疗效不佳，冠状动脉微循环障碍持续存在。

看问题不能局限于局部，不能只顾局部忽略整体。冠心病的问题其实是血管、血液的问题，跟胃肠道、肝胆、神经内分泌都密切相关。

第十三节 "膝痛不可屈伸，治其背内" ——膝关节疾病的探索

"膝痛不可屈伸，治其背内。"这句话出自《素问·骨空论》。

多年前初读这句话，觉得不可理解：膝关节疼痛跟后背有什么关系，为什么要治后背？但这句话看起来很像是古人的临床实践所得，而非主观想象。倘若已经经过实践证实，其背后的道理又是什么？具体到实际操作，"背内"具体位置在哪里？"治"用的是什么方法？针刺？艾灸？抑或推拿？一连串问题和疑问随

之而生。

随着临床不断实践、探索和思考，10 多年下来，终于对萦绕心头的这句话有所领悟，也确认了这句话确实是出自古人临床经验的总结。

下面谈谈我对这个问题的探索历程。

膝关节病是临床上的常见病，但也是疑难病。我在临床之初就遇到不少病例，但用常规方法治疗，比如针刺、艾灸、刺络放血、中药，用来用去，效果总是不理想，总是不令人满意。

在读王家祥老师的《杏林心语》时，看到：很大一部分腰腿痛患者，在其背部和肩部都可以摸到敏感点，将这些点用拨法松开，治疗效果明显提升。

我当时马上联想到了《内经》所说的"膝痛不可屈伸，治其背内"，这不是说的同一回事吗？恰好手边有一例右膝关节肿痛明显、屈伸困难的患者，经过几次常规的治疗，效果不佳，遂按照上面的方法，在其背部寻找敏感点拨筋治疗，结果第二天患者反馈：疼痛减轻一大半！

后来这一方法我经常在临床上应用，针对急性膝关节肿痛的患者，往往立竿见影，疼痛缓解很快。

就在 2023 年的 4 月，我还治疗了一例急性膝关节肿痛、难以行走的患者，治疗完毕肿痛即减轻，第二天即可下地行走。

惊喜之余，我在想，这个背后是什么道理呢？王家祥老师在书中从解剖学、生物力学及躯体运动学的角度进行了解释，我后来经过思考，结合《内经》，从中医理论的角度曾进行探讨。

（1）西风生于秋，病在肺，俞在肩背。——《素问·金匮真言论》

（2）肺病者……肩背痛……尻、阴股、膝、髀、腨、胻、

足皆痛。——《素问·脏气法时论》

（3）肺者，相傅之官，治节出焉。——《素问·灵兰秘典论》

（4）膀胱足太阳之脉……是主筋所生病者。——《灵枢·经脉》。

综合一下经典的散在论述，可以知道，背部是肺脏的反映区域，而肺主治节，我认为这个"节"，于外，对应天时气候——二十四节气；于内，对应人体的关节。人体最大最复杂的关节就是膝关节。所以膝关节的疾病，从这个角度讲，就是人体内与天时节气相沟通的系统——华盖肺脏，出了问题，不能"治节"了。

因为"诸筋者，皆属于节""膝为筋之府"，关节的灵活运动，全靠筋的柔韧度。"阳气者，精则养神，柔则养筋"，肺主一身之气，肺气郁闭，阳气不能散布，自然筋失所养，痉挛筋缩，粘连僵硬，出现关节不可屈伸的情况。

为什么足太阳之脉主筋所生病？我觉得是太阳脉主要行于背部，如果肺气郁闭，背部就会拘急不舒，影响阳气的向下输布，导致经筋失养出现障碍。筋病不但跟肝相关，还跟肺相关。

《素问》第三篇为"生气通天论"，第五篇里有"天气通于肺"。肝肺之间，一气一血，一升一降，为人体气血升降运行之关键。

上面是从中医的一种角度来解释。但我还是不太满意，因为对于复杂的慢性膝关节疾病，还是很难解决。

纵观全世界，患膝关节疾病的人数在不断上升，目前已超过了5.7亿人口，而我国达到1.2亿人口。面对膝关节疾病，国内外专家却很无奈，也无良策，置换关节手术成为最终的治疗手段。

至2015年止我国膝关节置换手术已达到了30万例以上，而且每年以20%～30%的幅度在递升，过度的膝关节置换手术后，返修率、感染率升高，并发症高发，更增加了一支特殊的不可逆的手术并发症患者群，成为家庭与社会的负担。

除了关节置换，目前的治疗项目还有关节镜微创、关节腔冲洗、玻璃酸钠注射等等。但是国内外临床已证实，关节镜微创效果只能维持半年，术后感染率升高，深静脉血栓形成概率升高，甚至产生肺动脉栓塞导致死亡。

我从 2018 年开始学习石氏伤科传人——黄声老师的膝关节保守治疗技术，其理论突破了局限于膝关节本身治疗的局部观念，着眼于整个下肢力线与影响力线的相关组织结构的整体研究，打破了只研究膝关节腔的瓶颈。

经过五六年的学习和实践，我终于对慢性膝关节病这个疑难疾病有了新的认识和突破，并在临床上解决了很多膝关节的难题。

2023 年 8 月，由黄声老师主编，本人参编的《膝关节保守治疗新理念与新技术》由上海交通大学出版社出版，此书是黄声老师 30 余年对膝关节疾病潜心研究的结晶，是在石氏伤科传承基础上的创新之作。

膝关节治疗的新理念，是在认识膝关节的结构改变时，把眼光放于整体结构的变化，这样才能正确认识与判定膝关节的力学作用和损伤的关系，才能够做到"精准医疗"。这比起《黄帝内经》中的"膝痛不可屈伸，治其背内"的个别经验，在理论和技术拓展上更开阔和深远。

对任何一个疑难疾病的研究，好像都没有止境，近期我对膝关节疾病的"膝痛不可屈伸，治其背内"又有了新的领悟。

贾海忠教授在《经脉、极联针灸特效疗法精要》中提出了人体"极联理论"，提到在脑脊髓脉在延髓（风府）以下，胸 10 棘突下是躯干部的中心，存在着上下极偶的功能关系。

就是说，以胸 10 纬为中心，和这个中心等距离的点，就是一对一的极偶关系。比如胸9纬对的是胸11纬，因为胸10纬是中心。胸9棘突下对的就是胸11棘突下，如果说胸11棘突下痛，可以针胸9棘突下来治疗。

这个极联理论，就可以很好地解释为什么"膝痛不可屈伸，治其背内"了。

我们看脊神经所支配的人体皮节区域，整个膝关节的范围，以第3腰椎为中心，上下左右前后区域为第2腰椎至第1骶椎，所以治疗膝关节我们可以治疗腰骶部第2腰椎至第1骶椎这一段。

那么跟腰骶部第2腰椎至第1骶椎这一段成极偶关系的位置在哪里呢？以胸10棘突下为中心，与第2腰椎至第1骶椎对称的是第2胸椎至第6胸椎这一段，也就是第5胸椎上下这段位置，正好是肩胛骨内侧——"背内"的区域。

下面举几个我近几年治疗膝关节病的案例：

（1）G某，女，42岁，小学教师，2019年4月5日来诊，左侧膝关节疼痛伴屈伸不利1周。

早晨下床和坐位起立时疼痛最明显，1周以来疼痛逐渐加重。起病后未行特殊治疗。

检查：肩胛骨内左侧可触及条索状筋结。

手法拨筋治疗肩胛骨内侧区，并处理颈部、膝部相关区，治疗后当即感觉膝关节疼痛减轻。

第二天复诊时诉左膝关节疼痛明显减轻，又治疗一次，膝关节疼痛痊愈。

（2）L某，男，75岁，江西九江人，2021年6月16日来诊：右膝关节内侧疼痛半年，伴右侧腰部及右臀部、右下肢麻木疼痛并有烧灼感，行走困难，坐、卧、平躺、趴着均难受不安。曾到九江市人民医院注射玻璃酸钠2次，无效，后又到九江市医专附

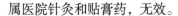

属医院针灸和贴膏药，无效。

手法松解后背部、腰椎、膝关节及踝关节，并针刺，配合中药内服。隔一天治疗一次。

治疗一次膝关节疼痛即感减轻，腰腿麻木减轻。经过10次左右1个月的治疗后，右膝关节疼痛消失，腰酸痛减轻，麻木消失。

（3）Z某，女，52岁，2022年5月3日来诊，2021年冬天跳舞时，右膝关节即出现疼痛不适，5天前不慎摔倒后，出现右膝关节肿胀疼痛，不能下蹲。4月30日去医院检查，提示半月板损伤和关节腔积液。为其每周治疗两次，经过9次治疗，膝关节活动正常，疼痛消失，下蹲自如。

（4）P某，男，42岁，2022年6月29日来诊：2022年5月摔伤右膝关节，局部肿胀疼痛，行走困难。核磁检查提示半月板和交叉韧带损伤。医院建议关节镜手术治疗，他考虑再三还是选择保守治疗。

当时在市中医院经过1个月的针灸治疗，膝关节肿胀减轻，但屈伸仍然受限，不能下蹲。右侧臀部和下肢肌肉出现萎缩。经朋友介绍来我处，因为工作原因和疫情影响，只能1~2周做一次治疗，两次治疗后，膝关节功能即有所改善。从6月29日到9月21日，历时两个多月，做了7次治疗，膝关节功能恢复正常，下蹲自如。

（5）S某，女，70岁，2022年7月24日来诊，左侧膝关节肿痛半年。患者2021年12月扭伤左踝关节，脚踝疼痛慢慢减轻后，逐渐出现左侧膝关节肿胀疼痛，并越来越重，走路左脚掌不敢着地，下蹲困难。经过我6次治疗（手法加针灸、中药），历时1个月，行走正常，下蹲功能基本正常。

2023年7月23日此患者又来看诊：4天前因提重物上楼，

又导致左侧膝关节肿胀疼痛，行走受限。经手法、针刺配合中药服用，治疗3次而愈。

（6）C某，男，65岁，2023年4月21日来诊：右侧膝关节肿胀疼痛1天，行走困难。予脊背部手法松筋并针刺。治疗完毕，当时即感右膝肿痛减轻。处方身痛逐瘀汤服用。第二天即可下地行走，两天后痊愈。

《黄帝内经》中的"膝痛不可屈伸，治其背内"这句话，现在经临床实践验证，依然很有效，说明其确实出自古人临床实践的总结。但背后的原理是什么，古人没有阐明，导致只是经验知识，无法上升到理论认识。

贾海忠教授的"极联"理论、"人体上下极偶"理论、"负阴抱阳"律等，从理论的高度阐明了人体很多重要的规律，是解开古今临床有效"经验"之秘的一把金钥匙，能够让"经验知识"升华到理论高度，使临床治病不但能够"知其然"，更能够"知其所以然"。

第十四节　治疗阑尾炎的一些经验

我毕业两年后曾在我们当地中医院外科工作了几年，一边学习外科手术，一边摸索实践中医。在外科病房只要有机会，就运用中药和针灸治疗外科疾病，几年下来有了一些收获和体会。

在外科值班时，除了外伤，最常见的是急腹症，急腹症中又以急性阑尾炎最多。但急性阑尾炎的诊断有时也不容易，因为阑尾炎不典型的表现也很多，最容易跟其他急腹症相混淆。

西医诊断的话，主要是靠麦氏点压痛。可阑尾炎早期，症状和体征往往不典型，很难判断，即使干了一辈子外科的西医专家有时也拿不准。我经过思考和学习，把中医的穴位触诊加了进去（学习的是盖国才先生的穴位诊断），发现可以提高诊断和鉴别的准确率。

记得曾有一次，我们年逾七旬的外科老主任，在门诊收住院一位腹痛患者。他初步判断是急性阑尾炎，电话跟我说通知手术室，准备手术。患者到住院部后，我又亲自给患者查体，发现其右下腹麦氏点确实有压痛，但阑尾穴按压并无疼痛，而对泌尿系结石有诊断价值的足临泣穴触痛明显。于是，我询问患者小便是否通畅。患者说小便不利，有时尿不出来。我判断输尿管结石可能性大。开了一系列检查后，我给老主任打电话，说我怀疑是泌尿系结石。后来尿常规结果出来，果然尿中有红细胞，两个加号。最后证实是右侧输尿管结石。

可见做临床医生，要重视亲自动手检查，不能盲从和迷信别人，哪怕是上级医师。

如果怀疑急性单纯性阑尾炎，可以通过触诊右侧阑尾穴、大肠俞、阑俞穴（正对麦氏点的后背处，志室附近，这是针灸大家周楣声先生发现并命名）进行穴位触诊，如果压痛明显，即可以诊断。这些穴位既是诊断穴位又是治疗穴位，可以在这些穴位上进行针灸治疗。

如果进行鉴别，输尿管结石是足临泣穴压痛，急性胰腺炎是地机穴压痛。

但如果是阑尾坏疽、化脓的话，阑尾穴处就会变成没有触痛，这时针刺阑尾穴也就没有效果，非常神奇。所以静下心来"揣穴"非常重要。

怎么用针灸治疗呢？我刚开始是用针刺治疗，于右侧阑尾穴周围触诊，取最痛处下针，1针或者3针，一般留针半小时，连针5～7次，大部分可治愈。

我经过实践发现，如果是急性单纯性阑尾炎（阑尾坏疽、化脓或阑尾周围脓肿除外），10个中约有8个能完全用针刺治愈，还剩那么两个是无效的，最终不得不选择手术切除。为什么会这样，这个问题曾困扰我10多年，现在终于搞明白了：阑尾炎的本质是虚证。详见下节论述。

后来学习穴位刺血疗法，将刺络放血应用到急性阑尾炎上，试治了几例，发现效果比针刺还要迅速，可以大幅缩短疗程，1～3次可痊愈。刺血穴位取右侧阑尾穴或者背部双大肠俞，刺血后一般再在穴位上拔罐，出血量10～40mL，因人而异，体质壮实的多出一些，小孩和身体偏瘦的少一些。

脐针治疗的话，一般取山泽通气加乾，因为乾为大肠，阑尾属大肠。

举几个例子：

（1）我们外科护士长的女儿，正碰上高考前一天阑尾炎急性发作，着急得不行，孩子不愿开刀，再说也来不及了。我为之针刺阑尾穴治疗两次，腹痛消失，顺利参加高考。

（2）某22岁护士，急性阑尾炎发作，起病时因不愿手术，也畏惧针刺，迁延1周左右疼痛不减，同意刺血治疗，于双侧大肠俞刺血拔罐，治疗后痛减，4天后又予大肠俞及委阳刺血，经两次治疗而愈。

（3）某9岁男孩，腹痛两天，我检查后判断是阑尾炎，于肚脐周围用揿针贴艮、兑、乾3个位置，留针1天而愈。

（4）2023年5月，一位教师呕吐数次，并无右下腹疼痛，我检查发现是阑尾炎（当天患者去市人民医院做CT检查，证实有阑尾粪石），用针灸和中药配合治疗，1周痊愈。

　　我虽然用针灸治疗阑尾炎积累了一些经验，但在医院外科工作时，因为针灸收费太低廉，无法创造经济效益，中医的治疗只能处于边缘位置。环境如此，也是无奈。

　　并且，在大多数患者的认识观念中，阑尾炎只能手术治疗，大都并不认同针灸或中药可以治愈阑尾炎。

　　这种疾病本来是西医的优势病种，中医在这个领域的治疗阵地，越来越小。但从安全角度来看，中医尤其是针灸，自有其应用价值，如穴位诊断对阑尾炎的辅助诊断，紧急条件下的应急处理，等等。

　　现代医学对阑尾有了新的认识，认为阑尾有淋巴免疫和储存益生菌的作用，并不是多余存在，应当成为被保护的对象。针灸和中药在保阑尾治疗中的价值，我想会逐渐引起重视。

第十五节　阑尾炎的本质是虚证

一、朱木通用"当归四逆汤"治疗阑尾炎的经验

　　因本人曾从事过外科工作，所以对中医药治疗外科疾病多有留意。近年读《中医临床廿五年——朱木通经方医案》一书，在书中发现有朱木通先生用"当归四逆加吴茱萸生姜汤"治疗急慢性阑尾炎的经验，深受启发。

　　"当归四逆加吴茱萸生姜汤"出自《伤寒论》：

　　手足厥寒，脉细欲绝者，当归四逆汤主之。若其人内有久寒者，宜当归四逆加吴茱萸生姜汤主之。

　　当归四逆加吴茱萸生姜汤方：

　　当归三两，芍药三两，甘草二两（炙），通草二两，桂枝三两（去皮），细辛三两，生姜半斤（切），吴茱萸二升，大枣二十五枚（擘）。

在书中，有朱木通前辈用此方治疗阑尾炎案8例，下面引用其中4例：

（1）番路乡江西寮李某某氏夫人李某，年50岁，于1954年5月突发右脐旁疼痛，来嘉就医，经诊断为慢性阑尾炎，遂就某中医师医治，注射、针灸、中西药并治十余日间，症状转剧，于是决意开刀割除，乃转省立嘉义病院外科。

然此患者平素体弱，而且长年痰咳不已，当欲施术之际，医师见其咳嗽不已，遂不敢贸然开刀，而暂注镇痛剂，但疼痛并不因此而稍停。乃由其亲戚洪某某氏嘱我为之诊治。

初诊为1954年7月10日。患者全身消瘦而枯燥，贫血而呈瘀血色，所谓肌肤甲错者。咳嗽多稀薄痰、居恒头眩、身倦、腰酸、手足麻痹，尤其身体手足冷、大便秘结、小便清利、口不渴、居恒温温欲吐。脉沉而细，搏动缓慢。腹软弱，腹皮菲薄，盲肠部虽隆肿但不太硬，按之略有鸣动之声。

依据上述症状，我认为乃是久寒所致，投以当归四逆加吴茱萸生姜，又以瘀血为目标加桃仁丹皮。

经过：服药二日后疼痛尽除，大便快通，继续服用一月余肿瘤尽消，痰咳亦愈。

（2）徐某某，男，年22岁，为同业黄某某兄的房东，新婚不久即患阑尾炎，经二三西医注射、服药、冷敷三管齐下十余日，不但无少瘥，反而并发腹膜炎。而其家人又畏惧开刀手术，因此病势转剧。后遇一江湖郎中一出手，即投以藿香正气散，病状更趋恶化，决意明日开刀。

是日，我因为出诊顺访某某兄，恰巧病家也曾托某某兄代为物色医生，于是经某某兄推荐为之治疗。

身材瘦长，皮肤干燥黝黑，看似痨病型。此时盛夏，患者虽日夜覆重衿，手足依然逆冷，脉细而迟弱。不发热但恶寒、舌赤苔滑、口内和、嗜热饮、大便软、尿多。此外则头眩、腰酸、全身脱力、食欲不振。

依此症状已可断定为久寒，此时方以水囊贴患部，盖肿瘤由右腹部蔓延至全下腹。于是嘱咐其除去冷敷法，投以当归四逆加吴茱萸生姜，一帖疼痛即止，手足复温，连续服一周，不但阑尾炎尽愈，而身体亦较病前为强。

（3）徐某某，年78岁，住中埔乡金兰村，为一强健老农妇，年事虽高，其体力尤强于子孙辈，平素无其他病史。

1957年10月上旬，突觉右腹部急痛，初尚隐忍冀瘥，翌日疼痛更烈，同时右足不可伸直，而且腰骨酸痛。乃就近延医注射，诊断为急性阑尾炎，非开刀手术即有生命之虑。

此时，其次子陈某某及女婿张某，皆由嘉义赶回，张某极力主张托蔡某某外科手术，而其次子则主张托我治疗，当时因此意见不合，郎舅两人曾发生争执冲突，最后决定托我诊治。

初诊为1957年10月17日，患者体力相当康健，血色亦佳，盲肠部隆肿如覆杯而灼热，似有并发腹膜炎之势、恧气频催、腰背酸痛、微恶寒、自汗、小便淋沥、尿意频数、四五日来不大便、口舌干燥而嗜冷，虽组织结实腹皮厚，但手足不温、脉微细。

投以当归四逆加吴茱萸生姜，一帖大便快通，诸症愈大半，续服五剂全治。翌二年由此患者介绍水上乡牛稠埔二人的老农妇，均为阑尾炎，也以当归四逆加吴茱萸生姜治愈。

（4）妊娠五月的少妇陈张某某，29岁，经外科医生诊断为阑尾炎，然以妊娠关系不可开刀，乃嘱我为之医治。

体质虚弱、颜面苍白、贫血著明、盲肠部压痛自发痛、口干舌燥而冷淡、时时空呕、便秘、尿少而赤、手足逆冷、脉细欲绝。

据云此症状已发生过四次，然皆以消极的注射镇痛而已。则屡次发病，亦不似此次之剧。

投以当归四逆加吴茱萸生姜，自是消息杳然。两月后其亲戚因感冒来诊，询之始知一剂即愈。

可以看出这些患者多为整体虚弱的状态，也就是虚证为多。只有第（3）案患者整体状态有实热表现："盲肠部隆肿如覆杯而灼热""恀气频催""四五日来不大便、口舌干燥而嗜冷"，但也有"手足不温、脉微细"。朱木通前辈只要见"手足厥逆，脉细欲绝"，即用当归四逆加吴茱萸生姜汤，即使有其他实性热性症状，也不受影响，效果也相当好。

其实急慢性阑尾炎临床所见，属于虚证的相当多见。此证型的用方，郭永来先生在《杏林集叶》中，有一篇"我治阑尾炎的常用三法"，提倡用理中汤治疗。近年来我多用小建中汤类方治疗，效果也不错，现在又见朱木通前辈用"当归四逆加吴茱萸生姜汤"治疗。其实看似用方不同，内在机制却是一致。

当归四逆加吴茱萸生姜汤的结构，其实是桂枝汤加当归、细辛、通草、吴茱萸，也属于桂枝汤类方。桂枝汤在《辅行诀》中称为阳旦汤，属于温中补虚升阳的核心方，理中汤也属于温中补虚之方。在这个层面上，这几个方剂都可以治疗中焦虚寒引起的腹痛，阑尾炎引起的腹痛，自然包含其中。

我经常用小建中汤加味治疗类似的虚性腹痛，除了阑尾炎外，还有大多数的小儿肠系膜淋巴结炎引起的慢性腹痛，效果很好。这在《伤寒论》中有明文：

伤寒，阳脉涩，阴脉弦，法当腹中急痛者，先与小建中汤；不瘥者，与小柴胡汤主之。

为什么是"先与小建中汤"，而不是"先与小柴胡汤"？应

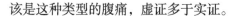

该是这种类型的腹痛，虚证多于实证。

其实这一类虚性腹痛，有一个明显的腹部体征，在我们诊断时可以做参考：右下腹压痛，位置在麦氏点周围。

衣之镖先生在《〈辅行诀五脏用药法要〉临证心得录》中，有一篇"大补肝汤所主眩晕证诊断一得"，文中说：

大补肝汤所主之眩晕证，在右下腹（现代医学所称麦氏点附近）常有一压痛点，如不按压，病人多不自觉。余发觉此规律后，每将此作为诊断为大补肝汤证的重要标准之一，遇大补肝汤证他证已具者，谓患者右下腹有一压痛点，检查则果然，患者每每称奇。

《辅行诀》之补肝汤，也是以桂枝为主，辛以补肝，也可以归为桂枝汤类方，结构与桂枝汤相似。

在腹诊中，右下腹压痛常常提示虚证，左下腹压痛常提示实证（瘀血），临床事实如此，那么内在的机制又是什么原因呢？

二、阑尾炎的本质是虚证

现在把这个问题，按时间顺序排列一下：

（1）十几年前我在医院外科工作时，经常接触急慢性阑尾炎，用常规方剂如大黄牡丹皮汤，还有传统针灸治疗，疗效大多还不错，但是总有那么几个治不好的，我心里一直有疑问，不知道为何如此。

（2）十年前读到郭永来先生的《杏林集叶》，其中有用理中汤治疗虚寒证阑尾炎的经验，说明阑尾炎有一部分属于虚证。后来我在临床注意观察和验证，确实如此。

（3）数年前读衣之镖先生的《〈辅行诀五脏用药法要〉临证心得录》，其中有衣老师的一条独到经验是：大补肝汤所主之眩晕证，在右下腹（现代医学所称麦氏点附近）常有一压痛点。

麦氏点为人体阑尾在体表的投影处，大补肝汤为补虚之方，按此推测补肝汤可治阑尾炎属虚证者。补肝汤以桂枝为主，属于桂枝类方，推测桂枝类方如小建中汤亦可治疗虚证阑尾炎。而且《伤寒论》有明文："腹中急痛，先与小建中汤。"后以小建中汤加味治疗阑尾炎，效果确实不错。

（4）近日读《朱木通经方医案》，书中有多例用"当归四逆加吴茱萸生姜汤"治疗阑尾炎者，其应用指征为"手足厥逆，脉细欲绝"，看来阑尾炎属虚证的不在少数。

当我把这一系列实践和读书的问题串起来，把"手足厥逆，脉细欲绝"和"阑尾疼痛""右下腹麦氏点压痛"放在一起对照时，突然悟到这个问题的关键，所有的疑问涣然冰释。

回到上面那个问题：为什么虚证——身体虚弱，气血不足或者血虚的人，右下腹麦氏点附近，常常有压痛？

我们首先来看，人体在血虚、血容量不足、血液循环不够的状态下，什么地方最先表现出来？肯定是远离心脏的四肢末端，也就是手和足。

因为缺血状态下，身体首先要保证大脑、心脏、肾脏这些重要脏器的供血，相对不重要的末端——手和脚会减少血供，表现出比较明显的缺血状态——颜色苍白、温度下降、怕冷，甚至疼痛。

《伤寒论》中的"手足厥逆，脉细欲绝者，当归四逆汤主之"，描述的就是这种状态。

那么人的肠道系统会不会也有缺血的情况？肯定也会有。那么肠道系统缺血时，什么部位会对缺血最敏感？就是阑尾！

如果说手和脚是人体肢体的最末端，那阑尾就是肠道游离出来的最末端。我们看解剖图中，阑尾是不是像肠道长出来的一只"小手"？

这种最末端的，往往是缺血时最敏感的部位，一旦缺血就表现为缺血性疼痛。如果进一步发展，严重时就会水肿、瘀血，甚至坏死。

阑尾的体表投影，就是右下腹这里的麦氏点。

那么，阑尾炎发病的根本原因，我推测跟整个肠道消化系统的循环缺血有关。循环变差，造成整个肠道缺血，这种缺血的最显著的表现部位，就是阑尾。

为什么理中汤，还有桂枝汤类方，比如小建中汤、当归四逆汤能够治疗阑尾炎？因为这些方子都可以增强消化系统的功能，改善和促进肠道血液的循环。

一方面消化功能增强了，增加了营养物质的消化吸收，造血原料变得充足，血容量就会得以补充。用中医的术语就是：健脾补气养血。

另一方面加快血液循环，让这些肢体末端，还有肠道游离末端——阑尾这些部位的循环改善，供血改善。阑尾炎自然就能治好。

所以从本质上说，是这些末端部位的缺血、循环障碍，导致了其出现麻木、疼痛、水肿、瘀血、怕冷。再进一步探寻，局部的缺血，极有可能是在代替整体或一些重要部位"受过"，当了"背锅侠"。这样看来，这些部位也有类似"报警器"的作用，感知缺血最敏感。

所以阑尾炎，除非化脓、坏疽和穿孔，一般性的水肿炎症，保守治疗就可以治愈。手术切除只是下策。因为阑尾切了，只是把结果拿掉了，原因并没有消除，整个消化系统还是处在循环缺血状态，而且以后会变得非常迟钝——因为阑尾这个"报警器"没有了。

手指和脚趾怕冷，恐怕没人会想用手术切掉手脚，而阑尾疼痛，我们也大可不必着急去切掉阑尾。

原理搞明白了，治疗这个病就不会局限于一个方子，或者某种方法了，就可以去灵活运用。

第十六节　从"服药后腹泻治愈咳嗽" 案例看肺与大肠的相关性

曾经给一患者治疗感冒头痛，结果下午我给她做了一次针灸，当天晚上就发热了，不过第二天发热就退了。

头痛发热消失后，出现了咳嗽，持续了 1 周咳嗽也没有好，晚上咳嗽严重，白天轻一些。

她自己倒是没有担心，因为以前也总是这样，咳嗽往往持续半月二十天好不了，去拍片检查并无异常，习惯了。

我让她过来针灸和推拿，治疗了一次，当天好一些，第二天又反复。我劝她服中药，她表示喝不下去，以前喝过，太难喝了。只好给她开了两盒黄芪生脉饮，收敛一下肺气，嘱一次喝 3 支，一天喝两次。

她刚开始服用时，按照药品说明书一次喝一支，服完没什么感觉。我得知后强调一次喝 3 支，结果当天晚上她喝了 3 支，喝了以后就出现腹痛，并腹泻两次。然后……咳嗽就好了。

中医讲，肺与大肠相表里，五行都属金，虽然在人体不同部位，但有一定相关性，所以可以从肺治疗大肠相关疾病，也可以从大肠治疗肺的一些疾病。

从解剖位置看，肺位于人体内脏最高的位置，像个盖子，所以被称为"华盖"。大肠的位置在腹腔里，形态也像个盖子，包绕着下面的十二指肠、空肠、回肠。二者从位置和形态看，都有"华盖"的意味，都以通降为正常功能，这也是五行之"金"的重要特性。

现在看来，这个发热后长期咳嗽不愈的情况，很像是变异性哮喘。从服黄芪生脉饮后腹泻，然后咳嗽痊愈来看，这个变异性哮喘，虽然表现在咽喉、气管、支气管或者肺部，但跟肠道免疫有很大关系。导致过敏或者免疫紊乱的根源，可能就在肠道。现在越来越多的证据证实：肠道菌群的失调和紊乱，是人体免疫紊乱的根源。可参考第三章第三节"生态人体和生态医学"。

第十七节　腱鞘炎和肩周炎的共同病机

腱鞘炎是临床常见病，病虽不大，但很顽固，不容易治疗，是中医和西医都比较令人头痛的疾病。

我自己临床十几年来，碰到很多腱鞘炎患者，曾尝试用针灸、手术、针刀、微创等方法治疗，有的治愈率不高，有的疗效高但创伤大、痛苦大，始终都不能令我满意。

近年忽有所悟，此病跟肩周炎病机是一致的。此病多见于40～60岁人群，属于内分泌激素水平下降，导致的肌腱无菌性水肿。

局部针灸效果常常不好，是因为此病是整体问题导致的局部问题，当整体状态异常没有改善时，局部问题往往很难解决。

经临床观察发现，有的人某个手指腱鞘炎缓解后，其他手指常常也会陆续出现腱鞘炎，此起彼伏，缠绵难愈。由此也可看出，这并不是一个局部的病。

所以局部的治疗效果有限，治愈率不高。

手术治疗，是把固定肌腱的腱鞘部分切除，这样水肿的肌腱就不会受卡压了。但是如此治疗，损伤太大，肌腱的水肿仍然存在。

如果考虑从根本上解决，可以通过中药改善内分泌和代谢的异常，当机体内环境改善了，局部的肌腱水肿就会消失。这是一个安全而高效的治疗途径。

举一个腱鞘炎经打封闭治疗无效，而用中药治愈的案例：

Z某，女，48岁，2023年2月14日初诊：右手拇指屈肌腱腱鞘炎1年，曾打封闭两次，效果不佳，仍疼痛，不能自由屈伸。伴随症状：右侧小腿酸痛不适。

处方：茯苓30g，泽泻20g，炒苍术10g，清半夏10g，陈皮18g，炙甘草15g，当归30g，生地30g，枸杞子20g。7剂。

2月21日二诊：右手拇指疼痛减轻，小腿酸痛减轻。补诉：乳腺经常胀痛，1月去检查提示有乳腺结节。

处方：茯苓30g，泽泻20g，炒苍术10g，清半夏10g，陈皮18g，炙甘草12g，当归30g，生地20g，川芎12g，党参20g。7剂。

3月2日三诊：右手拇指疼痛基本消失，屈伸尚有卡顿，乳房胀痛基本消失，小腿酸痛也消失。舌苔厚。脉弦稍缓。

处方：黄芪30g，人参6g，生地30g，当归20g，川芎12g，牛膝15g，茯苓30g，泽泻20g，炒苍术12g，陈皮12g，炙甘草30g。10剂。

3月14日四诊：右手拇指疼痛消失，屈伸自如，乳腺胀痛消失，小腿酸痛消失。精力也感觉充沛，比以前好很多。

巩固处方如下：黄芪30g，当归20g，生地30g，玄参20g，浙贝母20g，牡蛎30g，麦芽30g，川芎12g，牛膝15g，炙甘草15g，茯苓30g，泽泻20g。7剂。

由以上这个案例可以看出，中药整体治疗的优势是：不但解决了局部病痛，还对身体其他部位的疾病（小腿酸痛、乳腺胀痛和结节），也有很好的效果。

现代医学分科太细的弊端，就是只看局部，不看整体，只见树木，不见森林。这样往往容易走进死胡同。

中医的优势，在于在整体观念下，审视局部，思考局部和整体的关系。这样在面对临床难题的时候，或许可以提供更多的思路去解决问题。

第十八节　荨麻疹的治疗困境和反思

荨麻疹是一种常见病，也是一种棘手的病，特别是慢性荨麻疹。差不多 15% ~ 20% 的人一生至少发生过一次荨麻疹。

反复发作，或者间歇发作超过 6 周的荨麻疹，称为慢性荨麻疹。大约 10% 的急性荨麻疹可以转变成慢性荨麻疹。

国内的皮肤科专家王玉玺曾感叹道：慢性复发性皮肤病中，慢性荨麻疹最难治！

据欧洲的最新统计，西药治疗慢性荨麻疹的有效率是 44%，也就是说，药物对 56% 的慢性荨麻疹是无效的，对症状的缓解没有任何改善。可见西医对该病的治疗走入了困境。

之所以会出现治疗上的困境，很可能是因为对这个病的认识有不足之处，治疗理论有不完善的地方，所以才会导致临床疗效的不理想。

我发现，在所有的皮肤病中，荨麻疹是最不像皮肤病的皮肤病。

为什么这么说呢？因为荨麻疹的发作特点是骤起骤消，突然发作，突然消退；而且此起彼伏，风团出现的部位常常不固定；

最重要的一点就是几乎没有皮肤损害，风团或皮疹消退后大多不留痕迹。

从治疗上看，西药治疗此病有效率低，根治更是困难；而中医治疗此病，几乎千人千方，没有一个固定的方子。

我认为，与其说荨麻疹是皮肤病，倒不如说是内科杂病。

从病因来看，首先说过敏原：慢性荨麻疹患者，只有 5‰ 的人能查到过敏原，绝大多数查不到明确的过敏原。可见这个病主要还不是外部原因，其病因还在人体内部。

从病理上看，是机体内的肥大细胞增殖活化后释放组胺，组胺继而引起皮肤黏膜小血管的扩张和通透性增加，导致血浆外渗增多，引起真皮水肿。

但是继续追问下去，是什么导致的肥大细胞的增殖活化呢？劳累、精神紧张、过敏原、内分泌代谢疾病、消化道功能失调……这一系列诸多的原因，都可以导致肥大细胞的活化，最终导致荨麻疹的产生。可以看出，荨麻疹的病因，几乎就是内科杂病的病因。

这种肥大细胞除了分布在皮肤下结缔组织内的血管周围，还广泛存在于呼吸道、胃肠道和泌尿生殖道的黏膜上皮。

身体内肥大细胞活化后，组胺被释放、小血管扩张和通透性增加，如果表现在皮肤，就是风团和皮疹，就是荨麻疹；如果表现在呼吸道，可能就是咳嗽、咳痰、哮喘；如果表现在胃肠道，可能就是呕吐、腹胀、腹泻；如果表现在泌尿系统，可能就是肾积水、尿频、尿血……

我觉得这些完全可能，虽然表现在不同的系统和器官，但病理过程几乎相同。

荨麻疹，从某种程度上讲，其实就像咳嗽、呕吐、腹泻一样，只是身体疾病的一个症状，只不过表现在皮肤上。

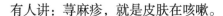

有人讲：荨麻疹，就是皮肤在咳嗽。

皮肤是人体最大的器官，在胚胎时期，皮肤和神经系统都由外胚层发育而来。皮肤拥有自主调控机制，是人体的外在屏障，具有灵敏的监测、报警和修复功能。

皮肤的这种监测和报警功能，不单对外界的各种因素起反应，对机体内的各种变化也会有反应。

荨麻疹的风团和皮疹，就是皮肤对身体内外环境变化作出的一系列反应。

治疗荨麻疹，不能只盯着皮肤，应当明白：皮肤的异常变化，只是机体内外环境变化后引起的一个结果，一个症状。症状背后的原因，才是我们要努力探索的。

在中医经典《伤寒论》中，荨麻疹被称为"瘾疹"：

（1）脉浮而大，浮为风虚，大为气强，风气相搏，必成瘾疹，身体为痒。

（2）太阳病，得之八九日，如疟状……面色反有热色者，未欲解也，以其不能得小汗出，身必痒，宜桂枝麻黄各半汤。

这种"瘾疹"，是风寒侵袭人体后，营卫不和、汗出不畅导致的，治疗用的"桂枝麻黄各半汤"，目的就是祛风散寒、调和营卫，将皮肤汗腺的功能恢复正常，就可以治愈。此方后世医家用来治疗风寒外袭型荨麻疹，效果很好。

当然，现代社会中荨麻疹的病因，已经不止风寒外袭了，像药物、输血、感染、内科疾病等都可能是荨麻疹的病因。

西医对荨麻疹的病理分析是有不足的。西医病理学只看到了真皮层的水肿，认为这个水肿的产生，是组胺的大量释放，使小血管的通透性增加，血浆从血管内向外渗出造成的。但是，要知道，皮肤也是一个体液排泄的器官，皮肤也有散热和蒸发的功能。如果血浆从血管内向外的渗出功能是正常的，但汗腺功能出现异常，皮肤的蒸发排泄功能出现障碍，同样也可以引起真皮层水肿。

这跟尿少引起身体水肿是同样的道理。

人体的皮肤生理功能，中医是从"营卫"的角度解释的：皮肤血管内的血液、组织间的组织液，都属"营"，也称为"营血"，功能是主升、散、外渗，也就是血管内血液流动和血浆外渗；而皮肤汗孔的开合和血管通透性的控制，类似于神经的调控功能，中医称之为"卫"，也叫"卫气"，主"司开合"，主收、敛、吸收。

营和卫，类似于人体的一种拮抗功能，互相促进并互相制约，用以维持人体皮肤的正常功能，像皮肤的保温和散热、吸收和分泌。

营卫的理论，显然比肥大细胞释放组胺这个理论更完整，更具有可操作性。因为中医的理论和治法、用药是一体的，理论出来了，治法也就出来了，对应的药物也就出来了。

像风寒外袭型的急性荨麻疹，风团的出现，根本问题是皮肤卫气功能的异常。

因为风寒邪气的侵袭，导致了卫气"司开合"的功能出现障碍，皮肤汗孔汗腺闭合，排汗的功能出现障碍，所以水液会瘀积在真皮层，导致了水肿。这个过程有没有血管通透性增加呢？可能也有。因为皮肤在这种状态下会出现应激反应，增加营血的外散功能，以利于皮肤分泌排泄功能的恢复。

这时候我们的治疗，应当是帮助皮肤恢复其排汗功能，而非应用抗组胺药来抑制血管渗出。

身体这个巨大的调控系统在清除病因时，常常会出现种种症状反应，如发热、咳嗽、腹泻、皮疹等，治疗的目的应当是促进和帮助身体清除病因，所以治疗过程中这些症状反应，可能会暂时加重。

这种风团暂时加重增多的现象，在荨麻疹治疗、服药的过程中，时常会出现。但是常常在大量暴发以后，就会消失不见，最后痊愈。

可现实情况常常是，我们没能搞懂身体和疾病的关系，往往以消除症状反应为目的，干扰并抑制了人体的抗病反应机制，最终身体受损伤，导致疾病迁延不愈。

第十九节　扶阳还是滋阴？

近来在读书学习与临床治病中，有几个特殊的案例导致我产生一些思考。

第一例是一位27岁男性，尿频十几年。据患者自己说，上小学时有过憋尿的经历，后来小便一直有些尿频尿不尽的感觉。近5年尿频加重，每夜小便2～4次，大便每天4～5次。另外，手心脚心容易出汗，全身怕冷。舌淡苔薄白，脉象弦紧。

按照中医辨证，属于阳虚寒凝，但经用温阳散寒多剂中药而效果不显，又用补肾健脾利湿剂也乏效。像麻黄附子细辛汤、乌梅丸、三仁汤、血府逐瘀汤等用了个遍。

后来仔细询问，大便虽然次数多，但质干难解量少，体表怕冷但感觉体内燥热，口苦口干。病机可能是阴血亏虚，而非阳虚寒凝。双手脉弦，脉象也可能是阴血亏虚之燥象。乃用增液汤合一贯煎试投，服后反映症状减轻，怕冷也减轻。继而用增液汤合白虎加人参汤，反馈效果明显。

第二例是邢斌老师的一个医案，一位62岁女性，颈部僵硬疼痛1年，伴有患处发凉怕冷怕风的症状，符合桂枝加葛根汤证。以前屡用葛根汤或桂枝加葛根汤治颈椎病颇效，这次用葛根汤治疗效果不显，改用增液汤加龟板、鳖甲、赤白芍等药加减而愈。

第三例是一位77岁男性，双手颤抖（非帕金森，静时不抖，持物时抖），伴右下肢酸胀。处方以附子理中汤加牛膝、杜仲等补肾壮骨药，服后胃部不适，并出现走路不稳的情况，加大补肾药如补骨脂、巴戟天、骨碎补之类，走路不稳情况加重。后改用菟丝子、黄精、枸杞子、当归之类补阴养血之法，手抖、下肢酸胀及走路不稳均明显减轻。

第四例，浙江中医药大学教师，女，48岁，平时背部僵硬疼痛，全身怕冷明显，舌苔白厚。求诊于同校某博士，断为阳虚，用火神派扶阳法，大量附子、干姜之类治疗，附子用至60g。该教师开始不敢服，后经博士屡次劝服后逐渐信服，遂决心试服。开始几剂服下去，感觉非常好，诸症减轻，不料继续服下去后，开始出现口舌发麻、口干咽燥的情况，只好剂量减半，并加了当归服用，才感觉比较舒适。

十几年前在读大学时，我拜读了李可老先生的《李可老中医急危重症疑难病经验专辑》，大为敬佩。其后扶阳派开始崛起，相关著作如雨后春笋，我买来阅读，也常常如法应用，偶有奇效，但不效者也不少。

后来随着临床日久，我的思考逐渐深入，对扶阳法反复思索，渐渐有了新的看法。尤其是近来重新思考中医理论，对阴阳进行重新梳理后，感觉认识又不一样。

阴与阳，两者在更高的层面是一个东西，否则也就不会有阴阳互相转化了。所以阴和阳，简单来说，就是能量的两种状态。

能量的储存态为阴，在人体就是细胞、组织和器官、体液、血液等有形的结构和物质。

阳，就是能量的释放状态，是人体细胞和组织器官在发挥功能和作用。

所谓扶阳法，用桂附姜之类，其实是在兴奋和增强人体的各种功能。在组织器官功能低下，也就是阳虚时，能起到振奋（兴奋）功能的作用。

但是这种功能的低下是什么原因造成的？如果是组织结构的损伤（阴虚）造成的，扶阳法虽然可以暂时兴奋功能，暂时改善症状，但不会修复人体在物质结构方面的损伤，从远期效果来看，未必理想。

所有医学理论的构建，都来源于对临床实践和事实的理性认识。但因每个医生的知识结构、思维和实践都是有局限的，所以才有了各种不同的医学理论，甚至某些观点截然相反，争论不已。

疾病的发生，同时代社会环境、自然环境、生活方式、饮食结构、精神心理等都有很大关系，所以研究疾病，不可脱离这些因素，也不可脱离具体的病例。

以颈椎病来讲，《伤寒论》以葛根汤类方来治疗，是针对"瘀"的病机来考虑的。因为古人多户外劳作，风餐露宿，容易"外感"，所以"瘀"的病机占多数。

但是颈椎病并不是只有这一种病机。我从临床上观察到，现代社会中，尤其是大城市，"虚"的病机导致的颈椎病不在少数。

虽然现代社会物质丰富，但昼夜颠倒的工作生活状态、长期的睡眠不足、无穷的欲望、高强度的工作、巨大的精神压力等，使人体更容易"内伤"。因为这些因素会消耗大量的营养物质，使细胞组织层面的损伤得不到修复。

也就是说，现代社会中，"阴血亏虚"病机的人更多见。

第二十节　从经典看"抑郁症从肾治疗"

现代社会，随着经济的发展和科技的进步，社会竞争也越来越激烈，人们在生活和工作中都处在精神紧张的状态，日积月累，如果这种精神压力得不到释放和缓解，就会在精神和身体上产生很多问题，如胃溃疡（胃痛）、结肠炎（腹泻）、高血压、高血糖、甲状腺疾病、失眠、焦虑、抑郁、酗酒，甚至轻生。

我在这十几年治病过程中，发现这个问题确实很严重。

我曾遇到一个患者，她是医院的一名护士，34岁，8年前在医院的急诊科工作。大家想必都知道，急诊科每天面对的都是一些急病和重病，像一些心肌梗死、脑出血、骨折外伤等，所以医护人员所受到的精神压力非常大。

这位朋友就遭受了很大的精神压力，工作了两年，就出现了精神和身体上的种种不适，像头昏脑涨、短气乏力、睡眠不好、精力下降等，去做体检，所有的化验指标又都是正常的，最后没办法，只好调换了工作岗位。

换了岗位以后，身体上的问题仍然没有缓解，就到处找医生看，也看了很多医生。有的医生说这是精神压力过大引起的，建议她跑步健身。因为健身也是缓解精神压力的一种方式，可是她跑步两次后，身体就吃不消了，短气乏力更严重了，吓得也不敢再跑步了。后来又去看了几位中医，医生诊断是脾虚湿重，给她开了健脾补气祛湿的中药服用，吃了好几个月，也不见好转。这样断断续续大概有8年的时间，她的工作和生活受到很大影响，痛苦不堪。

后来找到我，我给她重新进行检查和诊断，发现她的问题是精神压力过大引起的，但这些年来积累的精神问题，已经影响到她的脏腑功能。

我就用针刺太溪穴补肾的方法给她治疗了3次，结果她身体上的短气乏力和精力差的问题，得到明显改善。

后来有一次我翻《黄帝内经》，发现这类疾病，其实在《黄帝内经》中就有类似的记载，并且明确指出：病因在肾。

在《素问·示从容论》中记载：

雷公曰：于此有人，头痛，筋挛，骨重，怯然少气，哕噫，腹满，时惊，不嗜卧，此何脏之发也？……帝曰……是肾不足也。

意思是：现在，有这么一个人，头痛，肌肉紧张，身体沉重不想活动，短气乏力没精神，时常打嗝嗳气，腹部胀满，心理敏感，精神紧张，并且失眠、睡不好觉，是五脏中哪个引起的？回答：肾的问题。

类似于这种症状的患者，在现代社会简直多不胜数，像焦虑、抑郁、睡眠障碍等，大都有类似的表现，十分符合。

真想不到2000多年前的古代人，也对现代精神类疾病深有研究，不但把这类疾病的表现详细记录下来，还给出了治疗方向。由此看来精神类疾病，在2000年前就存在。

第二十一节　降糖药和胰岛素，需要终身用药吗？

糖尿病患者，需要终身服用降糖药或打胰岛素吗？

以前我也认为不能停药，但现在不这么认为了。

我碰到了两个糖尿病患者，开始病情相似，但结局截然不同，刷新了我的认知。

一位66岁的女士，退休前做财务工作，患糖尿病、高血压、脑梗。反复在医院住院（后来住院检查、输液被折腾怕了，死活不去医院了），西药在大把大把地吃：降压药、抗焦虑药、抗凝血药、降糖药……

我曾看到她家属给她列出来每天要吃的药有波依定、拜糖苹、阿司匹林、黛力新、二甲双胍、弥可保、米氮平……

虽然这么多药在服用，可是身体却越来越差：脑梗复发、吃不下饭、睡不着觉，全身乏力，肌肉抽搐，身体虚弱得连站一会儿都承受不住。

我建议她把一部分药停掉，可是她仍然不敢停，碰到这种情况，我也没办法，只能请她另请高明了。

另一位是 78 岁的老人，也是糖尿病、高血压、脑梗。

据照顾她的人讲：老人患糖尿病十几年，以前吃降糖药、打胰岛素，但用药后感觉难受，2 年前老人坚决拒绝再用胰岛素和降糖药，把药全停了。

停了这些西药后，每个月只吃两周中药，身体情况和精神状态反而慢慢好了起来。

8 月因为膝关节疼痛过来开中药治疗，当时坐轮椅，吃了两次药后离开轮椅，可以让人搀扶着走路了。

现在我认识到，降糖药和胰岛素只能降血糖指标，但疾病仍在发展和恶化，糖尿病的并发症并不会减少。

事实上也是如此：中风的人降压药吃个不停，但仍然又中风；心肌梗死的支架下了一个又一个；糖尿病的胰岛素不停地打，仍然出现一系列并发症。

前几个月碰到一个 68 岁的糖尿病患者，安徽人，糖尿病 2 年，还有高血压、高血脂，失眠，夜尿多，每晚 4 次左右。在吃降糖药——阿卡波糖。

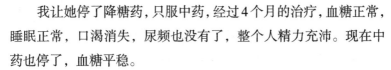

　　我让她停了降糖药，只服中药，经过4个月的治疗，血糖正常，睡眠正常，口渴消失，尿频也没有了，整个人精力充沛。现在中药也停了，血糖平稳。

　　一些慢性疾病、疑难病治来治去好不了，肯定是陷入了理论的误区。

第二十二节　中医新论

一、中医是一门医学学科的理由

　　学科是什么？是按照学问的性质而划分的学术门类。

　　人类的活动实践产生经验，经验的积累和消化形成认识，认识通过思考、归纳、理解、抽象而上升成为知识，知识在经过运用并得到验证后，进一步发展到科学层面上，形成知识体系，处于不断发展和演进的知识体系，根据某些共性特征进行划分而成学科。

　　一门学科之所以成立，需要满足两个条件：一是有相对完整的理论体系；二是要有实践体系。

　　理论和实践必须兼备，才能成为一门学科。

　　显然，中医具备这两个条件，所以中医是一门学科，这是显而易见，毋庸置疑的。

　　在中国数千年的历史中，历代医学前辈进行了大量医学实践与探索，并在实践中不断总结经验，上升到理论和思想。

　　实践和理论的证据，一是历史的证据：历史文献。其中包含大量的历史医学人物、事迹、医论、医案；二是当代的中医人在继承基础上正在进行的医学实践和总结。

　　由于受到历史条件的限制，中医学在发展中，不免有失败，有争论，有一些似是而非的理论和经验，甚至谬误，但这也是任何一门学科，在产生和发展过程中不可避免的。

随着时代和环境的发展和变化，疾病谱也在变化，医学也在面对和探索新的问题。在与现代医学和其他医学碰撞交流中，中医也在发展和变化，这一点毫不奇怪。

动态地看问题，整体地看问题，这也是中医思想的一大特点。

二、中医的思想观念

我自己经过十几年的中医学习、实践和思考，形成了一些个人的想法。

中国的思想文化有一个早熟现象，就是在先秦就已达到了顶峰。后世的发展，只是在前人做成的框架内填填补补而已。

中医也是如此，《黄帝内经》和《伤寒论》两部著作成书于汉代，汇编了汉代以前的医学文献，成为中医学上的高峰。它们构建的理论和实践体系成为中医学的基础。

中医的思想观念，是在古代哲学思想的土壤上生长起来的，所以两者是息息相通的。

现代人之所以认为中医不可理喻，是因为他们对古代文化思想了解不够。

要知道，我们自小接受的现代教育体系，是以西方自然科学知识为主的体系，如果从小先入为主，以后就很难接受不同的思维和观念。而东方和西方的思维方式是截然不同的。

同一个世界，同一个人体，因思维和观念的不同而看法各异，社会科学如此，自然科学也是如此，医学更是如此。

中医学主要的思想观念：一是整体观，二是恒动观。

整体观，就是人与天地自然是一个整体，人体自身也有整体

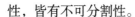

性，皆有不可分割性。

先说人与自然的整体性：人生天地间，与大自然息息相通。通俗地讲，就是人和环境互相影响。

其实这种思想来源于逻辑学归纳法里的类比推论：

天地自然是一个大的生态循环系统，人是一个小的生态循环系统，二者之间有很多相似性。所以古代人把观察宇宙万物和观察自身结合起来。

宋代哲学家邵雍在《观易吟》中说：

一物从来有一身，一身还有一乾坤。

能知万物备于我，肯把三才别立根。

要知道，现代医学也从原来单纯的生物模式，转变为现在的生物—心理—社会模式。

再说人自身的整体性：精神和肉体的整体性——形神合一；人体各部位的互相联系，如表里、上下、左右、前后等。

在临床上，从手腕、脚踝治疗颈椎病，从腰部穴位治疗急慢性腹痛和痛经，松解腹直肌治疗腰痛等。

最后说恒动观：

日来月往，春夏秋冬，生长收藏，地气上为云，天气下为雨，是为天地运动不已；人体气血升降，周流循环，生理有四季昼夜生物钟节律，病理有旦慧、昼安、夕加、夜甚规律，是为人身恒动不已。

从整体观与恒动观，可以说明中医是用整体的、联系的、运动的、变化发展的观点看问题，这才是科学的思想观念。

三、中医的基本理论

医学的基本理论，是对人体生理和病理的根本认识。

我在前人的基础上，把中医的基本理论总结为生理四论和病理三论。其中生理四论是：气一元论；阴阳五行理论；藏象经络理论；精神、气血、津液理论。病理三论是：三因致病；阴阳失和；正虚邪瘀。

先说生理四论。

中医学的生理，即中医思想——整体观和恒动观的具体化。前面两论，也就是气一元和阴阳五行，亦即中国哲学思想内容，是中国哲学思想对人体生命的阐述。

气是运动的物质（元素或者能量），天地万物和人体都是由气构成。这也体现了人与宇宙自然的整体性。

阴阳是对气的进一步发展说明。阴阳本指山体的向光和背光部位，后来用来描述相对应和互相联系的两种事物，如天地、男女、昼夜、上下、表里等，经过进一步抽象，阴阳也用于性质、作用、功能的描述，如冷热、动静、升降、出入等。

生理层面，阴阳从宏观来讲：阴指的是相对静止的气，是储存状态的能量，相当于细胞、组织、器官和体液等有形的物质和结构；阳指的是绝对运动的气，是释放状态的能量，相当于细胞、组织、器官和体液的种种作用和功能活动。

由于人体有生物性，可以从外界获取能量和营养并将其转化，以供应人体各种生理活动，并能进行一定程度的损伤修复，所以人体是一个自动（自主）调控系统——具有自主机能。

自主机能有修复病理损伤的功能，但是只是一定程度的，是有限的，而不是无限的。

举一个通俗的例子：手腕被割伤，如果只是皮肤或皮下脂肪层受伤，毛细血管或小静脉被割断，受伤的血管和溢出的血液会启动凝血机制，血液凝固，血管和皮肤会自动修复损伤，直至伤口愈合。这就是自主机能对损伤的修复。

如果割伤了深部的动脉，血液会喷射而出，这时候就超出了自主机能的能力范围，如果不加压止血或者缝合动脉，人体就会出现大失血，引起生命危险。这就是自主机能修复能力的有限性。

四、疾病的本质

中医学的基本理论，是对人体生理和病理的认识。生理是病理的存在基础，病理是生理的异常状态。

这十几年我一直在思考：疾病的本质到底是什么？

疾病，就是人体自主机能，在与环境相互作用下的异常状态。

病理三论中：三因致病讲的是病因；阴阳失和讲的是生理平衡被打破；正虚邪瘀讲的是自主机能与环境的异常状态产生了疾病。

这个正虚邪瘀是病机的核心，简称：虚和瘀。

其实除了外伤和极端的外部环境（温度、湿度、气压）等外因致病，绝大部分疾病，都是身体内环境和人体自主机能失衡紊乱的结果，这里面也包括了七情（心理精神因素）的内因致病。

人体的内环境包括血液、体液循环，各种血管、淋巴管、体液分泌和吸收管道，还有生活在人体与人共生的各种微生物群落。

如果这个环境平衡被打破，就会出现管道瘀堵，循环障碍，自主机能就会启动调控、纠正和修复的功能，这时虽然有一些症状，但尚在可控范围；如果超出自主机能的承受极限，机体就会处于疾病状态——无序的紊乱状态。

如中医所称的外感"六淫"，风、寒、暑、湿、燥、火，就是体外环境的变化，引起体内环境的变化，体内环境的平衡被打破，成为致病因素。

治疗的目的是什么？

一是调整身体内环境，使之恢复平衡；二是调节自主机能，使之能更好地适应环境的变化。

所以，核心病机中的"正虚"，就是自主机能的失调；"邪瘀"，就是环境的失调和循环的障碍。

五、用病例谈疾病的诊治思路和方法

一位92岁男性，上腹部不舒服（不痛）、大便稀、小腿酸、睡眠差。口不干、不苦、不渴。双手脉缓，弦硬有力，苔白滑。

老人身体还不错，精神矍铄，耳不聋眼不花，行走自如，也没有高血压等慢性病。

曾于1年前，因为大便稀且伴有未消化食物残渣，一天两次以上，多次服西药效果不明显而过来求诊，服中药1周后痊愈。

怎么思考这个病？

看病要"有者求之，无者求之"。

就是说我们看到的，和听到患者诉说的症状和体征是"有者"，这是"病"的层次。

可是还有一些是"无者"，就是我们面对一个患者个体时，根据自己的医学思想理论和经验，对这个个体做出一个基本的判断，如体质强弱、病情轻重、预后好坏等，这是"人"的层次。

所以看病不但是看人的"病"，还要关注病的"人"。

病的层次：胃肠道的不适，是消化功能的下降；失眠是神经内分泌系统的功能下降；小腿酸，也是循环系统功能的下降导致的肌肉缺血缺氧。

总体来看，是虚证，也就是功能的不足。

而脉象，应该是细弱才对，为什么是弦而有力呢？这是一个

矛盾点。

人的层次：92 岁，年纪很大了，处于身体机能衰弱的年龄段。

中医传统诊病，辨证方法太多太杂，什么六经辨证、八纲辨证、经络辨证、脏腑辨证等，不容易理清思路。

如果死盯着症状，可是症状千变万化，并不是疾病的本质，先搜集症状，再辨证再拟定治疗，步骤多且烦琐，顾此失彼，手忙脚乱。

诊病治病，要抓核心，核心是什么？就是病机！

什么是病机？病机就是患者的病理生理状态。当然，这个状态是动态变化的。

因为不论中医西医，面对的都是同一个人体，疾病虽然变化多端，但人身生理病理机制大多相通，甚至相同。融汇中西理论来分析疾病的本质，治疗方法可中可西。

病机也有层次，有纲有目，或者说一类病机和二类病机。一类病机必须概括力强、简洁。

一类病机分为两种：一是虚；一是瘀。

人体从外界摄入营养和氧气，进入体内并转化为自身的原料和能量，用以维持生命体的各种功能和活动。

自主机能的表达，如果用阴阳这个理论工具来阐述：阴指"自主机能"的物质和结构部分，包括能量的储存状态，相对静止；阳指"自主机能"的功能部分，包括能量的释放状态，绝对运动。

一类病机的"虚"，就是指自主机能的功能下降。包括阳虚——能量释放不足，功能下降；阴虚——物质结构的损伤，能量储存不足。

一类病机的"瘀"，包括身体内环境因为不良代谢产物的积累阻滞，导致出现循环障碍。借用中医的病理概念，分为四类：

气结、血瘀、痰饮、积滞四类。

虚和瘀之间，其实就是自主机能和环境的关系。具体讲，就是"虚者必瘀，瘀久必虚"。

回到这个病例。因为患者年龄很大，症状也表现为功能下降，从一类病机看，属于"虚"，从睡眠差看，属于阴虚。阴虚的结果可热可寒，所以寒热只是表象，并非疾病本质。

何以脉象为"实"呢？

脉象弦而有力，临床多了就会发现，老人出现这种脉象源于两种情况：一种是先天身体强壮，再加上老年血管硬化，会出现这种情况；另一种是身患痛症，脉象也会出现这种情况。

上面说过，虚者必瘀。从年龄和症状看属于虚，而脉象实的原因，推测一是其先天体质好，再就是体内有"瘀"的存在。

这个瘀属于哪一种呢？从苔白而滑，口不渴来看，属于水饮。

病机：虚（阴虚）、瘀（水饮）。

治法：补虚祛瘀，养阴利水。

处方五苓散加味：茯苓 15g，猪苓 15g，泽泻 20g，炒苍术 15g，肉桂 6g，党参 30g，清半夏 12g，炒麦芽 15g，五味子 10g，黄精 20g，生牡蛎 30g，珍珠母 30g。7 剂，水煎服，日 1 剂。

六、会通中西医是否可行？

中西医面对的是同一个人体，同一个生命。两者对疾病的认识和诊疗，能否在大范围内达成共识，进行交流探讨，共同维护人体健康？我认为是肯定的。

且有不少前辈已经在中西会通领域做出了重要成绩。

一方面，中医需要学习和借鉴现代医学的知识，把中医诊病治病的原理搞清楚，才能更精准地解决临床问题，更好地继承和发展中医。

另一方面，要用符合时代的医学语言，去跟西医、跟患者沟通。毕竟绝大多数人，还是在自然科学教育背景下成长起来的。

刘绍武先生说：学说（术）是古往今来人类智慧的结晶，应当无古今、无中外，以是者为是、非者为非，永远以先进代替落后！

学习内容的重点如下：

（1）生理学以人体生命活动的内在机制和规律为研究对象。人体结构有什么功能？这些功能是如何实现的？其内在机制是什么？这些功能又受什么来调节？

这些问题同样也是中医需要关注和解决的。需要用通俗简明的语言，阐述中医对人体结构和功能的认识，对疾病的认识，还有对方药及治疗技术的认识。

（2）生理学研究范围，是从微观分子细胞水平，到传统的器官水平，再到宏观的整体水平。

现在的医疗现实是微观研究有余，而宏观整体整合不足。临床分科太细，诊断治疗和实验研究脱节。

中医从几千年前就产生并发展，限于当时的科技条件，无法在微观的细胞分子层面探索，于是另辟蹊径，在宏观的整体层面深挖，探索出了另一条道路，实践证明这条道路是成功的。

（3）哈维发现血液循环，标志着生理学的诞生。其通过细致观察、借鉴想象（以天体循环类比人体循环）、设计实验验证的方法，得到了一个划时代的事实真相，给了人们很大启发。

中国传统思想中也有类似的科学思想：细致观察、取象比类、提出问题、逻辑推理、实践验证。

哈维模拟天体循环、大胆想象，将天体循环类比到人体血液循环的思维方法，在中医里面有个词，叫"援物比类"，又叫"取象比类"。

（4）机体功能活动的特征，其中一项是"代偿"和"适应"，是说机体的一些结构损伤、功能丧失后，另一些结构会通过结构的肥大和增生，来增强功能，弥补缺陷。如中老年人的骨质增生，就是为了弥补中老年人骨质疏松而进行的"代偿"。

如果拓展一下，肺结节、甲状腺结节、胆囊息肉、肠息肉之类的结节、息肉等，都属于增生。这也是一种"援物比类"。

从根源上讲，一方面，由于循环的障碍，某些组织细胞损伤后，凋亡细胞难以被吸收而积累堆积，造成局部组织功能的下降；另一方面，损伤细胞周围的正常细胞为弥补损伤而"代偿"，通过分裂增殖来维持正常的生理功能，以"适应"机体新的内环境。

各类组织的增生、结节、息肉，如果用一句话来总结，就是凡诸增生，皆属不足！

不足，就是"虚"，也就是因为结构的损伤而造成的功能不足，因为功能出现不足，所以需要"代偿"。如胃酸分泌过多，就是一种代偿现象，是对肠道消化液分泌不足的代偿，目的就是补充消化液，帮助消化，这是一种自主机能的自救现象。

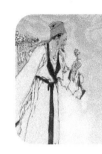

第六章
方药篇

第一节 《黄帝内经》五味五脏补泻理论探释

如何进行精确的组方用药，是中医理法方药中的重要一环，也是一个难点。而《辅行诀》的出现，将五味入五脏的组方用药理论体系揭示了出来。

《辅行诀》的五味体、用、化、除、合理论是核心，对照《黄帝内经》中的五味五脏理论（主要有两种模式，后文详述），可以看出后者的论述存在诸多矛盾。矛盾的原因，我推测或是理论还没完善定型，或是属于不同学派，所以让后世迷惑，无法有效地指导临床实践。

此文皆在尝试梳理总结一下这方面的理论，将《素问》与《辅行诀》的相关内容进行比较和分析。以下按照《素问》篇目顺序，先列相关文字，再进行梳理分析，称为探释。

一、味过则伤

阴之所生，本在五味；阴之五宫，伤在五味。是故味过于酸，肝气以津，脾气乃绝。味过于咸，大骨气劳，短肌，心气抑。味过于甘，心气喘满，色黑，肾气不衡。味过于苦，脾气不濡，胃气乃厚。味过于辛，筋脉沮弛，精神乃央。——《素问·生气通天论》

【探释】这里用的原理是《素问·脏气法时论》中的五味五脏补泻模式（简称"补泻模式"）：酸泻肝、咸泻肾、甘泻心、苦泻脾、辛泻肺。味过则伤及本脏与所克之脏。

在《素问·五脏生成》中有五味多食伤五体的论述：

多食咸，则脉凝泣而变色；多食苦，则皮槁而毛拔；多食辛，则筋急而爪枯；多食酸，则肉胝而唇揭；多食甘，则骨痛而发落，此五味之所伤也。

这段所讲，理论用的是《素问·金匮真言论》中的五味合五脏基本模式（简称"基本模式"）：咸入肾、苦入心、辛入肺、酸入肝、甘入脾。多食某味，伤及所克之脏。

二、五方五脏五味

东方青色，入通于肝……其味酸……南方赤色，入通于心……其味苦……中央黄色，入通于脾……其味甘……西方白色，入通于肺……其味辛……北方黑色，入通于肾……其味咸。——《素问·金匮真言论》

【探释】这是《黄帝内经》五味合五脏的基本模式，其余篇章称为五脏所合（欲）、五味所入等，都是这个基本模式。

三、气味阴阳

气味，辛甘发散为阳，酸苦涌泄为阴。——《素问·阴阳应象大论》

【探释】《素问·脏气法时论》讲五味的基本作用为辛散，咸软，甘缓，酸收，苦坚。此言辛甘为阳，酸苦为阴，即是从五味之作用上讲。这里五味的作用，跟《辅行诀》是一致的，应该是五味五脏配合理论的基础和来源。补泻模式跟这个作用对应符合（补味）。

四、天地气味

草生五味，五味之美，不可胜极，嗜欲不同，各有所通。天食人以五气，地食人以五味。五气入鼻，藏于心肺，上使五色修明，音声能彰。五味入口，藏于肠胃，味有所藏，以养五气，气和而生，津液相成，神乃自生。——《素问·六节藏象论》

【探释】人以天地之气生：天五气从鼻入，藏于心肺；地五味从口入，藏于肠胃，以养五气，气和神生。这里说的就是中医的核心：天人相应（五运六气）和脏腑气化（五味五脏补泻化合）。

五、五脏之间的"其主"关系

心之合脉也，其荣色也，其主肾也。肺之合皮也，其荣毛也，其主心也。肝之合筋也，其荣爪也，其主肺也。脾之合肉也，其荣唇也，其主肝也。肾之合骨也，其荣发也，其主脾也。——《素问·五脏生成》

【探释】这段文字讲的虽不是五味五脏补泻，但可以从五脏"其主"（五行相克）的关系中，发现《辅行诀》五脏五味体用的来源：心的体味是苦，而苦正是肾的用味，肾之补味可以泻心之体，所以心"其主肾也"，同此，肺体味咸，咸为心的用味；肝体味酸，酸是肺的用味；脾的体味辛，辛为肝的用味；肾的体味甘，甘是脾的用味。所以《辅行诀》的五味五脏体用补泻化合理论，可能来源如下：

（1）《素问·脏气法时论》五味五脏补泻模式。

（2）《素问·脏气法时论》讲五味作用为辛散，咸软，甘缓，酸收，苦坚。

（3）《素问·五脏生成》五脏间的"其主"关系（五行生克结构）。

五味的基本作用，对应五脏，可知是肝辛散、心咸软、脾甘缓、肺酸收、肾苦坚，这跟五脏的基本功能相符合。对照五味五脏补泻模式，可知其对应的是五味补五脏，可以确定五脏之补（用）味。

《素问·脏气法时论》中的五脏泻味，从五脏五行生克结构上看并没有形成完美的闭环，故需要重新确定五脏之泻（体）味。

只要某一脏的补泻（体、用）确定了，其余四脏之体用补泻，就可以根据五脏生克结构确定下来。

这个脏就是肝脏。肝酸泻辛补，而这个泻肝之酸味，就是补肺之酸味。肝，其主肺，肺之补正是肝之泻。按照五行生克结构推理，肝之补，脾之泻，故辛味补肝泻脾；脾之补，肾之泻，故甘味泻肾；肾之补，心之泻，故苦味泻心；心之补，肺之泻，故咸味泻肺。

我推测这个可能就是《辅行诀》五味五脏体用补泻模式的来源。

至于《辅行诀》的五脏化味，可以说是进一步拓展了体用补泻理论，解决了《黄帝内经》里很多难解的疑问，如"肝苦急，急食甘以缓之"，甘味，是肝体酸用辛之化味；"心苦缓，急食酸以收之"，酸味，是心体苦用咸之化味。而且《黄帝内经》的基本模式也可以得到很好的解释：酸入肝、苦入心，用的是体味；甘入脾，用的是用味；辛入肺咸入肾，用的是化味。

《辅行诀》的五味五脏体用补泻化合模式，是对《黄帝内经》原理论的修整和完善，能更有效地在临床中指导组方用药。从五行结构理论上看更为严谨合理，堪称完美。

六、五味合五脏（五脏所欲）

心欲苦，肺欲辛，肝欲酸，脾欲甘，肾欲咸，此五味之所合也。——《素问·五脏生成》

【探释】此处也是五味五脏基本模式。从《辅行诀》的五味体用化合来看《黄帝内经》的五味所合：肝酸和心苦，所欲者皆体味也；脾欲甘，用味也；肺咸酸化辛，肾甘苦化咸，二者所欲者皆化味也。

七、五脏苦食

肝苦急，急食甘以缓之……心苦缓，急食酸以收之……脾苦湿，急食苦以燥之……肺苦气上逆，急食苦以泄之……肾苦燥，急食辛以润之，开腠理，致津液，通气也。——《素问·脏气法时论》

【探释】"肾苦燥，急食辛以润之，开腠理，致津液，通气也"这一句，在《素问·至真要大论》中有类似的说法："太阳之客，以苦补之，以咸泻之，以苦坚之，以辛润之，开发腠理，致津液，通气也。"

五脏苦食段文字，肺用苦味和肾用辛味，存疑待考。按照《辅行诀》理论，肝酸辛化甘，心苦咸化酸，脾辛甘化苦，三脏皆以化味来治。按此规律，肺应以辛泄，肾应以咸润之。

八、五脏宜食

肝色青，宜食甘，粳米、牛肉、枣、葵皆甘。

心色赤，宜食酸，小豆、犬肉、李、韭皆酸。

肺色白，宜食苦，麦、羊肉、杏、薤皆苦。

脾色黄，宜食咸，大豆、豕肉、栗、藿皆咸。

肾色黑，宜食辛，黄黍、鸡肉、桃、葱皆辛。

辛散，酸收，甘缓，苦坚，咸软。

——《素问·脏气法时论》

【探释】疑此段文句有错简，稍一错位，可以得到《辅行诀》的五脏体味（泻味）。

九、五味五脏补泻

病在肝，……肝欲散，急食辛以散之，用辛补之，酸泻之。

病在心，……心欲软，急食咸以软之，用咸补之，甘泻之。

病在脾，……脾欲缓，急食甘以缓之，用苦泻之，甘补之。

病在肺，……肺欲收，急食酸以收之，用酸补之，辛泻之。

病在肾，……肾欲坚，急食苦以坚之，用苦补之，咸泻之。

——《素问·脏气法时论》

【探释】此段提出五味五脏补泻模式，此处的五脏所欲为"补"味，与《素问·脏气生成》的"欲"不同，后者为"泻"味（如果心脾互换后）。《黄帝内经》与《辅行诀》比较，两者的五味五脏补泻中补味是一致的，泻味只有肝一致，余四脏都不同。

十、五味所入

五味所入：酸入肝，辛入肺，苦入心，咸入肾，甘入脾，是

谓五入。——《素问·宣明五气》

【探释】此五入，即五味所合，同基本模式。

十一、五味所禁

辛走气，气病无多食辛；咸走血，血病无多食咸；苦走骨，骨病无多食苦；甘走肉，肉病无多食甘；酸走筋，筋病无多食酸。是谓五禁，无令多食。——《素问·宣明五气》

【探释】五禁又有不同，此处与五味五脏基本模式比较，心与肾互换后就一致了。

【总结】由以上汇总分析可以看出，《黄帝内经》里五味入五脏的问题比较多，比较混乱，可能是由于医学发展过程中五行五味五脏理论还未完善定型；不同的医学流派有不同的观点，文献是综合多家而成；医学文献传抄流传过程中出现错简。

五味五脏配合的理论中，《素问·脏气法时论》最为重要，此篇提出了五味的作用为"辛散，酸收，甘缓，苦坚，咸软"，并有五味入五脏补泻的内容，显然补泻理论比五味入五脏基本模式更加成熟和完善，与《辅行诀》的五味五脏体用补泻理论十分类似。从《素问》后面的七篇大论来看，五味五脏补泻模式，也成为五运六气指导临床治病用药的基础。

第二节　黄芩安胎的另一种解释

黄芩安胎的说法，出自朱丹溪。

《丹溪心法·金匮当归散论》中说：

妇人有孕则碍脾，运化迟而生湿，湿而生热，古人用白术、黄芩为安胎之圣药，盖白术补脾燥湿，黄芩清热故也。

《金匮要略·妇人妊娠病脉证治》中云：

妇人妊娠，宜常服当归散主之。

当归散：当归、黄芩、芍药、川芎各一斤，白术半斤。上五味，杵为散，酒服方寸匕，日再服。妊娠常服即易产，胎无疾苦，产后百病悉主之。

妇科名家罗元恺曾写过一篇《漫谈"黄芩白术乃安胎圣药"之说》，其指出，原张仲景本方，并无突出黄芩、白术为安胎主药之意，而朱丹溪谓"古人用白术、黄芩为安胎圣药"，未免歪曲古人之意，而妄下断语。从学术态度来说，实在不够严肃。从临床实践来看，胎动不安者，用此方效果并不好。

清代医学家陈修园在《女科要旨》中讲了他的亲身经历：其妻子数次胎动流产，用丹溪安胎法多次无效，后请他医"以四物汤加鹿角胶、补骨脂、杜仲、续断各二钱，一服而安"，最终顺利生产。

对于朱丹溪之论点，张景岳在《妇人规》已经提出异议：

凡妊娠胎气不安者，证本非一，治亦不同。盖胎气不安，必有所因，或虚或实、或寒或热，皆能为胎气之病。去其所病，便是安胎之法。故安胎之方，不可执，亦不可泥其月数，但当随证随经，因其病而药之，乃为至善。若谓白术、黄芩乃安胎之圣药，执而用之，鲜不误矣！

我认为张景岳的说法比较合理。

那么我们站在现代中医的角度，如何看待黄芩安胎的问题呢？

首先《金匮要略》当归散里，黄芩并非主药，而是在当归、芍药、川芎、白术诸药的综合作用下调理妊娠问题，因此不能说黄芩一味药可当此大任。

黄芩味苦性寒，对怀孕女性体质偏热者，如出现较大的妊娠反应（如恶心呕吐）者比较适合；对体虚偏寒，免疫力低下，有流产先兆者并不适合。

怀孕的过程，是一个新的生命在孕妇身体内生存并生长的过程。母体和胎儿两个生命需要彼此适应和互动，其实也是两个生命的免疫系统在互相交流和沟通。

2019 年出版的《过敏大流行》（莫伊塞斯·贝拉斯克斯 – 曼诺夫著，189 页）讲：

母亲与体内胎儿之间的沟通也不是单向的。正如母亲的免疫功能会影响胎儿一样，怀上宝宝也会改变妈妈的免疫系统。事实上，胎儿在最初和母亲体内的寄生虫一样，都要经受同样的耐受性提升的免疫循环。可不是吗？胎儿从本质上来说就是一个寄养在母亲体内的外来生物。一项研究发现，当一位患有过敏性疾病的母亲怀孕时，她的过敏程度会降低。一个妈妈可能在 18 岁时患有花粉症，但当她产下几个孩子之后，临近 40 岁的她将不再有任何花粉症症状。

妊娠反应的强弱，还会出现胎动流产以及胎停之类的问题，有些情况就反映了孕妇的免疫系统对胎儿的适应能力。

如果孕妇的免疫系统过度敏感，免疫亢进，就会出现以上种种问题。

而据现代药理研究发现，黄芩这味中药含有 40 多种黄酮类成分，有抗过敏反应作用，还有免疫抑制作用。

因此我认为黄芩可以抑制孕妇亢进的免疫反应，从而使其免疫系统更好地适应胎儿。

从临床实践来看，有人用单味黄芩治疗妊娠反应（恶心呕吐），效果不错，以下是相关资料：

单味黄芩煎汁治疗妊娠恶阻274例，有效率达97.45%。方药及用法：黄芩30～45g，水煎成200～400mL，分次频服。

除极个别患者外，一般只用黄芩一味而疗此疾。20余年鲜有不效者。往往病愈，效愈佳，但需频服。

举例：陈某，28岁。妊娠75日，恶心呕吐19天，食入即吐，住院1日。1975年9月12日邀余会诊：现食水难下，形消神疲，恶闻食气，心烦易怒，头昏脑涨，舌红、苔黄，脉弦滑。辨为肝火犯胃，治宜清肝降逆。处方：黄芩30g，水煎200mL，频服。初服药时，只饮1口，虽呕但能咽下部分药液，4小时后药服尽。暮时饮粥半碗未呕。次日追服1剂，呕止可进饮食，观察2日呕未作，痊愈出院。[刘昭坤，刘同珍．单味黄芩治妊娠恶阻．新中医，1993(12):47.]

第三节 黄芩——免疫抑制首选之药

黄芩引起我的重视，是因为我读了沈丕安先生的著作。

沈丕安先生是中医风湿病和免疫病的临床大家，在将现代中药药理研究落实到临床实践方面，提出了很多新观点。

下面摘录其在《风湿病免疫病学术思想与临床》中，对黄芩的论述部分：

黄芩：

（一）主要成分

含40多种黄酮类成分，主要有黄芩苷及其苷元黄芩素等。

（二）主要药理作用

1.抗过敏抗变态反应作用

黄芩对各型变态反应均有抑制作用，尤其是对Ⅰ型变态反应的作用最强，能抑制肥大细胞酶激活系统对过敏介质 SRS-A 和组胺的释放，从而抑制过敏反应。

2. 免疫抑制和抗炎作用与保护骨质作用

黄芩对 γ-球蛋白变性具有显著的抑制作用，对关节炎症具有显著的抑制作用。

黄芩对类风湿关节炎骨损害具有保护作用，能抑制骨质的退化和破坏。

3. 黄芩还具有解热降温、抗病毒、解毒、保肝、利胆、降脂、降压、解痉、利尿、抗血小板聚集、抗凝血、抗纤维化、抗氧化、抗白内障、抗癌等作用。

（三）临床体会

1. 黄芩是笔者治疗风湿病免疫病的常用药，药理已证实具有免疫球蛋白抑制作用，临床上还看到其具有抑制抗体的效果。不但对阴虚内热型的红斑狼疮、干燥综合征有效，而且对类风湿关节炎也有效。

2. 过去曾有人问我，风寒湿三气为痹，需用温药治疗，为什么对类风湿使用生地、黄芩等凉性药？笔者认为《黄帝内经》还有"邪入于阴则痹"的观点，古代使用凉药治疗风湿、历节、痹证也是经典的。现药理已证实黄芩治疗风湿病的机制有四：①具有免疫球蛋白抑制作用。②具有抗变态反应作用。③具有抗炎作用。④具有保护骨质作用。古方解表祛风湿的九味羌活汤中就有黄芩。

3. 黄芩是最佳的抗过敏中药

黄芩为中医治疗过敏性疾病最佳的中药，对荨麻疹、过敏性皮炎、湿疹、扁平苔藓、银屑病、银屑病关节炎等临床都有较好的疗效。黄芩也是治疗过敏性鼻炎、哮喘的有效中药。

4.黄芩治疗感染性和免疫性疾病

黄芩为清热解毒药，传统以治疗感染性疾病为主，其抗菌作用较弱，但抗病毒作用较强，解毒作用较好。对于感染性肝炎和免疫性肝炎，感染性肠炎和免疫性肠炎，感染性肺炎和免疫性肺炎，感染性心肌炎和免疫性心肌炎，感染性眼炎和免疫性眼炎感染性口腔炎和免疫性口腔炎，口腔溃疡等均有疗效。当感染性和免疫性炎症重叠起来，难以分清时，黄芩治疗两者都是适合的中药。

5.黄芩治疗肝胆胰疾病

黄芩既有免疫作用，又有保肝降酶作用、抗病毒作用，为传统治疗肝胆疾病的重要中药，是治疗乙型肝炎、急性慢性胆囊炎、急性慢性胰腺炎，以及免疫性肝炎的重要药物。

6.黄芩的常用剂量为 12～30g，水煎服。

（四）不良反应

黄芩无毒，长期使用或大剂量使用没有不良、不适反应。

下面来看黄芩在历代文献中的记载和应用。

黄芩在《神农本草经》中有记载：

味苦，平。主诸热，黄疸，肠澼泄利，逐水，下血闭，恶疮，疽蚀，火疡。

在《本草经集注》中拓展其功效为：

治痰热，胃中热，小腹绞痛，消谷，利小肠，女子血闭、淋露、下血，小儿腹痛。

这些记载大多真实可靠，是古代医学家临床实践的积累和总结。

在《伤寒论》中，用到黄芩这味药的方剂一共有 26 个，频率还是比较高的，比同类药黄连差不多高出 1 倍。其主治的病症主要有烦热、下利、出血、痞证。

李时珍的《本草纲目》中有两则应用黄芩的医案：

（1）昔有人素多酒欲，病少腹绞痛不可忍，小便如淋，诸药不效。偶用黄芩、木通、甘草三味煎服，遂止。

此案症状为"少腹绞痛、小便如淋"，《本草经集注》中有黄芩治疗"小腹绞痛"的记载。从症状来看，现代的输尿管结石所引起的肾绞痛与之类似，但事实是否如此，有待临床验证。

（2）予年二十时，因感冒咳嗽既久，且犯戒，遂病骨蒸发热，肤如火燎，每日吐痰碗许，暑月烦渴，寝食几废，六脉浮洪。遍服柴胡、麦门冬、荆沥诸药，月余益剧，皆以为必死矣。先君偶思李东垣治肺热如火燎，烦躁引饮而昼盛者，气分热也，宜一味黄芩汤，以泻肺经气分之火。遂按方用片芩一两，水二钟，煎一钟，顿服。次日身热尽退，而痰嗽皆愈。

此案症状为发热、咳嗽、痰多、烦渴，竟用单味黄芩治愈，不可思议。《本草经集注》记载黄芩治"痰热"。

在《长江医话》中，彭参伦先生介绍了他的一个案例：

余于 1958 年曾治朱某患肺热咳嗽，痰里夹血，胸膈板结，口渴引饮，气粗，苔黄乏津。遵东垣之法，主以黄芩 60g，水煎顿服，次日身热尽退，而痰咳胸结之患愈。

黄芩一味，治疗妊娠恶心呕吐，前文已述。治疗妊娠恶阻，还可以与枸杞子配伍应用，资料如下：

笔者用自拟的黄芩杞果冲剂，共治疗 200 余例妊娠恶阻，疗效达 95%。处方：黄芩、枸杞子各 50g，置带盖瓷缸内，以沸水冲之，候汁温时频饮之。饮后再用沸水冲，待温频饮，以愈为度。经临床观察无任何不良反应。

举例：杨某，女，24 岁，妊娠 59 天。1 周前出现恶心呕吐，每天 10 余次。经某院诊为妊娠恶阻，注射爱茂尔，口服维生素

B$_6$，无效，症转剧，饮水亦呕出。1987 年 2 月 8 日来诊，诊见：舌质红，苔白厚，脉滑数。投黄芩杞果冲剂 1 剂。2 月 19 日复诊：呕吐止，脉滑缓，继投 1 剂以固疗效。[许梦森. 黄芩杞果冲剂治疗恶阻. 吉林中医药，1988(1):28 .]

以上说的是黄芩的单味药应用，下面说说其与他药配伍。

一、与黄连配伍，重点调理胃肠疾病，如胃胀、腹泻等

黄芩在《伤寒论》《金匮要略》中，最多的是跟黄连一起配伍，联合组方，如葛根芩连汤、半夏泻心汤、黄连阿胶汤等，共有 8 方。

张志远先生在《张志远临证七十年精华录》中说：

家族伯父每遇夏秋季湿热混结，发生的肠道病，都投二味（黄芩和黄连）；有时不加任何辅助之品，只开黄芩 15g、黄连 15g，水煎，分两次饮下，一般 3 ～ 5 天治愈。水泻严重者，添泽泻 15g，即回报平安。所谓小方气死名医，于此可证。因其苦寒，伐生生之气，要见好就收，切勿多服。

二、与柴胡配伍，治疗高热

《国医大师张志远用药手记》中记载：

老朽依据《伤寒论》小柴胡汤的配伍规律，同柴胡组方，一升阳一降火，一疏散一泻湿，相互辅成，调治多种疾患，特别在解肌退热方面，独树一帜，能建奇功。民国时期绍兴医家何廉臣、曹炳章洞晓二味作用，然所开较少，令人遗憾。凡风热外感，或风寒化热，或伤寒少阳证，只要无汗、头痛、流涕、口苦、发热，脉象弦数，都可于相应处方内加入黄芩、柴胡 15 ～ 25g，提高药效，缩短疗程。为了防止柴胡过度升发引起呕恶，加半夏 10 ～ 15g。还宜师法《串雅》经验，单用黄芩、柴胡，不配他药，既经济又

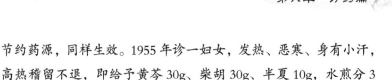

节约药源，同样生效。1955 年诊一妇女，发热、恶寒、身有小汗，高热稽留不退，即给予黄芩 30g、柴胡 30g、半夏 10g，水煎分 3 次服，6 小时 1 次，4 剂便愈。

三、治疗出血

1. 与白茅根配伍，治疗鼻出血（衄血）

笔者用黄芩 20g，白茅根 25g，水煎服。治疗 10 余例实证鼻衄患者，效果满意，一般 1 ～ 3 剂即愈。举例如下：孙某，男，28 岁，1985 年 7 月 22 日诊，3 日前，鼻腔流血不止，速去耳鼻喉科诊治，2 日后，鼻衄稍止，但仍时而滴血。视患者身体健壮，面色红润，脉洪数有力，舌苔燥黄，舌质红。病属肺热引起鼻衄。服上方 2 剂，痊愈。[阎保祥 . 黄芩白茅根治疗鼻衄 . 四川中医，1988(1):42.]

2. 与四物汤配伍，治疗崩漏（功能性子宫出血）

《国医大师张志远用药手记》记载：

1972 年诊一功能性子宫出血，数月不潮，来时量多，久而不停，曾服胶艾四物汤 10 剂，突出补阴、平热、凉血，以阿胶、生地黄为君，计当归 10g、川芎 6g、生地黄 30g、白芍 15g、阿胶 30g、艾叶炭 10g，似水投石，无有回响。最后加入黄芩 30g，水煎分 3 次服，连饮 5 天，血下便止。此后记取这一经验，凡妇女崩漏症，请黄芩出山，即能药到病除。芎、归、地、芍加本品，称奇效四物汤，功力甚佳。

四、与滑石、泽泻配伍，治疗暑泻

《国医大师张志远用药手记》记载：

1965 年在山东中医学院附属医院诊一夏季暑泻病人，发病

10 天，口干、低热、小便短赤、下利似水，夹有黑血、无脓液、里急后重，吃理中汤、参苓白术散未见反响，乃来求治，嘱其购黄芩 30g、滑石 40g、泽泻 15g，水煎分 3 次服，连饮 5 剂，霍然而愈。清热、燥湿、固肠、止血，黄芩萃于一身，功顶多药大方。

五、与生地配伍，有抗过敏、抑制免疫抗体的作用，治疗免疫性、过敏性疾病

古代黄芩与生地配伍的方剂很多，如黄土汤、《千金要方》三物黄芩汤（黄芩、苦参、地黄）、当归六黄汤、九味羌活汤、大羌活汤等。

需要特别关注的是《千金要方》三物黄芩汤，原方主治四肢苦烦热。王幸福老师在《杏林薪传》中指出：

手脚心发热临床上女性多见，多年来他遍试多个方剂而乏效，后用三物黄芩汤加味治疗，疗效很好。

举一个王幸福老师治疗的案例：

贾某，女，45 岁，陕西宝鸡市。2007 年 3 月间来诊。

主诉：两颧发热十五六年了，手足夏季出汗，其他几季发热、发烫，冬天不怕冷，晚上睡觉只盖一层薄被子，双足还是发热，只好露在外头。常年服用知柏地黄丸，曾在多处请中医治疗，吃中药无数，均无效验。听朋友介绍，特从宝鸡赶来一治。

刻诊：中等身材，面白嫩，两颧微发红，舌质略红苔薄白，脉沉滑略数，左尺部沉弱。饮食一般，二便正常，眠差，记忆力略减，人敏感，说话啰唆，无结核病，月经无异常。要求专治手、足和脸发烫。辨证为阴虚发热，虚阳外露。

处方：二仙汤合知柏地黄汤加生龙牡。

淫羊藿 10g、仙茅 10g、巴戟天 12g、知母 10g、黄柏 10g、

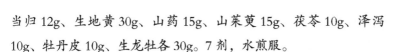

当归 12g、生地黄 30g、山药 15g、山茱萸 15g、茯苓 10g、泽泻 10g、牡丹皮 10g、生龙牡各 30g。7 剂，水煎服。

一周后，二诊：服药后除睡觉好些，其发烫、发热症仍旧一样。看来常法常方不管用，那就用专病专方吧。

处方：黄芩 30g、苦参 12g、生地黄 60g、地骨皮 60g、白薇 10g、紫草 30g、生龙牡各 30g。7 剂，水煎服。

三诊：告知发热已减。效不更方，继续又服 15 剂，诸恙平息，发热发烫治愈。

据王老师的学生常文医师介绍，此方治疗手足心发热，有效率达 90% 以上。

沈丕安先生治疗风湿病免疫病，如红斑狼疮、类风湿性关节炎、桥本甲状腺炎、荨麻疹、银屑病等疾病，常以黄芩配伍生地，用来抗炎镇痛、抗变态反应，抑制免疫。

黄芩有副作用吗？据沈丕安先生的《中药药理与临床运用》讲：

临床观察黄芩无毒。在常规剂量内水煎服没有不适反应。长期服用或大剂量服用也没有明显不良反应。中医理论苦寒伤脾，黄芩的苦味与寒性，比黄连、苦参为轻。对胃肠功能正常的病人，黄芩 30g 煎服，基本没有胃肠道副反应。对脾胃虚弱，大便经常稀薄次多的病人，或者经常有胃痛的病人，如果治疗需要而用黄芩，在 15 ～ 30g 以下并不引起滑肠和加重胃痛。

综上，黄芩是一味重要的中药，在抗炎镇痛、抗变态反应、抑制免疫的方面值得重视。在《辅行诀》中，大小泻心汤、大小泻肾汤、救误大小泻心汤、大小阴旦汤、大小朱鸟汤共 10 个方剂中，都用到了黄芩这味药。

2020 年夏季我在杭州时，有几天阴雨绵绵，气温降低，某晚窗户未关，我头朝窗口睡觉，第二天起床后即感觉头部受冷不适，一天不到急性睑腺炎发作，一只眼睛眼内眦红肿疼痛。当时正好身边有黄芩，遂马上抓了黄芩，并切了生姜片，将两者一起煮了喝，第二天就消了大半，两天即痊愈。

第四节　逍遥丸的来历

某天读"丹栀逍遥散"时，忽然想起一件事来。

大概两年前，碰到一位20多岁的年轻女性来治病。她说每次月经前都乳房胀痛明显，以前曾吃过逍遥丸，一吃下去，神效！当天胀痛就消失了！她佩服得五体投地，觉得其真是神药啊！

逍遥丸，其实原名逍遥散，出自宋代的《太平惠民和剂局方》：

逍遥散：治血虚劳倦，五心烦热，肢体疼痛，头目昏重，心忪颊赤，口燥咽干，发热盗汗，减食嗜卧，及血热相搏，月水不调，脐腹胀痛，寒热如疟。又疗室女血弱阴虚，荣卫不和，痰嗽潮热，肌体羸瘦，渐成骨蒸。

甘草（微炙赤）半两，当归（去苗，锉，微炒）、茯苓（去皮，白者）、芍药（白）、白术、柴胡（去苗）各一两。

上为粗末。每服二钱，水一大盏，烧生姜一块切破，薄荷少许，同煎至七分，去渣热服，不拘时候。

现在的逍遥丸，是把散剂改成了丸剂。

我以前对此方不太重视，其实是理解不深，听了这位朋友所讲，不禁对此方刮目相看。

逍遥散里只有8味药，这些药也都是普通的常见药，何以有如此大的威力？

因为近1年在学用经方，今天再读逍遥散，恍然大悟，发现此方是从《金匮要略》的"当归芍药散"化裁而来，根正苗红，相当不简单！

当归芍药散有6味药：当归、芍药、川芎、白术、茯苓、泽泻。除了治疗女性孕期腹痛——"妇人怀娠，腹中疠痛"，还可以治疗"妇人腹中诸疾痛"，简直是妇科万能方。

分析一下，前3味当归、芍药、川芎，可养血活血化瘀，是治血的组合；后面3味白术、茯苓、泽泻，利水化饮，是治水的组合。

人体70%都是水，所以人体体液、血液的循环状态，在很大程度上决定了人体的健康状态。当归芍药散的作用，就是解决人体血水循环障碍的，所以治疗范围极广。

我曾看到有医生用此方加味，作为疾病好转或痊愈后的善后方、巩固方。

再看逍遥散的组成，是在当归芍药散的原方上，用柴胡、薄荷替换了川芎，加强了疏肝理气的作用；用生姜、甘草替换了泽泻，加强了温中散湿的作用。

逍遥散不过8味药，当归芍药散仅6味药，背后的理论却不简单，值得细品。

小建中汤同此两方治疗症候类似。我认为小建中汤主治偏虚，当归芍药散和逍遥散主治偏瘀。逍遥散可以看作当归芍药散加入了柴胡剂。

第五节　甘草泻心汤的拓展应用

先看几则案例：

1. 荨麻疹案

S姓男，48岁，2023年2月20日初诊：小腹部及腹股沟起皮疹数年，瘙痒明显，每到春季易发作。近段时间又发作，瘙痒严重，越抓越多，导致睡不着觉。平时胃部不适，容易嗳气。

分析：这属于慢性荨麻疹急性发作，因为长期有胃肠道不适的表现，考虑此皮肤黏膜过敏的根源在消化道，应从调理胃肠道来治疗皮肤病。方选调节胃肠免疫的甘草泻心汤：

炙甘草 25g，黄连 6g，黄芩 18g，干姜 10g，大枣 30g，人参 10g，北沙参 20g，郁金 20g，麦芽 30g。5 剂。

2 月 28 日复诊：荨麻疹明显减轻，瘙痒也明显减轻，夜间可以正常睡眠。

后继续服药治疗两次而愈。

2. 咽痛案

T 姓女，40 岁，2023 年 3 月 13 日初诊：今日下午开始发热，体温 38.2℃。现症见：咽干咽痛，体温 37℃。

近期发热的比较多，考虑传染性病毒感染。因咽痛为主要表现，方选甘草泻心汤：

炙甘草 9g，甘草 6g，黄连 3g，黄芩 10g，清半夏 10g，干姜 6g，人参 10g，北沙参 20g，大枣 20g。4 剂，每日服 2 剂。

3 月 15 日二诊：发热 1 天后热退，现无发热，咽痛减轻，咽干，开始不时咳嗽（以前感冒后往往咳嗽很长时间），痰少，食欲减退。处方甘草泻心汤合生脉饮：

北沙参 20g，玄参 20g，麦冬 10g，五味子 6g，炙甘草 15g，黄连 3g，黄芩 10g，清半夏 10g，干姜 6g，大枣 20g，麦芽 30g。5 剂，每日服 1 剂。

服后咽痛、咳嗽消失。

2023 年 6 月 2 日中午，患者又出现咽痛、头痛、发热，3 日夜间服布洛芬后汗出热退，但 4 日发热又起，予葛根麻杏石甘汤加人参、北沙参、蝉蜕治疗。

6日，热退，但咽痛仍明显。处方甘草泻心汤：

炙甘草9g，甘草9g，黄芩10g，黄连3g，干姜6g，清半夏10g，大枣30g，人参10g，北沙参20g。4剂，每日服2剂。

服后咽痛消失。

3. 口腔溃疡案

N姓女，41岁，2023年6月23日来诊：反复口腔溃疡数月，晨起口角脱皮。近段时间双下肢不定时酸痛。处方甘草泻心汤加茯苓：

炙甘草9g，甘草9g，黄连3g，黄芩10g，清半夏10g，干姜3g，茯苓20g，北沙参20g，大枣30g。5剂，每日1剂。

服药后口腔溃疡、口角脱皮、下肢酸痛均消失。

4. 慢性咳嗽

（1）W姓女，35岁，既往有变异性哮喘，5月28日开始发热，伴咽干、咽痒、咳嗽、全身乏力。29日来诊，予葛根麻杏石甘汤加人参、北沙参治疗后热退，余症明显减轻。其后咳嗽断断续续，越来越重，治疗月余效果不显。

7月4日参加北京慈方论坛会议回来后突然想到：甘草泻心汤可以治疗黏膜免疫病，而气管支气管腔道亦属于黏膜，可以一试。

现症见：出汗较多，咽痒，昼咳夜不咳。处方甘草泻心汤：

甘草9g，炙甘草6g，黄芩10g，黄连3g，清半夏10g，干姜6g，北沙参10g，大枣20g。6剂，每日2剂。

7月6日复诊：咳嗽减轻，全身感觉舒服了。继续处方同前。

服后咳嗽基本消失。

（2）T姓男，64岁，7月16日初诊：反复咳嗽2月不愈。

既往 30 余年前开始，经常感冒后长时间咳嗽不容易好。本次也是感冒引起，多次服多种西药（内有抗生素之类），病情不减。现症见：咳嗽咳白痰，无咽痛及咽干咽痒，无胃脘胀痛。咳嗽时，胸前剑突处常疼痛不适。舌质淡，苔白稍厚。右脉弦，稍大。腹诊：上腹部稍硬满，抵抗感明显。

有了案（1）的实践验证，我认为甘草泻心汤是可以治疗支气管黏膜的免疫过敏性痉挛的。此例也怀疑是变异性哮喘，处方甘草泻心汤：

甘草 9g，炙甘草 6g，黄芩 10g，黄连 3g，清半夏 10g，干姜 6g，北沙参 10g，大枣 20g。4 剂，每日 2 剂。

7 月 18 日复诊：咳嗽大减，现在偶尔咳几声，咳痰也没有了，胸口仍疼痛。继续处方同前。

7 月 20 日反馈：咳嗽消失，胸前疼痛也消失。

当代社会，过敏类疾病和免疫类疾病非常多，很多看似是局部的病变，其背后常常是整体免疫系统的问题。很多疾病在诊断上多停留在对表象的描述，并没有搞清楚疾病的根源、内在的本质，所以治疗起来也往往束手无策。

荨麻疹在皮肤，咽痛在咽喉，口腔溃疡在口腔，咳嗽在气管、支气管，病变明显不在一个部位，如果患者去医院求诊，恐怕也要去不同科室诊治。

分科是按照解剖学来分的，不同的器官和系统划分为不同的科室。但是医学分科太细，有时候会导致只看到局部，而看不到整体，只见树木，不见森林。

不同的器官，是由类似的细胞、组织构成，还要靠共同的血液来濡养，并受神经、内分泌、免疫系统来调控。所以从微观层面看，不同的器官，往往有共同的基础。

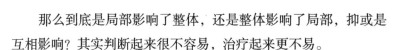

那么到底是局部影响了整体，还是整体影响了局部，抑或是互相影响？其实判断起来很不容易，治疗起来更不易。

在《伤寒论》中，张仲景用甘草泻心汤来治疗腹泻、胃胀、咽喉和阴部溃疡。这些医疗经验，来自很多前辈的医学思考与实践体会。

时代在发展变化，我们在实践过程中，会不断遇到新问题和新挑战，如何在新环境下继承、发扬和创新中医，还需要进一步进行积极探索。

比如甘草泻心汤，仲景用来治疗下利、咽喉和生殖器溃疡，现在很多中医复制这种经验，用来治疗胃肠道病变、口腔溃疡和白塞综合征，效果确实很好。

如果我们从现代人体生理、解剖、免疫、内分泌的角度，重新审视甘草泻心汤，会产生什么不一样的认识呢？

我们从《伤寒论》的3个泻心汤——半夏泻心汤、生姜泻心汤、甘草泻心汤可以看出，此方本来主要是用于治疗胃肠病变的。但我们的胃肠道不只是消化和吸收食物，消化系统是不是会影响神经系统？胃肠道里存在着大量的内分泌细胞，对内分泌也有影响吧？肠道内的微生物群落，是不是对免疫系统的建设和稳定有重要影响？从上面5个案例可以看出，甘草泻心汤对免疫系统有较强大的稳定和纠偏作用。不论是荨麻疹、变异性哮喘咳嗽，还是咽痛、口腔溃疡，不论是急性还是慢性，针对这些黏膜部位的过敏和免疫反应，效果都相当好。从中医五味入五脏的角度来看，甘草泻心汤中甘草、人参、大枣味甘，干姜、半夏味辛，黄芩、黄连味苦，辛、甘、苦作用于脾系统，也就是消化系统。此方味甘可扶正补虚，辛、苦可除痞通瘀，攻补兼施，寒热并用，有很好的纠正胃肠功能紊乱的作用。

如果能够从人体的生理、病理变化和神经、内分泌、免疫调控的角度将中医和经方治疗的原理阐释清楚，就可以大大拓展中医治病的思路和应用范围。

第六节　经历大柴胡汤

2022 年 4 月 20 日，有个患者朋友反馈，2 月底她吃了我给她开的药以后，背痛和便秘都基本消失了。

这是位 46 岁的女性，有胆结石，总是背痛，便秘严重，当时用了大柴胡汤合附子理中汤：

北柴胡 18g，黄芩 12g，清半夏 12g，赤芍 20g，炒枳壳 30g，酒大黄 15g，大枣 30g，党参 15g，白术 12g，干姜 10g，茯苓 15g，炒甘草 12g，制附片 10g。

巧合的是，4 月 19 日也有个朋友跟我反馈用了大柴胡汤效果很好。这是个 30 岁的女性，长期胃胀、腹胀、小腹胀痛、便秘。当时我给她腹诊，发现她胃脘、左下腹和右肋下按压抵抗感明显，自觉也有胀痛，就用了大柴胡汤合桂枝茯苓丸：

北柴胡 20g，黄芩 12g，清半夏 12g，赤芍 30g，炒枳壳 30g，酒大黄 15g，大枣 30g，莪术 30g，丹参 30g，甘草 10g，桂枝 12g，茯苓 30g，牡丹皮 15g。

2022 年 1 月，黄煌老师在沧州讲大柴胡汤的应用，我听了很受启发。此方虽然在北方用的机会多，但在南方适合应用的机会也不少。

更巧的是，某天跟一位医生朋友聊天时，他讲了一个汗出如洗多年的特殊病案，也是用了大柴胡汤，听起来也很是神奇：

一位 78 岁的男性，汗出如洗多年，一活动就一身大汗，内

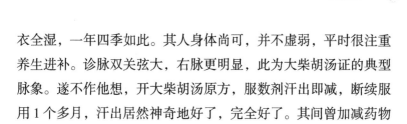

衣全湿，一年四季如此。其人身体尚可，并不虚弱，平时很注重养生进补。诊脉双关弦大，右脉更明显，此为大柴胡汤证的典型脉象。遂不作他想，开大柴胡汤原方，服数剂汗出即减，断续服用1个多月，汗出居然神奇地好了，完全好了。其间曾加减药物调整了几次，患者感觉不如大柴胡汤原方，还要求原方治疗。

大柴胡汤出自《伤寒论》。

一、《伤寒论》

第103条：太阳病，过经十余日，反二三下之，后四五日，柴胡证仍在者，先与小柴胡汤。呕不止，心下急，郁郁微烦者，为未解也，与大柴胡汤，下之则愈。

第136条：伤寒十余日，热结在里，复往来寒热者，与大柴胡汤。

第165条：伤寒，发热，汗出不解，心中痞硬，呕吐而下利者，大柴胡汤主之。

二、《金匮要略·腹满寒疝宿食病脉证治》

按之心下满痛者，此为实也，当下之，宜大柴胡汤。

大柴胡汤可治比小柴胡汤更严重的"瘀"证（《伤寒论》称为"实"），如肝胆十二指肠段的管道不通、代谢废物瘀积、消化液分泌不足。所谓"呕不止，心下急""心中痞硬，呕吐而下利""心下满痛"，都是这个病机的外在表现。

《伤寒论》有两个经方在后世应用最广，一个是桂枝汤及其类方，一个是柴胡汤及其类方，此二方的主治方向，我称之为一个补虚，一个通瘀。

参考《辅行诀》，桂枝类方的方根是阳旦汤，柴胡汤类方的方根是阴旦汤。如果以阴阳二分法来高度概括人体疾病的两种状态，就是以"虚"为主的阳旦汤证和以"瘀"为主的阴旦汤证。

阳旦汤和阴旦汤的区别就一味药：前者为桂枝，味辛；后者为黄芩，味苦。两者有共同的 4 味药：芍药、生姜、甘草、大枣。

芍药兼具酸、苦二味，所以这 4 味药兼具调整肝（酸、辛、甘）和脾（辛、甘、苦）两个系统的作用。

而肝系统相当于现代医学的循环系统，脾系统相当于现代医学的消化系统，这在前文中曾提到过（见第三章第四节"古今中医理论体系举隅"）。消化和循环两个系统是人体生理功能最基础的部分，所以治疗疾病，首先要调节并强化这两个系统的功能。

应用大柴胡汤时，因为多数患者偏阴津不足，加上生地、玄参之类效果会更好。

王清任的血府逐瘀汤，就相当于柴胡剂加上了生地、当归之类的养阴药，可治疗很多因肝胆瘀滞而出现的各种奇奇怪怪症状的患者，适用范围很广。

余成麟老师的乾坤丹，就是针对肝胆瘀滞、肝肠循环障碍所创，虽然只有 5 味药（玄参、土茯苓、浙贝母、夏枯草、酒大黄），但方简效宏，我在临床上应用时，发现其常常比大柴胡汤或者血府逐瘀汤效果更好，治疗案例见第七章病案篇。

第七节 小建中汤再升级——建中合剂

所谓的建中合剂，是我将小建中汤、黄芪建中汤、当归建中汤进行的合方。我一般用生麦芽、枸杞子代替饴糖，其方如下：

桂枝 12g，肉桂 6g，赤芍 15 ～ 30g，炙甘草 15g，生姜 15g，大枣 30g，生麦芽 30 ～ 60g，枸杞子 15g，黄芪 15g，人参

6g，当归 15g。

小建中汤，《伤寒论》中用来治疗：

（1）腹中急痛。

（2）心中悸而烦。

《金匮要略》中用来治疗：

（1）虚劳里急，悸，衄，腹中痛，梦失精，四肢酸疼，手足烦热，咽干口燥。

（2）男子黄，小便自利。

（3）妇人腹中痛。

黄芪建中汤在《金匮要略》中用于治疗：

虚劳里急，诸不足。

《肘后备急方》卷四有一方，为小建中汤加黄芪、人参，主治：

凡男女因积劳虚损，或大病后不复，常若四体沉滞，骨肉疼酸。吸吸少气，行动喘惙，或小腹拘急，腰背强痛，心中虚悸，咽干唇燥，面体少色，或饮食无味，阴阳废弱，悲忧惨戚，多卧少起。久者积年，轻者才百日，渐至瘦削，五脏气竭，则难可复振，治之汤方。

在《备急千金要方》卷十七中，小建中汤主治：

治肺与大肠俱不足，虚寒乏气，小腹拘急，腰痛羸瘠百病。

《辅行诀》中大阳旦汤，为小建中汤加黄芪、人参，主治：

凡病汗出不止，气息惙惙，身劳力怯，恶风凉，腹中拘急，不欲饮食，皆宜此方。若脉虚大者，为更切证也。

当归建中汤，出自《千金翼方》，主治：

治产后虚羸不足，腹中疾痛不止，吸吸少气，或若小腹拘急，挛痛引腰背，不能饮食。

小建中汤的基础是桂枝汤，桂枝汤在《辅行诀》中名为小阳旦汤。我汇总了一下桂枝汤在《伤寒论》和《金匮要略》中的主治：

（1）恶寒，恶风，身疼痛。

（2）汗出，大汗出，自汗出。

（3）头痛，鼻鸣，衄。

（4）渴，不能食（妊娠），干呕，烦，心下闷。

（5）气上冲。

（6）脉——浮，浮数，浮虚，洪大，迟。

通过对比，可以看出小建中汤可治疗桂枝汤所治疗症状进一步加重的情况，桂枝汤治疗虚弱，小建中汤治疗虚劳。

以前我曾说，小建中汤是经方中的营养剂，因为唯有营养可以补虚，修复组织细胞的损伤。

人体在虚损的情况下有两种状态，一种是组织器官功能的抑制和低下，表现为乏力、恶风、怕冷、心悸、干呕不能食、脉虚、脉迟等。因为组织缺血缺氧，还会引起一系列软组织和肠道的紧张、痉挛和疼痛，如身体疼痛、四肢酸疼、腹中痛、痛引腰背等。

另一种状态是组织器官功能的亢进。这个状态似乎不易理解，但事实确实如此。举个例子，有断食或者辟谷经验的人，会有比较直接的体会。人在断食饥饿的状态下，最初是全身乏力的状态，但肠道蠕动是亢进的，因为肠鸣会明显增加，肚子咕咕直叫。但随着时间的延长，两三天以后，肠道蠕动会转入抑制状态。这时身体的乏力感会减轻，大脑会越来越清醒和亢奋，甚至会出现失眠的现象。

可见在营养不足的状态下，人体不同组织和器官的反应和状态并不是相同的，有的处于亢奋状态，有的却处于抑制状态。同一个组织器官的状态，在不同的时段也在变化，现在处于亢奋状态，接下来可能就进入抑制状态。

抑制状态多表现为功能不足，用中医的术语来讲就是"寒"

象；亢奋状态表现为功能的亢奋，多为"热"象。

由此可见，寒和热并非疾病的本质，寒和热之间也并不矛盾。

桂枝汤治发热、烦、衄、脉洪大，小建中汤治手足烦热、咽干口燥。有人不理解：温热之方，怎能用于治疗热证？要知道，寒热并非疾病的本质，虚实才是疾病的本质。

补虚、祛实（瘀）才是疾病的两大治疗原则。

明白了这个道理，再来看桂枝汤和小建中汤，就不难理解它们的主治症状既有热象，又有寒象了。

举几个我在临床中应用建中合剂的病案：

1. 过敏性鼻炎

L 某，女，41 岁，2021 年 9 月 23 日初诊：患过敏性鼻炎数年，晨起喷嚏不断，鼻涕不止。伴随症状：饮食厌油腻、辣、咸。

处方建中合剂加石菖蒲、郁金、王不留行：

桂枝 10g，肉桂 6g，赤白芍各 20g，生姜 15g，大枣 30g，麦芽 30g，谷芽 30g，枸杞子 20g，人参片 6g，黄芪 30g，当归 15g，石菖蒲 12g，郁金 20g，王不留行 12g。7 剂。

服完，喷嚏、流鼻涕已经好转很多。

10 月底又服 7 剂，鼻炎好转七成。

11 月又服 7 剂，鼻炎基本好了，胃不舒服也好了，皮肤也变好了。

2. 儿童慢性腹痛（慢性肠系膜淋巴结炎）

X 某，女，7 岁，反复腹痛半年，几乎每天餐后腹痛一阵，几十秒到数分钟不等，疼痛消失后一如常人。去医院检查，诊断为慢性肠系膜淋巴结炎。2021 年 6—7 月，我曾为其做过几次脊柱调整，主要调节第 11 胸椎，治疗后好转一段时间，后仍然反复发作。该小孩有慢性鼻炎病史，经常生病，体质较弱。

2021 年 9 月 2 日：处方小建中汤加桑叶、桑葚、地黄、太子参。服用后腹痛次数明显减少，半个月以来只发作两次。

2021 年 9 月 18 日，处方建中合剂：

桂枝 12g，赤白芍各 15g，生姜 10g，大枣 30g，麦芽 30g，谷芽 30g，枸杞子 20g，人参片 3g，黄芪 20g，当归 12g。7 剂。

服后腹痛消失，未再发作。

3. 腹胀、肩背疼痛

某男，49 岁，2021 年 9 月 14 日初诊：腰背及肩部酸痛数月，屡经推拿按摩无效。经常腹胀，大便干结和稀溏交替。既往有腰椎间盘突出症 20 余年，直肠癌术后两年。

查体：腰背颈肩肌肉松软、湿冷。

脉象：左尺脉沉弦而硬，右脉沉弱。

处方建中合剂、半夏泻心汤合方：

桂枝 10g，肉桂 5g，赤白芍各 15g，生姜 15g，大枣 30g，甘草 10g，炒麦芽 30g，生麦芽 60g，枸杞子 20g，人参片 10g，黄芪 30g，当归 15g，黄连 5g，黄芩 10g，清半夏 12g，北沙参 15g，干姜 10g。7 剂。

9 月 21 日复诊：腹胀明显减轻，腰背及肩部酸痛也明显减轻，全身乏力明显好转。患者以前做医药行业，也对中医有所了解，感叹说：原来我的肌肉疼痛是胃肠不通引起的，以前我总是以为是肩膀疼引起的腹胀。

4. 崩漏（功能性子宫出血）

X 某，女，21 岁。2022 年 2 月 28 日来诊：说最近工作忙，压力大，2 月月经来后淋漓不尽，已半个月了还有出血。

腹部触诊：体瘦，腹主动脉搏动亢进，肋下无压痛。

处方建中合剂加龙骨、牡蛎、桑叶、地榆：

桂枝 15g，赤白芍各 15g，生姜 12g，大枣 30g，炒甘草 10g，生麦芽 30g，枸杞子 15g，人参片 5g，黄芪 15g，当归 15g，龙骨 20g，牡蛎 30g，桑叶 30g，地榆 15g。7 剂。

患者服药后，第一天有腹痛腹泻现象，1 天后正常。服完药出血消失。

5. 痛经、嗳气、多囊卵巢综合征

L 某，女，36 岁，2021 年 10 月 27 日初诊：有多囊卵巢综合征病史，经前腹痛，腰酸痛，乏力，口干口苦，嗳气，睡眠差。

查体：体瘦，面暗黄。

腹诊：腹凹陷，软，腹主动脉搏动亢进。

脉象：脉弱。

予小建中汤、半夏泻心汤合方。7 剂。其后未再来复诊。直到 2022 年 1 月 19 日才来复诊：说上次药服后诸症减轻，但听说某社区一中医很有名，患者很多，就去该中医处开中药治疗了两个月，结果越吃药感觉越差，乏力，痛经加重，月经是紫黑血块。其向我出示该中医处方，为大堆疏肝、健脾、补肾的中药，看不出是什么方：

仍予去年 10 月原处方。服后诸症好转。继续小建中汤加味治疗。

2022 年 3 月 23 日八诊：小建中汤加味治疗 2 个月，身体乏力的症状明显减轻，夜间睡眠好转很多，近两次月经来时也没有腹痛和腰酸痛，经量经色皆正常。上次处方合吴茱萸汤，服后嗳气明显减轻，处方不变：

桂枝 15g，赤芍 15g，生姜 30g，大枣 30g，炒甘草 15g，人参片 6g，当归 15g，龙骨、牡蛎各 15g，茯苓 15g，猪苓 10g，泽泻 20g，炒苍术 12g，石斛 12g，吴茱萸 5g，炒内金 10g，炒山楂

10g，神曲 15g。7 剂。

6. 乏力、肛裂术后

X 某，女，57 岁，2022 年 5 月 17 日初诊：曾因肛裂在医院做 3 次手术，术后肛门疼痛的症状一直没有解决，每次大便时肛门疼痛，苦不堪言。伴全身乏力，心慌气短，怕冷，骑车几百米即体力不支，平时洗碗、扫地等家务活都不能干。现大便偏干，每次大便时感觉肛门疼痛，无出血。以前经常便秘，现在自己揉腹好很多。餐后血糖高，在服阿卡波糖。

查体：体瘦，肌肉松软无力，腹部软，腹主动脉搏动亢进。胸腰椎接合段后突。

处方：建中合剂加黄芩、地榆。

服后乏力感觉减轻，大便通畅，继续服药。至今总计近两个月，身体感觉逐渐变好，体力增加，骑车可以骑很远，也开始做家务了，大便时肛门疼痛也减轻了，怕冷的症状明显减轻，原来医院术后用的塞肛药（中药加西药）也停了，餐后血糖正常，阿卡波糖也停了。

7. 肠鸣、腹泻、胃癌术后

N 某，女，60 岁，2022 年 5 月 18 日初诊：腹部怕冷怕风，经常腹痛腹泻，肠鸣。最近每天腹泻四五次，非常痛苦。曾因胃癌行手术治疗，胃部分切除。

腹诊：肠鸣音亢进，腹主动脉搏动明显。胃脘部胀满，有压痛。

处方：黄连汤加羌活、炒苍术、赤芍（痛泻要方变方）。5 剂。

5 月 23 日复诊：腹痛腹泻消失，大便每天 1 次，下午也有饥饿感了（以前没有），进食较前明显增加。原方继续服用。5 剂。

6 月 30 日三诊：诉周二、周三又腹泻两天，感觉中药不如上次效果好。

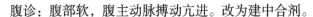

腹诊：腹部软，腹主动脉搏动亢进。改为建中合剂。

7月5日四诊：服药后感觉很好，没有肠鸣腹泻，只是前天右侧胁下痛了一阵。前方麦芽加至50g，加郁金20g。7剂。

7月14日五诊：说未再腹泻，全身怕冷的症状也明显减轻了。以前用凉水洗衣服就会腹泻，现在这种情况也没有了。

应用建中合剂的要点是什么？怎么判断这个人该不该用建中合剂？

建中合剂的基础方是小建中汤，小建中汤的基础方是桂枝汤。前面我曾说，桂枝汤治疗虚弱，小建中汤治虚劳。所以建中合剂治疗的目标就是虚证。

脾胃虚、肾虚、肝虚、气血虚、阳虚、阴虚、精虚，建中合剂皆可以治疗，功能强大，可以称得上是经方补虚第一方！但很容易被人轻视和忽略。

在这里，很多人会有疑问：建中合剂可以补肾吗？方中只有一个枸杞子有补肾的作用，并没有其他专门补肾的中药啊？

其实这是大多数人的思维被后世中医的固化思维僵化了，认为补肾就是熟地、黄精、肉苁蓉、淫羊藿之类的中药。事实上，经方中补肾补虚是从消化系统入手，通过增强后天消化功能来补肾的，这是相当高明的思路和理念，实践证明疗效确实显著。

上个月我曾治疗过一个消化功能不好，伴有夜间尿频的患者，用了两周半夏泻心汤后，消化功能改善，夜间尿频的症状也没有了，这就是消化功能影响泌尿功能的最好证明。

江部洋一郎的《经方医学》（第一卷）中说：胃是人体的一级发电站，肾是二级发电站。而二级发电站的能量，是由一级发电站分配来的。书中对桂枝汤为什么能补肾有精彩的论述，大家可以参考。

这里的胃和肾是什么？肯定不是解剖里的胃和肾脏，而是中医的概念。从《黄帝内经》开始，"女子七岁，肾气盛，齿更发长……"肾气、肾精被定义为人体生长发育的主导者，但是它们具体指什么，模糊不清。

以生物学中的植物为例，一粒种子发芽、生根，成长为一株植物，它的胃气是什么？肾气又是什么？

种子要发芽，需要水分、空气、合适的温度；如果要再成长，长成一株植物，还需要阳光、摄取和转化各种营养，这是很简单的生物学知识。那主导它生长发育的因素是什么？

如果我们仔细分析，可以发现生长发育的这个过程分为两部分：

一是种子自身固有的基因、生命的表达程序，有胚芽和胚芽发芽需要的一些营养，这些属于"先天"。

二是种子要发芽，要成长为一株完整的植物，还取决于外在的环境，如空气、水分、温度、阳光、各种营养——这些属于"后天"。

先天因素和后天因素的重要性是一样的，缺一不可。

从这个角度看，《黄帝内经》中的"肾气"显然包含了先天和后天这两方面的因素。

后天的环境因素对种子先天因素的影响很大，能影响基因的表达，还能够加速或者延缓生命的表达过程。但这种影响是有限的，不是无限的。比如，一颗花生种子，不论后天环境如何变化它都无法长成一棵苹果树。

如果从临床角度看，我倾向于胃气和肾气指的都是后天因素（环境），因为先天因素是改变不了的。我们临床治病，只能通过调整后天因素来影响生命的表达。

胃气，我觉得指的是人体从外界摄取物质的营养进行吸收和转化，并为人体提供能量的能力，实际包含了呼吸和消化系统，不单单指解剖学上的胃。

肾气，是人体获得营养和能量后，将其进行储存、转化、利用，以维持和调控生理活动、防御疾病、修复损伤的能力，包含心血管、内分泌、免疫和泌尿生殖系统，不单单指解剖学上的肾脏。

胃（中医概念），主管摄入、吸收和转化；肾，主管储存、利用和调控。

我想，这大概就是《经方医学》里所讲的"胃是人体的一级发电站，肾是二级发电站。而二级发电站的能量，是由一级发电站分配来的"背后的原理了。

建中合剂，就是针对"胃"的，其能够增强消化功能，从人体物质、营养、能量的摄取和转化着手，这是生命的基础，所以说它是补虚第一方。

《临床应用汉方处方解说》将小建中汤的应用目标定为"全身疲劳，精力不足"，可谓简洁明了。

"全身疲劳，精力不足"是自觉的典型症状，这个容易判断，但"虚证"还有很多其他不典型表现，像《伤寒论》《金匮要略》里桂枝汤、建中汤的主治症状，简直五花八门：头痛、鼻衄、腹痛、肢体疼痛、咽干口燥等，令人无所适从。

抛开繁杂的症状，如果从客观体征——腹诊来判断，似乎更明确一些。

像我在本节前文举的几则医案，如崩漏（子宫出血）、肠鸣腹泻，都是以腹诊定方的。症状变化太多，反而不易明确。

腹诊是中医原来就固有的内容，后来因为传统礼教的原因，中国的医生渐渐弃之不用，反而被日本的汉方中医所重视，并发扬光大。

小建中汤的"虚劳里急"，在日本的《类聚方广义》认为腹征是腹皮拘急；《汉方诊疗医典》认为是腹直肌紧张；《临床应用汉方处方解说》认为是腹直肌表面浮起，多处于拘挛状态，有时也表现为柔软。

娄绍昆先生讲，小建中汤的腹征是腹直肌不厚，但呈紧绷状态，压下去，下面是空虚的，有的并不表现为绷紧，反而表现为柔软。

就我接诊的患者来说，大多数腹征是柔软无力的，腹主动脉搏动明显（桂枝汤腹征），紧绷的只有一例。

因为建中合剂的基础是桂枝汤，两方所治只是程度上的轻重，本质是相同的，所以腹主动脉搏动都是亢进的。

所以建中合剂所对应的症状上可以怕冷恶风，也可以手足烦热；脉象上可以是沉迟，也可以是浮虚；腹征上腹直肌可以是绷紧，也可以是柔软，但腹主动脉搏动都明显是亢进的；体型大多数是瘦的。

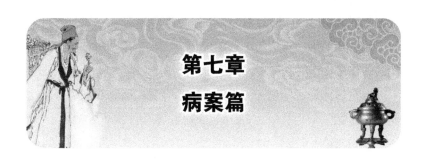

第七章
病案篇

第一节 外感病案

1.感冒流涕案

T 某，女，49 岁，住院号 201208413，因左叶甲状腺瘤并发甲亢于 2012 年 8 月 8 日入院，拟行手术治疗，8 月 15 日诉近两天感冒，自行服感康治疗，无明显效果，现鼻塞流涕、自汗出、头痛，查舌脉无明显异常，处方如下：

桂枝 12g，白芍 10g，党参 10g，干姜 15g，炙甘草 15 g，白芷 12g。以上中药配方颗粒，3 剂，冲服，日 1 剂。

服 1 剂后病去大半。患者惊讶：中药效果这么好？3 剂尽而诸症如失。8 月 17 日顺利手术。

【解析】感冒是一种自愈性疾病，总体上分为普通感冒和流行性感冒。普通感冒，中医称"伤风"，多发于初冬，但任何季节，如春天、夏天也可发生。其主要症状有鼻塞、喷嚏、咳嗽、头痛、畏寒、低热、无汗、肌肉疼痛、流清涕、吐稀薄白色痰、咽喉红肿疼痛等。

中医教材上将感冒分为风寒型感冒、风热型感冒、暑湿型感冒和时行感冒（流行性感冒）四种类型，都有对应方药，但很难收到一剂知、二剂已的效果。

感冒初期治疗本应是中医的优势所在，但按一般常规疗法治疗，往往迁延1周左右。

这里说流涕、汗出为主的治疗，可兼见喷嚏、头痛、低热、畏寒等症状。

《伤寒论》：

太阳中风，阳浮而阴弱，阳浮者，热自发；阴弱者，汗自出。啬啬恶寒，淅淅恶风，翕翕发热，鼻鸣干呕者，桂枝汤主之。

其中"鼻鸣"似乎指鼻流清涕、鼻塞、喷嚏的症状。

2. 发热案（一）

W某，女，16岁，高一学生。2023年2月19日其母亲代诉：学校老师打电话说孩子发热，抗原检测呈阳性，在学校医务室打了退热针，吃了退热药，热退了下去，让家长接孩子回家。结果孩子回家后，第二天又开始发热。

询问孩子的其他症状有咽痛，口不干，不渴。

处方甘草泻心汤：炙甘草18g，黄连6g，黄芩20g，干姜9g，清半夏10g，大枣20g，人参10g。以上中药配方颗粒，3剂，冲服，每日2剂。

服2剂药后，第二天热退，咽痛减轻，测抗原为阴性，遂返校上课。

后反馈：咽痛消失，未再发热。

【解析】甘草泻心汤在《伤寒论》和《金匮要略》中，并未提及可以治疗发热。因该方可治疗"狐惑"病，后世常用其来治疗口腔溃疡、白塞综合征，我推测其有较强的免疫抑制作用。因为"狐惑"病有"蚀于喉"的表现，我又推测其可以治疗咽喉疼痛，后亲身服药验证，此方治疗病毒感染导致的咽喉疼痛确有良效。后来将其用在治疗病毒感染时，有咽痛表现者，不论是否发热，均可应用，效果良好。且针对病毒感染热退后，遗留咽痛不减者，效果也很令人满意。

3. 发热案（二）

J某，女，9岁，2023年3月16日初诊：昨日发热至39℃以上，服退热药布洛芬后热退。

现症见：怕冷，咳嗽，流清涕。

处方葛根麻黄汤：麻黄5g，炒杏仁10g，石膏15g，炙甘草6g，葛根30g，生姜6g，大枣10g，太子参15g。以上中药配方颗粒，4剂，日2剂。

家长下午反馈：上午服1剂药后，下午又开始发热，在39～40℃之间反复，并说肚子出现疼痛。

我叮嘱不用担心，不超过41℃可以先不吃退热药，继续服药观察。

第二天早上家属回复：昨天晚上体温下降，退到37℃多，夜里摸着不发热了，也没测体温。

第三天反馈：热退，咳嗽消失，痊愈。

【解析】葛根麻黄汤，是在《伤寒论》麻黄杏子甘草石膏汤的基础上，再加一味葛根。此方由刘绍武先生在1973年悟出，当年用于流感的治疗，效果理想（参考《刘绍武三部六病传讲录》第132页）。我将此方拓展应用，不论是普通感冒还是病毒性流感，以及其他病毒感染者，用后均有良效。后来经验证，在原方基础上再加一味人参，疗效更好。此案因当时缺人参，用太子参代替。

4. 发热案（三）

W某，女，13岁，2023年5月11日晚上其母亲电话代诉：我女儿阳了，高热39.4℃，不出汗。问其自身感觉冷热的情况，她说感觉不冷也不热，食欲正常。已经服了抗病毒口服液，喝了黄豆水，热退不下来！能再吃点什么药吗？

我问她：去年冬天给你们开的中药预防方还有吗？她说还有。

该预防方为葛根麻黄汤：葛根30g，麻黄10g，炒杏仁10g，石膏30g，甘草10g。配方颗粒剂。

我说就吃这个药就可以，开水把药冲开，兑入红糖服用，每4小时服1剂，服至汗出热退为止。

5月12日上午反馈：晚上10点、凌晨2点、早晨8点各喝1剂，现在汗出热退了，就是有点鼻塞。

我嘱咐可以喝生脉饮，或者玄麦甘桔颗粒。

5月12日中午回复：热退后开始咳嗽，但不严重，没食欲，恶心想吐。

我说那就改成喝小柴胡颗粒。

两天后回复：已痊愈，无不适。

【解析】病毒感染，高热无汗者，一般用葛根麻黄汤效果较好；伴有咽痛、低热者，甘草泻心汤效果较好。此案高热，用葛根麻黄汤。

热退后要扶正，气阴并补。因为发热，其实就是在燃烧人体自身的能量和营养物质。免疫系统的激活，免疫细胞的分裂增殖，无不在消耗人体的气血能量。所以祛邪与扶正补虚，两者并不冲突。这跟士兵在前线奋勇杀敌时，后勤粮草一定要充足，是一个

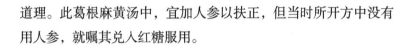

道理。此葛根麻黄汤中，宜加人参以扶正，但当时所开方中没有用人参，就嘱其兑入红糖服用。

5. 发热案（四）

T某，女，61岁，2023年5月18日初诊：昨天工作劳累，出汗多，感觉吹风受凉，后出现全身皮肤肌肉疼痛，头痛，微有咳嗽，脉弦紧。

处方：葛根30 g，麻黄10 g，炒杏仁10 g，石膏30 g，甘草9 g，人参10 g，北沙参10 g。以上中药配方颗粒，4剂，日2剂。

5月19日下午回复：昨天太难受了，今天好多了，身上皮肤肌肉不疼了，也能干活了。

中药服完，痊愈。

【解析】此案并无发热，劳累后发病，用葛根麻黄汤加人参、北沙参，注意扶正。

6. 发热案（五）

某70岁女性，因脑梗后遗症瘫痪多年，曾因下肢水肿调理1年余，水肿渐消。2022年冬季发热后意识不清十几天，后意识恢复，慢慢痊愈。后来经常腰腿疼痛、失眠，后经我用大补元煎加减治疗，多能很快缓解。

2023年9月6日上午其家属打电话诉：老人今天发热到38℃，上肢疼痛，活动受限。

因未能面诊，就先开方服用两天以观察病情变化。

处方葛根麻黄汤合甘草泻心汤：葛根30g，羌活10g，炒杏仁10g，石膏30g，生甘草6g，炙甘草9g，黄芩10g，升麻6g，干姜6g，人参10g，大枣20g。以上中药配方颗粒，4剂，日2剂。

9月7日傍晚家属反馈：热稍退，体温 37.2℃，全身肌肉疼痛明显，食欲减退，但能正常进食，出汗不多，咽痛明显。

改用甘草泻心汤：甘草 6g，炙甘草 9g，黄芩 10g，黄连 3g，清半夏 10g，干姜 6g，人参 10g，大枣 30g。以上中药配方颗粒，3 剂，今晚服 1 剂，明天服 2 剂。

嘱 3 剂服完，若病情不减轻，我就去家中看诊。

9月10日家属回复：上药服完，体温正常、全身疼痛消失，精神状态良好，食纳正常，只是有些牙疼。

处方大补元煎加减：干姜 6g，生甘草 6g，炙甘草 9g，人参 10g，熟地 20g，山茱萸 30g，牡蛎 30g，炒麦芽 30g。以上中药配方颗粒，5 剂，日 1 剂。

服后痊愈。

【解析】此案是葛根麻黄汤同甘草泻心汤的合方，因为是老年人，用羌活代替麻黄，又加人参扶正。热退身痛消失后，又出现牙痛，宜补虚扶正，方用大补元煎扶正善后。

7. 发热案（六）

M 某，男，31 岁，2023 年 7 月 19 日初诊：昨天开始发热，白天体温 39℃，头痛，服了某中医的药后（我看了处方，是桂枝汤加麻黄、藿香、苏叶）出汗很多，晚上体温降到了 38℃，今天体温 37.5℃，感觉浑身乏力、心慌、身冷、耳鸣、腰痛、脚凉、没有食欲。

平时胃肠道功能差，1 周之前无食欲，嗳气打嗝，饭量越来越少，心情变差，体重也有所下降。

去年冬季第一次发热时，吃了两粒对乙酰氨基酚（扑热息痛）后，全身大量出汗，整个人快虚脱了，心脏也感觉难受。这次就没敢吃西药退热。

处方甘草泻心汤，加大量人参、北沙参以扶正敛汗：甘草20g，炙甘草20g，人参15g，北沙参20g，黄芩15g，黄连5g，清半夏15g，干姜10g，大枣30g。3剂，水煎服，日1剂，分2次服。

7月20日反馈：热退了，体温36.8℃，感觉比昨天好多了，食欲也恢复了一些。

我叮嘱上药服完后，服下面处方（建中合剂加黄芩、黄连）：

桂枝12g，赤芍12g，炒白芍12g，生姜6g，大枣30g，生麦芽30g，枸杞子15g，人参10g，当归15g，炙甘草20g，黄芩12g，黄连4g，生牡蛎30g，珍珠母30g。以上中药配方颗粒，7剂，每日1剂，1剂分2次服用，饭后1小时服。

服完药后发热已愈，身冷、耳鸣、腰痛、脚凉消失，乏力、心慌、食欲下降均明显好转，继续调理身体。

【解析】此患者本来就有基础病，胃肠道功能差，病毒感染后症状多，大汗出，虚证表现明显。平时心慌体弱，麻黄这个药要慎用，用了心脏会很不舒服。另外黄芩、黄连是泻心汤的主药，有很好的调理胃肠道的作用。不是说它们味道苦寒，就不适合胃肠功能虚弱者。这类苦味药，跟辛味药、甘味药配合起来有很好的强壮消化道功能的效果。《辅行诀》中，脾的用药是辛甘化苦，苦味乃其化味，有补脾的功效。

8. 发热后遗症案（一）

Z某，男，82岁，2023年1月10日初诊：半个月前发热，热退后出现遗留症状：咳嗽、失眠、头晕、尿频、便秘、口干、口苦、下肢乏力。

处方乾坤丹合郁金散、泽泻汤加味：酒大黄12g，郁金20g，甘草 12g，土茯苓 30g，玄参 30g，夏枯草 30g，泽泻 30g，炒白术 15g，山楂 20g，麦芽 30g，焦神曲 15g，五味子 12g，山茱萸 15g，石菖蒲 12g。5 剂，日 1 剂。

1 月 16 日二诊：服药后失眠、便秘、口苦、头晕症状均减轻，仍咳嗽。

处方大补元煎合泽泻汤加味：人参 10g，黄芪 30g，当归 20g，熟地 20g，枸杞子 20g，杜仲 15g，肉苁蓉 20g，巴戟天 15g，炙甘草 30g，郁金 20g，夏枯草 20g，山楂 15g，炒白术 12g，泽泻 20g，陈皮 15g，麦芽 30g。7 剂，日 1 剂。

1 月 31 日三诊：咳嗽大减，偶尔咳；便秘减轻；口干口苦消失；头晕消失；夜尿频减轻（原来每晚 7~10 次）。近两日晨起略有头痛，双腿仍乏力。右脉弱，无力。

处方：黄芪 30g，人参 10g，当归 20g，生地 20g，枸杞子 20g，炙甘草 30g，牛膝 20g，巴戟天 15g，郁金 20g，山楂 15g，白术 12g，泽泻 20g，车前子 30g，山茱萸 15g。7 剂，日 1 剂。

2 月 6 日四诊：夜间睡眠可，夜尿 5 次。双腿较前有力。时有头疼。二便调。

处方：黄芪 30g，人参 10g，熟地黄 20g，当归 15g，枸杞子 20g，知母 20g，山茱萸 20g，炙甘草 30g，牛膝 15g，白术 15g，泽泻 30g，郁金 12g，山楂 15g，川芎 15g。7 剂，日 1 剂。

2 月 13 日五诊：情况稳定，处方同前不变。7 剂。后嘱服六味地黄丸巩固。

【解析】"乾坤丹"和"郁金散"都是余成麟老师所创之方，见于余成麟老师所著的《仁术纂言》。此两方可有效改善肝肠循环，用于治疗消化系统的肝胆、胃肠疾病有很突出的疗效。我曾将其跟大柴胡汤、半夏泻心汤、血府逐瘀汤做过对比，在某些情况下其疗效要超出这三个方。

此案患者是高龄老人，体虚是本，通瘀后必须以扶正为主，肝肠循环改善后即改用扶正方——大补元煎治疗。

大补元煎是明代医家张景岳所创，功能是补益人体气、血、精。

9. 发热后遗症案（二）

T某，男，66岁，2023年6月6日诊：上个星期三（5月31日）发热，在村卫生室打了两天针，热退了。星期五（6月2日）夜间又开始发热，村医生开连花清瘟和布洛芬服用，星期六发热1天，星期日热退了，但身体疲劳乏力，卧床不起，诸多不适。

现症见：全身极度乏力，动则出汗，食欲减退，口干、口苦、口渴。

处方乾坤丹合郁金散，加人参：玄参20g，生地20g，酒大黄12g，土茯苓30g，夏枯草20g，郁金20g，甘草6g，牡蛎20g，麦芽30g，北沙参20g，人参20g。5剂。

6月21日回访：家属反馈上药服完诸症消失，痊愈。

【解析】此案是通瘀与补虚并行。

10. 发热后遗症案（三）

S某，女，52岁，2023年9月14日初诊：自9月10日下午开始发热，晚上9点左右呕吐数次。晚上10点左右体温升至38.5℃，到医院求诊，医生开布洛芬、阿比多尔、抗病毒口服液让其服用。

9月11日、12日体温在37～38℃之间波动，体温升高时即服布洛芬。

现发热已退，但近两日出汗越来越严重，动辄湿透上衣，伴乏力、心慌、咽痒、口干口苦、恶心、食欲减退。

患者既往在 18 岁左右患过心肌炎，曾打青霉素针近 1 年。

我叮嘱停服西药，服中药治疗。

处方四逆加人参汤，合五苓散：干姜 10g，炙甘草 30g，制附子 10g，人参 20g，山萸肉 30g，大枣 30g，茯苓 30g，泽泻 20g，白术 10g，生姜 10g，炒白芍 30g，肉桂 10g。5 剂。

9 月 21 日二诊：汗出过多消失，出汗正常，乏力减轻，心慌消失。近两天出现咳嗽，仍咽痒，伴恶心、口干、口苦、不多饮。

处方甘草泻心汤加郁金、肉桂、茯苓：炙甘草 30g，黄芩 10g，黄连 3g，干姜 10g，清半夏 12g，人参 12g，大枣 50g，郁金 15g，肉桂 10g，茯苓 30g。5 剂，日 1 剂。

9 月 25 日反馈：恶心、口干、口苦基本消失。

【解析】我临床观察发现，不论是普通感冒发热，还是病毒性感染发热，凡是用退热药或者抗生素、抗病毒药治疗后，副作用都较明显，最常见的副作用有食欲减退、精神萎靡，后遗症有反复发热、乏力、虚汗不止等，而且如果反复这样治疗，体质会逐渐下降，越来越容易生病。而通过中药治疗的，往往后遗症很少，体质会逐渐变好，生病也越来越少。这种情况在儿童的身体上表现得尤其明显。

11. 发热后遗症案（四）

Z 某，女，78 岁，2023 年 6 月 11 日初诊。

患者曾于今年 3 月来治疗肩周炎，其肩周炎夜间疼痛多年，四处求诊无效，经我手法治疗 5 次左右后疼痛消失。

前段时间感染病毒发热，现遗留头晕、恶心、气短乏力、走路不稳的情况。脉弦大。

处方：太子参 45g，黄精 45g，石斛 30g，枸杞子 20g，五味子 12g，车前子 30g，泽泻 30g，炒白术 10g，天麻 18g，炒山楂 10g，炒麦芽 30g。5 剂。

其后未再来诊。

2023 年 9 月 5 日又来看诊：近两个月听力下降（左耳明显），记忆力下降明显，头晕、失眠、口干多饮，晨起咽喉有痰难咳出。脉弦大。并说这两个月去医院反复详细检查，未见异常。医生针对其听力下降的情况，建议装助听器，但她认为听力下降并不严重，而是记忆力下降严重，就未配助听器。

我问其 6 月时来看发热后遗症，服药后效果如何。她神情茫然，已记不清当时曾来看诊服药之事。

处方：生地 30g，麦冬 20g，熟地 20g，枸杞子 20g，当归 10g，泽泻 20g，白术 10g，桂枝 6g，肉桂 6g，赤芍 10g，郁金 20g，桃仁 10g，炙甘草 9g，陈皮 12g，炒麦芽 15g。3 剂。

9 月 12 日复诊：诉服完 3 剂药后睡眠好了很多，头晕消失，听力下降也似有好转。

继续处方：生地 30g，熟地 30g，枸杞子 20g，肉桂 10g，赤芍 15g，炙甘草 15g，泽泻 30g，白术 12g，车前子 30g，山楂 20g，郁金 20g，陈皮 12g，大枣 30g。7 剂。

【解析】此患者身体状态原来很好，虽然已经 78 岁，仍热爱运动，今年病毒感染前，还经常去锻炼跳舞。病毒感染后身体状态急剧下降，记忆力也明显减退。我以补虚（补益精血）为主给其治疗，效果还是相当不错的，只是她本人总是中断治疗，非常可惜。

12. 变异性哮喘案（一）

W 某，女，35 岁，2023 年 2 月 16 日来诊。

病史：2021 年冬季咳嗽数月，屡治不愈，后河北医科大学第二医院诊断为变异性哮喘。2022 年冬季我给其开中药服用，一段时间后，咳嗽消失。不料春节感染病毒发热后复发。

现症见：咳嗽，咽痒，干咳少痰，便秘。舌黯苔白，脉弦细。

处方：人参 20g，麦冬 30g，五味子 18g，白芍 20g，僵蚕 30g，玄参 30g，苏子 20g，白芥子 12g，甘草 9g。5 剂。

后未再来复诊。

5 月 14 日来诊：2 月中药服后咳嗽基本消失，偶尔咳嗽几声。最近几日咳嗽加重，咽干，口淡乏味，肋下有不适感，便秘较前好转。因害怕哮喘复发而来开方。

处方：人参 10g，麦冬 15g，熟地 30g，生地 20g，五味子 15g，僵蚕 30g，紫苏子 15g，白芥子 12g，山楂 20g，炙甘草 20g。5 剂。

5 月 23 日：咳嗽已经不明显，下午饥饿感明显，每晚 7 点左右出现腹痛肠鸣，持续数小时。

处方：桂枝 15g，炒白芍 15g，赤芍 15g，生姜 12g，炙甘草 30g，大枣 30g，生麦芽 30g，枸杞子 20g，人参 10g，黄芪 15g，当归 20g，黄精 30g，茯苓 20g。5 剂。

5 月 29 日：上次药服后腹痛未再发作。昨日出现身上冷一阵热一阵的情况，全身乏力。今天开始咳嗽，伴咽干、咽痒。

处方：葛根 30g，麻黄 10g，炒杏仁 10g，石膏 30g，甘草 9g，人参 10g，北沙参 20g。以上中药配方颗粒，4 剂，每次开水冲服 1 剂，日 2 剂。

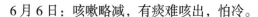

6月6日：咳嗽略减，有痰难咳出，怕冷。

处方：人参20g，熟地20g，当归20g，玄参30g，五味子15g，炙甘草30g，僵蚕20g，山楂15g。5剂。

6月12日：咳嗽不减轻，痰少，咳出方感觉舒服。

处方：麦冬50g，白茅根45g，北沙参20g，蜜枇杷叶30g，五味子12g，蝉蜕12g，清半夏10g，紫苏子10g，莱菔子10g，白芥子20g。3剂。

6月15日：咳嗽无减轻。上次药服后只能暂时减轻，不久又加重。

处方：人参30g，百合50g，熟地30g，当归20g，枸杞子20g，五味子15g，炙甘草30g，陈皮15g。5剂。

6月22日：服药前几日感觉咳嗽明显减轻，昨日又开始加重。

处方：旋覆花12g，白芍15g，甘草15g，桃仁15g，红花10g，羌活10g，茯苓30g，车前子30g，人参10g，北沙参30g。5剂。

6月25日：咳嗽仍不减轻。上次药还有2剂未服，每包药兑入黄芩10g，黄连6g服用，取黄连阿胶汤义。

6月27日：咳嗽仍不减轻。夜间睡后不咳，白天咳。

治疗：颈椎哑门、后背肺俞穴处手法治疗，并针刺。

处方：麻黄10g，炒杏仁10g，石膏30g，甘草9g，北沙参20g，葛根30g。以上中药配方颗粒，2剂。

嘱晚上吃1剂，明天上午10点再吃1剂。

6月28日：昨天晚上全身出汗一整夜，咳嗽明显减轻。服药后有心慌不适感。

昨日处方不变，2剂，每天上午10点喝1剂。

7月4日：上次药服后心慌不适明显，咳嗽仍不减轻。后找某中医开方，服3天中药也无明显效果，遂停服。现出汗较多，咽痒，白天咳，夜间不咳。

处方甘草泻心汤：甘草 9g，炙甘草 6g，黄芩 10g，黄连 3g，清半夏 10g，干姜 6g，北沙参 10g，大枣 20g。以上中药配方颗粒，6 剂，每次冲服 1 剂，日 2 剂。

7 月 6 日：咳嗽有所减轻，全身感觉轻松了。

处方：甘草 9g，炙甘草 6g，黄芩 10g，黄连 3g，清半夏 10g，干姜 6g，北沙参 10g，大枣 20g。以上中药配方颗粒，6 剂，日 2 剂。

后未再来复诊，7 月 16 日回访：咳嗽基本消失。

8 月 26 日回访：咳嗽未再复发。

【解析】我从甘草泻心汤能治疗病毒感染后咽痛、慢性口腔溃疡等症状推测，此方有强大的免疫抑制作用，可治疗大部分黏膜过敏类疾病，这例哮喘换了多个方剂效果都不好，最后用甘草泻心汤一试，效果立竿见影。

13. 怀疑变异性哮喘案（二）

T 某，男，64 岁，2023 年 7 月 16 日初诊：反复咳嗽近两个月不愈。并说自己从二三十年前开始，经常感冒后长时间咳嗽不愈，每每迁延月余。本次也是由感冒引起，曾反复服过多种西药，咳嗽不减。

现症见：断续咳嗽，咳白痰，无咽痛及咽干咽痒，无胃脘胀痛。咳嗽时胸前剑突处疼痛。舌质淡，苔白稍厚。右脉弦，稍大。

腹诊：上腹部稍硬满，抵抗感明显。

怀疑是变异性哮喘，支气管黏膜的免疫过敏性痉挛，导致久咳不愈。

处方甘草泻心汤：甘草 9g，炙甘草 6g，黄芩 10g，黄连 3g，清半夏 10g，干姜 6g，北沙参 10g，大枣 20g。以上中药配方颗粒，4 剂，日 2 剂。

7 月 18 日复诊：咳嗽明显减轻，现在偶尔咳几声，咳痰消失，咳嗽时胸口仍疼痛。继续处方同前。

7 月 20 日反馈：咳嗽、胸痛均消失，停药观察，未再复发。

【解析】这例患者是我在治疗"变异性哮喘案（一）"后，主动验证甘草泻心汤疗效的第 2 例。这个案例的成功，说明原来的推测是正确的。

14. 流行性腮腺炎案

W 某，男，7 岁。2017 年秋季发病，左侧耳下腮部肿大疼痛两天，伴低热，一望即知为流行性腮腺炎。取同侧耳尖、少商穴、关冲穴刺血数滴。一次而愈。

【解析】流行性腮腺炎，俗称痄腮。四季均有流行，以冬春季常见，儿童多发病。它是由腮腺炎病毒引起的急性、全身性感染，以腮腺肿痛为主要特征，有时亦可累及其他唾液腺。常见的并发症为病毒脑炎、睾丸炎、胰腺炎及卵巢炎。

此病西医需抗病毒治疗，疗程常常是 1 ~ 2 周，甚至更久，效果并不理想。在临床中我尝试用刺血疗法治疗该病，往往一两次即愈，效果迅速。

第二节　内科病案

1. 头晕兼子宫出血案

N 某，女，47 岁，2014 年 3 月 14 日因"眩晕 4 天"入院。既往有反复头晕病史。20 天前，因子宫出血不止在县人民医院行清宫术。

入院查：白细胞 3.3×10^9/L，血红蛋白 76g/L。

住院后经倍他司汀、参脉、脉络宁静脉滴注两天。

3 月 16 日查：白细胞 3.4×10^9/L，血红蛋白 78g/L。

3 月 17 日：子宫又有出血。

刻诊：舌黯，苔白，脉细。

处方加减当归补血汤合理中汤加味：黄芪 60g，当归 15g，桑叶 30g，山茱萸 30g，菟丝子 30g，淫羊藿 20g，补骨脂 15g，党参 15g，炒白术 20g，干姜 15g，茯苓 15g，地榆炭 15g，仙鹤草 30g，炙甘草 15g。5 剂。

只服了 3 剂，头晕消失，子宫出血停止。

3 月 20 日查：白细胞 4.3×10^9/L，血红蛋白 106g/L。

【解析】此案是因子宫出血导致的贫血，因气血虚弱引起的头晕，以补气健脾养血而收效。中药 5 剂后，血止晕消，血红蛋白也升起来，速度之快，令人吃惊，谁说中医只能治疗慢性病？

此方是在《傅青主女科》的"加减当归补血汤"上加味，原方主治年老血崩。当代名医余国俊在其《中医师承实录》中专门有应用此方的介绍，我在临床常将其与建中合剂一起应用，治疗功能性子宫出血，疗效很好。

我现在认为崩漏（功能性子宫出血）是一种以虚证为基础的免疫亢进。闽清中医汪其浩有一篇介绍用三子养亲汤治疗崩漏经验的文章，其中记载：

1956 年时，拙荆因久患崩漏症，迁延十余载，遍治无著效，一日症危，在万不得已情况下，试服了道友许君介绍的三子养亲汤，资获意想不到的卓效。由是引起余之极大的兴趣，此后余在临床上，凡遇此证，辄以本方治之。20 多年来，经治不下 300 例，每获良好的止血制崩之效，且取效甚速，安全可靠。

我据其经验推测，三子养亲汤有补虚和抑制免疫亢进的良好功效。

2. 头晕案（一）

W 某，女，50 岁，2020 年 5 月 30 日初诊：头晕 20 余天。患者 20 天前出现阵发性头晕。刚开始症状持续时间短，未行特殊治疗，后来发作频繁，越来越严重，无天旋地转的感觉，伴恶心、胃脘胀、全身乏力、颈背部疼痛憋胀不适、右腿酸。

既往史：六七年前左足踝车祸骨折并行手术治疗，有贫血史。

查体：颈背部肌肉按压疼痛，第 2 颈椎向右偏歪，右侧风池上、第 2～3 颈椎横突处点按疼痛明显，后背和颈后肌肉筋膜僵硬紧张。

分析：患者有车祸手术史，对身体损伤比较大，手术后元气大亏，贫血，身体虚弱。体虚后易遭风寒湿邪侵袭，长期积累导致颈部和后背瘀堵，气血不能上供大脑，导致头晕。治疗时急则治其标，先疏通颈肩和后背的经脉，以恢复气血的供应，可以缓解头晕。再配合中药内服补气养血、化痰降浊，使浊阴下降、清阳上升以治本。

治疗：颈椎、后背拨筋松解，重点点按风池上、天牖穴；脐针四隅位；针双曲池穴；艾灸关元 40 分钟。

治疗完毕，患者诉头晕减轻，头脑清爽，颈部和后背异常轻松，全身乏力也减轻。

中药以温阳益气养血、化痰开窍降浊为主治疗，处方如下：

制附片 20g（先煎），干姜 15g，炙甘草 10g，党参 15g，肉桂 10g，生牡蛎 30g，灵磁石 30g，淫羊藿 20g，姜半夏 15g，陈皮 10g，白豆蔻 10g，石菖蒲 10g，生姜 15g，大枣 15g，炒山药 20g，茯苓 15g，黄芪 60g，炒白术 15g。7 剂。

6 月 6 日复诊：头晕、恶心明显减轻。

处方：制附片 15g（先煎），干姜 15g，炙甘草 15g，党参 15g，肉桂 6g，煅牡蛎 30g，灵磁石 30g，淫羊藿 20g，姜半夏 15g，陈皮 10g，白豆蔻 10g，石菖蒲 10g，炒葛根 30g，生姜 15g，大枣 15g，山茱萸 20g，茯苓 15g，泽泻 15g，黄芪 60g，炒白术 15g，防风 10g。7 剂。

6 月 13 日三诊：头晕已基本消失，全身乏力、右腿酸明显减轻。

处方：制附片 15g，干姜 12g，炙甘草 10g，党参 15g，肉桂 6g，煅牡蛎 20g，灵磁石 20g，淫羊藿 20g，姜半夏 6g，炒苏子 12g，陈皮 10g，白豆蔻 6g，石菖蒲 6g，炒葛根 25g，生姜 15g，大枣 15g，山茱萸 20g，茯苓 15g，泽泻 15g，黄芪 30g，炒白术 12g，防风 6g。7 剂。

【解析】此案是外治针灸加手法，与中药内服内治相结合的病案。有时候头晕的病机复杂，治疗需要多种方法相配合。

3. 头晕案（二）

X 某，女，28 岁，2020 年 6 月 24 日初诊：半年前出现头晕，伴颈肩不适，经推拿按摩后减轻。近段时间头晕加重，上午头晕明显，下午经休息后减轻，无天旋地转的感觉，无恶心呕吐，无头痛，睡眠正常，饮食可。平时右手有麻木乏力的情况。有痛经病史十几年，有乳腺增生史。

触诊检查：风池上触痛明显，右侧天髎穴触痛，后背脊柱两侧肌肉及小腿后侧肌肉僵紧，双侧痞根、腰三横突处触痛明显。

治疗：上述部位松筋点穴。

治疗完毕，头晕消失。

【解析】此案经单纯手法治愈。有的疾病虽然病程长，但病机简单，并不复杂，治疗起来也很迅速。有的疾病虽病程短，但疾病的发作是长期致病因素积累造成的，治疗起来并不容易。

4. 眩晕案

F某某，女，45岁，2013年1月12日入院，住院号：1297。因头晕伴呕吐1天入院。既往有左侧乳腺癌手术、卵巢切除手术史。

住院后常规给予培他啶、西咪替丁等静滴，疗效不显。

1月14日晨仍头晕不能站立，恶心感明显，时呕吐，同事邀请一试中药治疗，查患者侧卧床上，头晕不欲睁眼。舌苔白，脉滑。

处方柴陈泽泻汤：柴胡10g，黄芩10g，党参10g，山药15g，干姜10g，白术15g，泽泻10g，陈皮10g，半夏15g，茯苓15g，甘草10g，天麻10g，钩藤10g，菊花10g。3剂。

第二天早上患者诉头晕及恶心呕吐完全消失，已可自由活动，要求出院，同事大为惊讶，连说不可思议，劝患者留院观察。1月16日仍无不适，出院。

【解析】此患者为梅尼埃病，梅尼埃病是一种特发性内耳疾病，在1861年由法国医师Prosper Ménière首次提出。该病主要的病理改变为膜迷路积水，临床表现为反复发作的旋转性眩晕、波动性听力下降、耳鸣和耳闷胀感。此病属中医的"眩晕"范畴。

《素问·至真要大论》中"诸风掉眩，皆属于肝"，提出从肝论治。

《伤寒论》曰："少阳之为病，口苦、咽干、目眩也。"少阳病主方为小柴胡汤。

《金匮要略》：

（1）心下有痰饮，胸胁支满，目眩，苓桂术甘汤主之。

（2）心下有支饮，其人苦冒眩，泽泻汤主之。

（3）卒呕吐，心下痞，膈间有水，眩悸者，小半夏加茯苓汤主之。

余国俊先生在《中医师承实录》中谈其师江尔逊对眩晕的论治：眩晕发作，是风、火、痰、瘀综合为患，治疗以祛风、清火、豁痰、补脾为主，拟柴陈泽泻汤。此方熔小柴胡汤、苓桂术甘汤、泽泻汤、小半夏加茯苓汤于一炉，可迅速止眩。

我在临床上验证多例，确实效果百不失一。

5. 产后眩晕案

L某，女，35岁，2023年4月24日电话求助：产后20多天，今日早晨突发眩晕，视物旋转，伴呕吐。

我嘱其用一手拇指稍用力掐同侧手指尖，持续半分钟后换另一侧手（电话说手指掐了发麻）。

立即处方柴陈泽泻汤如下，嘱去药房抓药马上煎服：

柴胡10g，黄芩10g，法半夏10g，北沙参30g，甘草10g，大枣30g，生姜10g，陈皮12g，茯苓30g，白术15g，泽泻20g，天麻15g。5剂。

晚上家属打来电话，说在患者旁守护，患者仍头晕，不敢转头。白天头晕缓解后喝小米粥，不久又呕吐两次，食物全部吐出。刚才量了一下，血压87/55mmHg，脉搏59次/分。

我问上午开的中药喝了几次。回答煎好了，怕喝了呕吐，没有喝。

我叮嘱一定要喝，不要怕吐，慢慢喝，一勺一勺地喂进去。

此病是梅尼埃病，是内耳膜迷路水肿刺激到耳蜗神经所致。前庭神经跟耳蜗神经合并而行，组成第 8 对脑神经，耳蜗神经会波及前庭神经，后者主管位置平衡，所以会出现天旋地转的感觉。

4 月 26 日我问情况如何。答：中药服了，昨天一天都挺好，眩晕明显减轻，可以下地走路了，今天头晕又复发，但不严重。

此为产后身体气血亏虚严重，加服下方：

黄芪 60g，人参 15g，仙鹤草 30g，当归 20g，山茱萸 20g，生麦芽 30g，山楂 15g。5 剂。

煎好后，跟上次开的方混合服用。饮食建议如下：

小米粥偏凉，难消化，现在不适合喝。适合服用婴儿奶粉、鸡蛋，可以加服大米粥（每 100 ~ 150mL 里面加 2 ~ 3mL 老陈醋）。

5 月 1 日反馈：眩晕已愈。

6 月 23 日又诉：昨天头晕，无天旋地转，无恶心呕吐。

处方：前胡 10g，黄芩 10g，人参 10g，生姜 6g，清半夏 10g，甘草 6g，陈皮 12g，茯苓 30g，泽泻 20g，炒白术 10g，天麻 12g，当归 10g。5 剂。

服后头晕消失。

【解析】产后头晕，考虑可能由气血亏虚造成，先利水化痰以治标救急，再大补气血以治本。

6. 胃胀案（一）

S 某，女，41 岁，2023 年 3 月 23 日初诊：胃胀 5 年，伴口干、口苦、口臭，胃泛酸，咽部有痰，便秘，手脚凉，后背凉，乏力。舌质黯，苔白，左脉弱。

患者曾四处求医，效果不好，去年在某中医院一医生处服中药 3 个月，原来头痛、失眠的症状明显好转，胃胀等症状无明显缓解。

处方乾坤丹合郁金散加味：生地 30g，玄参 30g，酒大黄 20g，浙贝母 20g，土茯苓 40g，夏枯草 25g，郁金 20g，石菖蒲 12g，甘草 12g，清半夏 12g，生麦芽 50g，山楂 15g，牡蛎 30g。7 剂。

3 月 30 日二诊：胃胀、口干、口苦、口臭、便秘均减轻，大便偏稀，日 2 次。

处方：生地 30g，玄参 20g，北沙参 20g，酒大黄 15g，浙贝母 20g，夏枯草 20g，郁金 15g，莪术 15g，土茯苓 30g，甘草 15g，石菖蒲 12g，清半夏 12g，麦芽 50g，山楂 15g。7 剂。

4 月 10 日三诊：胃胀明显减轻，口干、口苦减轻，腿乏力减轻，无便秘，咽部有痰。微咳嗽，咳嗽时有憋不住尿的感觉。左脉沉弱。

处方：黄芪 30g，知母 20g，生地 20g，玄参 20g，酒大黄 15g，夏枯草 20g，郁金 20g，当归 15g，生麦芽 30g，山楂 20g，醋鳖甲 20g，牡蛎 30g，甘草 15g。7 剂。

4 月 18 日四诊：胃胀大大减轻，咳嗽基本消失，咽痰消失。仍有口苦、泛酸烧心、乏力嗜睡的症状，眼眶有疲劳的感觉。

处方：黄芪 30g，北沙参 20g，生地 20g，知母 20g，酒大黄 12g，郁金 20g，甘草 15g，枸杞子 20g，当归 15g，醋鳖甲 20g，桂枝 15g，麦芽 50g，山楂 20g。7 剂。

4 月 27 日五诊：口中发黏发甜，口臭，胃胀和烧心时有时无，身上乏力，易犯困。

处方：生地 30g，玄参 20g，郁金 20g，黄芩 12g，茵陈 20g，枇杷叶 15g，石斛 15g，甘草 12g，佩兰 10g，泽兰 10g，白豆蔻 10g，羌活 10g，细辛 5g，生麦芽 30g。7 剂。

叮嘱：乏力是因为缺乏蛋白质，需要调整饮食结构：

（1）晨起餐前空腹喝一杯醋茶：100mL 温开水里加 2 ~ 3mL

老陈醋（可以增加胃酸和促进胆汁分泌，增强消化系统的功能）。

（2）吃早餐时吃3个鸡蛋白（水煮鸡蛋，去掉蛋黄），可以补充优质蛋白。

5月9日六诊：头部两侧憋胀疼痛、口苦、乏力减轻，仍口黏发甜。无便秘，下午时会腹胀、泛酸。

询问晨起醋茶喝了没有，回答未喝。嘱一定要喝。

处方：生地30g，玄参20g，酒大黄15g，浙贝母15g，土茯苓30g，夏枯草20g，川芎30g，莪术20g，甘草12g，制南星20g，麦芽30g，牡蛎30g，山楂15g。7剂。

5月28日七诊：口臭，时有口苦，右肋下时胀痛，晨起手胀、鼻塞、有痰，近几天感冒，嗳气，很少出汗。

处方：麻黄10g，羌活10g，细辛5g，制附子12g，桂枝15g，生姜15g，炙甘草30g，大枣30g，蝉蜕10g，人参10g，北沙参20g，茯苓30g。5剂。

6月5日八诊：胃胀减轻，仍口苦，口里有异味，头昏沉，不愿动，肝区有时胀痛，出汗少。

处方：羌活10g，桂枝15g，人参15g，生姜15g，甘草15g，大枣30g，生地30g，郁金20g，酒大黄20g，黄芩12g，牡蛎30g，麦芽30g。5剂。

叮嘱患者：肝细胞层面有损伤，一定要多补充蛋白质和维生素，这样才能完全修复，营养早餐一定要吃。

营养早餐：

（1）醋茶：温开水150mL，兑入2mL陈醋，早餐前空腹喝。

（2）3个鸡蛋白。

（3）果蔬汁：如橙子、胡萝卜、西芹、黄瓜之类榨汁300mL，加热到30℃喝。

（4）婴儿奶粉（1段的）10g，早餐后冲服。

9月回访，胃胀消失，无不适。

【解析】百病肝为先，胃病的根源常常来源于肝肠循环障碍。肝肠循环障碍是很多慢性病的起源。

营养早餐出自《仁术篆言》，可以补充足够的蛋白质、维生素和矿物质，来修复人体细胞层面的损伤。大多数慢性病的恢复和疗效的巩固，都需要一个良好的饮食结构。中医的"食药同源"跟营养学关系密切，所以我们应当重视营养学。

7. 胃胀案（二）

D某，女，58岁，2023年3月13日初诊：胃胀10余天，伴嗳气，生气后易胃胀胃痛。3月4日求诊于某中医，处方半夏泻心汤7剂，服后放屁较多，胃胀略有减轻，嗳气无明显缓解。

现症见：胃胀，嗳气不断，有食欲，但食后不易消化，口干，大便稀，日2次。现经营棋牌室，经常熬夜到天亮。

既往史：自小酒量大，以前工作时饮酒多。有脂肪肝，胆囊结石（泥沙样）。

嘱禁止饮酒及熬夜，处方乾坤丹合郁金散如下：

生地30g，玄参30g，北沙参20g，麦冬20g，酒大黄18g，土茯苓45g，浙贝母20g，夏枯草30g，郁金20g，牡蛎20g，生麦芽45g，山楂10g。5剂。

3月21日二诊：上次药服后小便发红，有头晕、恶心的反应。服完药后嗳气大减，胃胀胃痛消失，进食明显增多，大便原来不成形，现在也成形了，睡眠正常。血压145/85mmHg。

处方：生地30g，玄参30g，麦冬10g，酒大黄15g，土茯苓50g，浙贝母20g，夏枯草30g，郁金20g，牡蛎30g，麦芽50g，山楂 20g，甘草 15g。7 剂。

4 月 20 日三诊：3 月 21 日药服完后食欲好了很多，进食增加，嗳气消失。近 1 个月体重增加 2.5kg。近几天又有胃胀。平时仍料理棋牌室，熬夜，人多事杂，容易发脾气。

处方：生地 30g，玄参 20g，酒大黄 15g，土茯苓 50g，浙贝母 15g，夏枯草 30g，郁金 20g，甘草 15g，醋鳖甲 20g，牡蛎 30g，山楂 20g，麦芽 30g。7 剂。

【解析】这是典型的由不良的生活方式引起的疾病。长期熬夜造成肝脏的代谢和解毒功能下降，消化功能障碍，还会引起胃部和肠道出现病症。生活习惯不改，恐怕病难治愈，此为扁鹊所谓"衣食不能适，三不治也"。

8. 进食困难案

2023 年 6 月 18 日晚上 7：30，我同学打电话，说其一位 92 岁的亲戚刚从医院出院，无食欲，进食困难，想用中药治疗。

6 月 19 日下午 3 点去患者家中看诊。据其家属讲，患者因腿疼不能走路，在县医院住院 5 天，医生检查后认为是低钾，输液治疗后病情无减轻，进食逐渐减少，后来因为医院发热的患者越来越多，遂出院回家。昨日才出院到家，仍进食困难。

现症见：患者体瘦，病卧在床，只能翻身，不能下床，神志清楚，听力下降，右腿疼痛，口时渴。

处方大补元煎加减：人参 30g，熟地 20g，当归 20g，山茱萸 20g，茯苓 30g，炙甘草 9g。以上配方颗粒，3 剂，日 1 剂。

嘱以 7 片生姜，煎水冲开中药颗粒，用小勺慢慢喂，分 3 ～ 4 次服完。

6 月 25 日家属代诉：昨日大便 5 ～ 6 次，质稀，食欲好转，精神好转。

处方：人参 30g，炒苍术 20g，茯苓 30g，炙甘草 15g，山茱萸 30g，牡蛎 20g，炒麦芽 30g。3 剂。

7 月 4 日家属代诉：进食较前增多了，可以下床解大便了。腿仍无力，伴疼痛。

处方：人参 30g，白术 10g，茯苓 30g，炙甘草 9g，熟地 20g，当归 20g，枸杞子 20g，牛膝 10g，牡蛎 40g，麦芽 30g。3 剂。

7 月 10 日家属代诉：精神好转，进食基本正常，腿痛好转，可以拄拐下地走路了。

处方：人参 20g，白术 10g，茯苓 30g，炙甘草 9g，熟地 20g，当归 20g，枸杞子 20g，牛膝 10g，牡蛎 40g，焦麦芽 30g。7 剂。

7 月 18 日家属代诉：进食正常，腿痛腿胀明显减轻。

处方：人参 20g，白术 10g，茯苓 30g，炙甘草 9g，熟地 20g，当归 20g，枸杞子 20g，牛膝 10g，牡蛎 20g，炒麦芽 30g。7 剂。

8 月 15 日家属代诉：腿痛腿胀明显减轻，可以扶轮椅上街走路。

处方：人参 20g，茯苓 30g，炙甘草 9g，熟地 20g，当归 20g，枸杞子 20g，炒麦芽 20g，山楂 10g。7 剂。

因为老人不愿每天服药，嘱以后每个月可以服一周药以巩固。

【解析】高龄老人如果在医院住院治疗效果不好，建议出院用中医药治疗试试。中医和西医，有各自的理论体系和治疗方法，治疗慢性病、疑难病，甚至部分危重症，中医常常更有优势。

9. 腹痛腹泻案

J 某，女，22 岁，2020 年 7 月 23 日初诊。

主诉：腹痛腹泻 1 个月，每天 2～3 次，质稀，一到空调房间受冷就会腹痛腹泻。平时月经淋漓不尽，本月在服达英-35（炔雌醇环丙孕酮片）。既往有痔疮、盆腔积液，月经淋漓不尽两年。舌淡，苔白，右脉弦，左脉弱。

处方痛泻药方合理中汤：防风 10g，羌活 6g，炒白芍 15g，麸炒白术 10g，麸炒苍术 15g，陈皮 10g，干姜 15g，茯苓 15g，党参 15g，桂枝 12g，炙甘草 10g，生姜 15g，大枣 15g，黄芪 30g，麸炒枳壳 15g。5剂。

8月8日二诊：已经服达英-35 1周。1周前月经来，现在基本结束，腹痛腹泻消失。近1月有尿痛和尿不尽的感觉。平素上午口干、口渴明显，饮水 2000mL 左右。

处方五苓散加味：桂枝 15g，肉桂 6g，茯苓 15g，麸炒白术 12g，麸炒苍术 12g，泽泻 15g，猪苓 10g，砂仁 10g，党参 15g，北沙参 15g，前胡 10g，甘草 6g。5剂。

10. 过敏性鼻炎案

L某，女，23岁，2020年4月29日初诊：鼻塞、流涕、喷嚏反复发作9个月，加重两周。

患者自2019年9月感冒后出现鼻塞、流涕、喷嚏的症状，反复发作，后在天津某医院诊断为过敏性鼻炎，口服抗过敏药治疗，刚开始服用有一定效果，但服药时间长了效果变差。2020年以来鼻炎频繁发作，口服氯雷他定和外用鼻炎喷剂，没什么效果。两周前鼻炎加重，早上喷嚏连连不止，清鼻涕常常不由自主流出来，晚上鼻塞严重到不能呼吸，只能用嘴呼吸，导致整夜难以睡眠。伴没有食欲，不想吃东西。

平时常喝冰镇冷饮（饮用后鼻塞暂时减轻）、牛奶。

触诊：后枕部、后背部肌肉僵紧疼痛。

分析：鼻炎鼻塞，直接原因是颈项和后背的肌肉僵硬、经络堵塞，根本原因是五脏阳气亏虚，浊阴上逆阻滞清窍。急则治其标，先松解颈项后背部以缓解症状，再针灸调节经络脏腑以升清降浊，以治其本。

治疗：后枕部、后背及腰部拨筋松解；针刺：脐针（山泽通气，加水火既济）、双曲池、足三里；艾灸神阙 40 分钟。

嘱：停止喝冷饮、牛奶，这几天禁止洗澡。

5 月 1 日二诊：说第一次治疗后鼻塞、流涕基本消失，夜间睡眠好，半月来终于睡了个好觉。第二天困意很浓，又睡了大半天，早上喷嚏明显减少，饮食也恢复正常，也想吃东西了，精神好了很多。

触诊：后枕部风池上触痛、第 5 胸椎棘突旁有条索状硬结（询问平时是否有胸闷心慌症状。回答有，且常常有下蹲后站起来有两眼发黑和头晕的感觉）。

治疗：后枕部、后背拨筋推拿；针刺双曲池、足三里，脐针山泽水火；艾灸神阙 40 分钟（艾灸时睡着了，睡了差不多 30 分钟）。

【解析】过敏性疾病，包括过敏性鼻炎、荨麻疹等，大部分查过敏原查不出来结果，用一些抗过敏药暂时有效，时间长了仍然效果不好。其实，从中医角度看，这类疾病的病因在"内"，而不在"外"，都是人自身脏腑经络功能下降，正气不足导致免疫力下降所致。

《素问·五机真脏论》曰："脾为孤脏……其不及，则令人九窍不通。"《素问·生气通天论》曰："阳不胜其阴，则五脏气争，九窍不通。"何为"九窍"？耳、目、鼻各两窍，口一窍，再加上前后二阴共九窍。鼻为九窍之一，鼻炎鼻塞是鼻窍出了问题，原因何在？《黄帝内经》指出，是阳气虚弱、浊阴内生阻滞

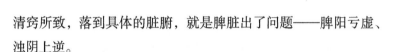

清窍所致，落到具体的脏腑，就是脾脏出了问题——脾阳亏虚、浊阴上逆。

我仔细询问了这位患者，她以前学美术，因为长时间作画，颈部、腰部经常疼痛。读研究生后，学习压力很大，加上长时间伏案工作，室外活动很少，平时又经常喝冷饮和牛奶，这就是导致脾胃阳虚、寒湿浊阴内生的原因。找到了疾病的关键所在，治疗有了方向，痊愈也只是时间早晚的事情。这个患者只治疗了一次，病情就好了一大半。当然这个病也不是几次就能治好的，症状消失了，还需要坚持巩固治疗。

11. 过敏性鼻炎、反复感冒咳嗽案

X某，男，3岁半，2022年5月3日来诊：患儿2岁就开始上幼儿园，近几个月反复感冒咳嗽、鼻炎，一直在儿童医院治疗，每晚冲洗鼻腔，还在用一种喷鼻剂，但反复发作。经人介绍来看诊。

现症见：夜间鼻塞，睡眠不安，总是踢被子。舌苔稍厚。

此是内有积食，处方前胡止嗽汤加石菖蒲、鸡内金、山楂：前胡10g，荆芥6g，陈皮6g，桔梗5g，白前6g，杏仁6g，蜜枇杷叶15g，川贝3g，甘草6g，蜜紫菀15g，栝楼15g，芦根20g，石菖蒲6g，鸡内金10g，山楂10g。7剂。

5月10日复诊：鼻塞好多了，咳嗽基本消失，晚上睡眠也好了。现在仍然每晚冲洗鼻腔，还在用一种喷鼻剂。中药处方同前。

5月17日：前几天晚上不用冲洗鼻腔了，这两天不慎感冒，又出现咳嗽。

处方：前胡止嗽汤加山楂、鸡内金、石菖蒲。

5月26日：夜间睡眠正常，无鼻塞，再没有冲洗鼻腔了。前方做成膏方，服用1个月巩固。

后随访：鼻炎已愈，反复发作的感冒咳嗽也很少发作了。

【解析】郭永来老中医用前胡止嗽汤来治疗迁延性咳嗽，我推测此方有较强的抗过敏、抑制免疫亢进的作用，可以拓展应用于治疗一些过敏性疾病，比如过敏性鼻炎、哮喘、皮肤病等，效果比较理想。

12.心脏早搏案

2021年5月1日，一位29岁的女性患者，因嘴角生疮、红肿疼痛来看诊。

她说最近工作比较忙，东奔西跑，感觉身体有点吃不消了，经常胸闷心慌。

诊脉时发现脉率不齐，有间歇，右脉有力，左脉弱。中医称为结代脉，相当于现代医学的早搏。

其实4月16日她就来过，当时她的情况比现在还严重（2020年冬季也出现过一次），我让她马上用红参煮水喝。

现在我一问，她说昨天才开始喝红参。

虽然她对喝中药有恐惧感，但我还是坚持让她喝5天的炙甘草汤，说这个药不苦，有点甜的味道，药液量也不多，每次喝100mL，一天2次。

她问：现在有没有快一点的方法能缓解？我说有，可以试一试。

我检查了一下她颈部和肩胛骨内侧的肌肉，发现僵硬紧张明显，稍微用力拨按，疼痛剧烈。

松解这两个部位的肌肉，10分钟后，肌肉僵紧明显缓解了。胸闷心慌消失，左手的脉也正常了，间歇脉消失。

【解析】从现代解剖学来讲，从第3颈椎到第4胸椎这一段的自主神经有调节心脏的功能。

13.气喘手麻案

H某，女，56岁，2022年5月3日来诊：退休后办托管班，劳累过度，手脚麻（自诉可能与在冬季用冷水洗衣物有关），去年反复感冒咳嗽好不了，在医院看了两个多月也没有完全好。

现症见：走路易气喘，失眠，经常凌晨3点左右醒来，再也睡不着。唇黯，舌淡水滑，苔白稍腻，脉弦滑稍大。

腹诊：腹部膨隆，软。

此为痰饮内停，处方五苓散加党参、半夏、大枣：茯苓30g，猪苓15g，炒苍术15g，肉桂10g，泽泻30g，党参30g，清半夏15g，大枣30g。7剂，水煎服，日1剂。

5月12日复诊：气短、胸口憋闷和气喘均减轻，睡眠也好了很多。

治疗：予颈椎后背和脚踝松筋。

处方：黄精30g，山楂15g，生地30g，当归20g，枸杞子20g，山茱萸20g，桂枝12g，赤芍15g，茯苓15g，泽泻30g，砂仁6g，陈皮12g，清半夏12g，炙甘草10g，牡蛎30g。7剂。

5月24日：精力好转，睡眠好转，但是每天要三四点钟起来为托管班操劳。耳鸣无好转，颈部蚁行感仍存在。前方去砂仁继续服用。

【解析】这一例也是过劳引起的身体问题。不良的生活、工作、饮食习惯造成的疾病，医生虽然给其指出病因，但患者改变不了这些习惯，实属无奈，很难治疗。

14. 足心发热案

患者 59 岁女性，2015 年 7 月 11 日就诊，诉 1 周以来双足心发热，白天走路活动时症状略减轻，夜间尤重，需要双脚泡凉水后，足底贴墙才能勉强入睡，苦不堪言。

按照《灵枢·经脉》，"足下热"是足少阴肾经所病，考虑是肾水不足，阴虚则热。

予脐针治疗：针离坤乾坎右降四针，留针 30 分钟。

留针期间患者诉双足有凉感，1 次减轻，又连针 2 次，痊愈。

【解析】此案的足心发热，现在看来似乎是围绝经期综合征的一个症状表现。腹部、脐部针灸治疗虚证效果较好，可以有效调节自主神经紊乱、内分泌失调和免疫紊乱。

15. 围绝经期综合征病案（一）

C 某，女，54 岁，2021 年 8 月 3 日初诊。

主诉：烘热汗出 5 年。常常是自觉突然潮热，然后汗出淋漓，5 年来无明显缓解，反而越来越重。

其他伴随症状：晨起关节僵硬，右手拇指屈肌腱狭窄性腱鞘炎。

处方二仙汤加山茱萸：淫羊藿 30g，仙茅 10g，巴戟天 30g，当归 15g，黄柏 10g，知母 15g，生牡蛎 60g，石决明 60g，山茱萸 120g，大枣 30g，菟丝子 30g，鸡血藤 60g，白芥子 10g，姜黄 15g，生姜 15g。7 剂。

8 月 10 日二诊：服药后烘热汗出明显减轻。

补充症状：后背怕冷，一吃水果、生姜、辣椒等刺激性食物就背冷、出汗、咳嗽（用她自己的话说是"就感冒了"）。

此是《金匮要略》所说的"心下有留饮，其人背寒冷如掌大"，是痰饮所致。

处方：前方山茱萸减至 100g，牡蛎、石决明减至 30g。加苓桂术甘汤、三子养亲汤合方治疗。

8 月 17 日三诊：烘热汗出减轻了 80%，后背怕冷明显减轻，吃水果等刺激性食物也没有不适反应了。

处方巩固治疗：淫羊藿 25g，仙茅 10g，巴戟天 20g，当归 20g，黄柏 6g，知母 20g，生牡蛎 30g，石决明 30g，山茱萸 60g，地骨皮 30g，地黄 30g，菟丝子 30g，枸杞子 30g，生姜 10g，大枣 30g，鸡血藤 50g，肉桂 6g，茯苓 15g，炒白术 15g，炙甘草 10g，生麦芽 30g，炒莱菔子 15g，炒紫苏子 10g，白芥子 10g。7 剂。

【解析】二仙汤治疗围绝经期综合征，汗出过多加大量山茱萸。围绝经期综合征在临床上很常见，但是治疗起来却很棘手。据统计，75% ～ 85% 的女性围绝经期会出现临床症状，其中 15% ～ 30% 症状明显，已经严重影响生活和工作。这些症状主要有：

（1）月经紊乱：多见周期延后逐渐绝经，或月经频发，量多，或崩或漏。

（2）血管收缩功能异常：潮热、汗出、头痛、心悸、血压波动（忽高忽低）。

（3）自主神经系统功能失调：失眠、多梦、眩晕、耳鸣、肢体麻木、皮肤瘙痒或有蚁行感。

（4）精神心理症状：神经过敏、情绪不稳、烦躁易怒、焦虑多疑、抑郁自卑。

（5）代谢紊乱：骨质疏松，血糖升高，糖尿病发病率增高，血脂升高，肥胖，水肿，尿频，尿急等。

这里面最常见的是烘热出汗、睡眠障碍、心慌、血压和血糖升高。

这主要是由于卵巢衰退后，体内的雌激素、孕激素分泌减少，导致内分泌系统和神经系统的调控出了问题。

中药在调节体内激素方面很有优势，能有效改善围绝经期症状。王幸福老师提出，二仙汤加味治疗此病效果较好，这一例就是用二仙汤加味治疗的。

16. 围绝经期综合征病案（二）

A 某，女，55 岁。2021 年 7 月 31 日初诊。

主诉：入睡困难 7 年，加重 3 年。

刚起病时每周有一两天失眠，近 3 年是每周有五六天失眠，只有一两晚能睡好。整个人精神疲惫。常常在半夜 12 点，或者 1 点醒来后难以入睡。平时怕冷，心理敏感。

治疗：针刺双太溪、太冲、印堂；脐针水火加艮，艾灸神阙。

处方二仙汤加味：淫羊藿 30g，仙茅 12g，巴戟天 20g，当归 15g，黄柏 10g，知母 15g，生牡蛎 30g，石决明 30g，珍珠母 30g，黄精 30g，蝉蜕 10g，柏子仁 30g，丹参 30g，菟丝子 30g，生地 30g，五味子 12g。7 剂。

第一周每天针灸 1 次，睡眠逐渐改善，除 8 月 3 日晚上整夜失眠外，其余时间睡眠尚可。

第二周每周针灸 3 次，中药继续服用。

到现在，睡眠差不多正常了，接下来巩固治疗。中药一直是二仙汤加味，处方如下：

淫羊藿 20g，仙茅 10g，巴戟天 20g，当归 15g，黄柏 6g，知母 10g，生牡蛎 30g，石决明 30g，珍珠母 30g，黄精 30g，蝉蜕

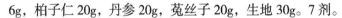

6g，柏子仁 20g，丹参 20g，菟丝子 20g，生地 30g。7 剂。

【解析】治疗围绝经期综合征以失眠为主要症状的患者，针药结合效果更好。

17. 围绝经期综合征病案（三）

W 某，女，49 岁，幼儿园老师。2020 年 7 月 20 日初诊：头痛（后枕部）、头胀、头昏，嗜睡，睡眠浅，全身乏力，晨起面部肿胀，阵发性全身燥热，偶有口苦，饮食正常，二便调。月经还有，量比以前少了。病程两年。

检查：后枕部肌肉紧张，压痛明显，风池穴、天牖穴压痛。舌淡，苔白，脉濡。

分析：患者年龄处于围绝经期前后，身体内激素水平开始有较大波动，出现了类似围绝经期综合征的症状，如睡眠差、乏力、阵发性燥热等。从中医角度看，这些症状属于肝肾亏虚的表现，中医治疗以补益肝肾为主，取肾经穴位太溪等针刺治疗。头昏头痛是因为颈椎周围肌群紧张痉挛，放松颈部软组织即可。

治疗：后枕部肌肉松解、小腿部肌肉松解；增阳穴点按；针刺双侧太溪、三阴交、胫中穴；脐针水局；艾灸关元穴；中药敷贴神阙。

7 月 23 日复诊：大肚子小了很多。

治疗同前，针双太溪、肾俞穴。

8 月 9 三诊：诉这段时间睡眠很好，全身乏力已经不明显，全身燥热消失。

【解析】这是一例单纯外治手法加针灸的案例。

18. 抑郁症案（一）

A 某，男，48 岁，2023 年 5 月 5 日初诊：自 2018 年患抑郁症，服黛力新 2 年。

现症见：怕冷，口干，口苦，阴囊潮湿，耳鸣半年，食欲减退，睡眠差，大便干，日 1 次。脉沉。头发油腻，脱发严重，眼睛结膜充血。

处方麻黄四逆汤合乾坤丹：麻黄 10g，羌活 10g，制附片 12g，干姜 10g，炙甘草 30g，北沙参 30g，玄参 30g，酒大黄 20g，夏枯草 30g，土茯苓 30g，浙贝母 20g，郁金 20g。7 剂。

5 月 14 日二诊：大便干减轻，阴囊潮湿减轻，仍口干、口苦，睡眠正常。脉沉弱稍弦。黛力新偶尔服 1 次。

处方乾坤丹合郁金散：玄参 20g，生地 30g，酒大黄 20g，土茯苓 30g，夏枯草 20g，浙贝母 15g，郁金 20g，炙甘草 30g，醋鳖甲 20g，牡蛎 30g，生麦芽 30g，北沙参 20g。7 剂。

5 月 23 日三诊：口苦减轻，大便干燥减轻，阴囊潮湿减轻，脉沉细。黛力新每三四天服 1 次，否则颈背部难受。

处方：黄芩 15g，栀子 12g，制附子 12g，干姜 10g，炙甘草 30g，大枣 30g，人参 10g，生牡蛎 30g，生麦芽 30g，茯苓 30g，桂枝 12g，生地 20g，山茱萸 20g。7 剂。

6 月 1 日四诊：食欲明显好转，进食增加（中午有饥饿感了），耳鸣减轻，口干、口苦减轻，阴囊潮湿减轻。黛力新已经停 4 天，傍晚未再出现心烦和颈背不适感。服药期间大便正常，停药后大便偏干。结膜充血明显消退。

处方：黄芩 10g，白蒺藜 20g，羌活 10g，制附子 10g，干姜 10g，炙甘草 30g，大枣 30g，人参 10g，北沙参 20g，生地 30g，

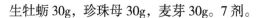

生牡蛎 30g，珍珠母 30g，麦芽 30g。7 剂。

6 月 13 日五诊：耳鸣明显减轻，头发油腻明显减轻，脱发处已长出不少头发，口干、口苦已不明显，阴囊潮湿明显减轻。怕冷感基本消失（以前夏季也怕冷，不敢吹空调），身体开始正常出汗（以前不怎么出汗）。黛力新停服后无不适。

处方：人参 10g，制附子 6g，干姜 10g，炙甘草 30g，大枣 30g，生牡蛎 30g，珍珠母 30g，生麦芽 30g，生地 30g，玄参 30g，当归 30g，白蒺藜 20g，黄芩 10g。7 剂。

【解析】阴囊潮湿、耳鸣是临床上比较棘手的问题，我的经验是若病症跟肝脏有密切关系，可以尝试应用乾坤丹。

19. 抑郁症案（二）

F 某，女，44 岁，2023 年 5 月 16 日初诊：焦虑年余，偶尔服黛力新。

现症见：气短乏力，头昏，口苦，食欲减退，梦多，月经少，舒张压高（在服降压药）。

腹诊：腹主动脉搏动亢进。

处方建中合剂：桂枝 15g，炒白芍 15g，赤芍 15g，生姜 12g，大枣 30g，炙甘草 30g，麦芽 30g，枸杞子 20g，黄芪 30g，人参 6g，北沙参 20g，当归 20g，生地 20g，郁金 15g，牡蛎 30g，茯苓 30g。7 剂。

5 月 23 日二诊：气短乏力减轻，食欲增进，下午有饥饿感（进食后胃部饱胀），肠鸣明显，头昏减轻，仍多梦。

处方：桂枝 15g，炒白芍 15g，赤芍 15g，甘草 15g，北沙参 20g，玄参 20 g，生地 20g，酒大黄 15g，浙贝母 12g，夏枯草 20g，土茯苓 30g，郁金 20g，牡蛎 30g，醋鳖甲 20g，麦芽 30g。7 剂。

5月30日三诊：气短乏力明显减轻，食欲好，进食胃胀也消失，头晕消失。睡眠质量差，每晚有一阵心慌心烦，抗焦虑药现在减至半片。

处方：桂枝15g，赤芍15g，炒白芍15g，生姜15g，炙甘草30g，大枣30g，生麦芽30g，枸杞子20g，人参10g，当归20g，生地30g，牡蛎30g，珍珠母30g。7剂。

嘱黛力新和降压药可以停服。

6月6日四诊：头部两侧时有紧张胀痛感，手指指尖时有刺痛、憋胀感觉。降压药及抗焦虑药已经停服，夜间心慌、心烦明显减轻，睡眠明显好转。最近身上开始出汗，以前不怎么出汗。

处方：桂枝15g，赤芍15g，炒白芍15g，生姜12g，炙甘草30g，生麦芽30g，枸杞子20g，人参15g，当归15g，生地30g，生牡蛎30g，珍珠母30g。7剂。

6月13日五诊：手指指尖刺痛减轻。近两日咽痛（以前每个月感冒一次），白天头昏，头部两侧胀紧，夜间心烦。

先服处方①，再服处方②：

处方①：炙甘草9g，甘草9g，干姜6g，黄芩10g，黄连3g，清半夏10g，太子参30g，北沙参20g，大枣20g。2剂。

处方②：桂枝12g，炒白芍25g，生姜10g，炙甘草30g，大枣30g，生麦芽30g，枸杞子20g，人参10g，当归15g，生地30g，珍珠母30g，牡蛎30g，黄芩10g，黄连3g，清半夏10g。7剂。

6月20日六诊：本周夜间心烦、头部胀紧均减轻。指尖刺痛感也减轻，睡眠正常，大便原来稀，现正常。

处方：桂枝12g，炒白芍20g，生姜10g，大枣30g，炙甘草20g，生麦芽30g，枸杞子15g，北沙参20g，生地20g，郁金15g，黄芩10g，黄连3g，清半夏10g，牡蛎30g，珍珠母30g。7剂。

7月4日七诊：夜间心烦已经不明显，头部胀紧也减轻，指尖刺痛感明显减轻。

处方：桂枝12g，炒白芍12g，赤芍12g，生姜10g，大枣30g，炙甘草20g，生麦芽30g，枸杞子20g，北沙参20g，生地20g，黄芩10g，黄连3g，清半夏10g，牡蛎30g，珍珠母30g。7剂。

7月13日八诊：上周有两三次夜间心慌心烦，头部胀紧未再出现。

处方：桂枝15g，炒白芍30g，生姜10g，炙甘草30g，大枣30g，生麦芽30g，枸杞子20g，人参10g，生地30g，黄芩9g，黄连3g，干姜6g，牡蛎30g，珍珠母30g。7剂。

7月25日九诊：夜间心慌心烦未再出现，头部胀紧也未再出现。

处方：桂枝15g，炒白芍30g，生姜12g，炙甘草30g，大枣30g，生麦芽30g，枸杞子20g，人参10g，生地30g，黄芩9g，黄连3g，干姜6g，牡蛎30g，珍珠母30g。7剂。

嘱这次药吃完后，可停药观察，一定要吃上营养早餐。

【解析】现代社会的抑郁症、焦虑症患者为何会越来越多？我认为跟人的工作强度高、压力大，但是营养补充不够有关。

随着现代社会科技越来越发达，人的工作和生活节奏越来越快，精神也越来越紧张。持续的脑力劳动和精神压力，会消耗大量的营养物质。如果饮食结构不合理，身体得不到相应的补充，组织细胞损伤后就不能够有效修复，长此以往，身体各脏腑和系统就会处于慢性劳损状态，这是精神疾病发生的一个重要的物质因素。现在已经有人开始重点关注这个领域。

我曾读过日本人藤川德美写的《你的抑郁，90%可以靠食物改善》，就是与这方面有关的著作，感兴趣者可以参考。

第三节　外科病案

1. 急性阑尾炎案（一）

2015 年 6 月 26 日上午 11 点左右，接诊一个 10 岁的男孩。

男孩身体瘦，两天前开始腹痛，伴有呕吐，大便尚正常。刚开始时有低热，曾服退热药一次，体温恢复正常。今早曾在某医生处用中药敷脐，效果不明显。

这两天腹痛逐渐加重，不欲进食，精神不振。

据患儿母亲讲，此孩子平时就不规律饮食，前段时间更是每日吃冰棒、西瓜，正常三餐进食很少。

查体：发现患儿腹痛较重，几乎全腹压痛，右下腹麦氏点压痛尤甚，不过腹肌紧张不明显，无反跳痛。在经络穴位触诊发现，右侧足阳明经足三里穴至上巨虚穴一段，触痛明显。双天枢穴、双大肠俞穴、右阑俞（周楣声经验）压痛都很明显。

查完后判断：患儿肠梗阻可能性不大（排便正常），急性阑尾炎诊断能够成立，但阑尾化脓、坏疽的可能性不大，适宜针刺治疗。

治疗：因是儿童，对针恐惧，故只选择右侧足三里下压痛最明显两处留针，以一寸毫针直刺，留针 30 分钟。起针后患儿诉腹痛减轻。再于患儿脐部取：艮、兑、乾位，固定留针（揿针）。

嘱明日复诊，禁食生冷。

6 月 27 日复诊：诉腹痛明显减轻，查体腹部压痛仅局限于右下腹，右侧足阳明经压痛也不似昨日强烈和广泛。脐针仍留针，体针针刺同前。

6 月 28 日诊：诉进食已如常，腹痛全无，查体腹部无压痛，痊愈。

【解析】相对于成人来讲，针刺对儿童效果更好，这似乎跟儿童的纯阳之体有关，不需要强烈的治疗刺激，疾病就能迅速痊愈。

2. 急性阑尾炎案（二）

T某，女，40岁，2023年5月11日上午初诊：诉昨晚呕吐2次，今天上午呕吐1次，腹泻1次。无发热，无咽痛，无腹痛。前两天在单位劳动，比较劳累。

腹诊：腹稍软，腹肌不紧张，腹主动脉搏动亢进，右下腹麦氏点压痛明显。

穴位触诊：右侧阑尾穴、后背阑俞穴压痛。

初步诊断：急性阑尾炎。

治疗：针刺右侧阑尾穴（3针）；脐针山泽加艮。

嘱每日针刺治疗1次，恶心呕吐缓解后服中药治疗。

5月14日复诊：5月11日去石家庄市人民医院检查，提示阑尾粪石。

现呕吐消失，仍食欲减退，全身乏力。

治疗：针刺左侧足三里（压痛明显），脐针四隅位。

加用中药内服，处方建中合剂加郁金、大血藤：桂枝15g，赤芍20g，生姜15g，炙甘草20g，大枣30g，生麦芽30g，黄芪30g，当归15g，人参10g，郁金20g，大血藤30g。5剂。

服完药后饮食正常，乏力消失，工作生活恢复正常。

【解析】此急性阑尾炎的病例，其初期症状为呕吐，并没有腹痛和发热，经过腹部触诊，还有穴位触诊，才高度怀疑是阑尾炎，最后经过检查确证为阑尾炎。所以这是一例不典型的急性阑尾炎。

最后此患者经过针灸和中药治疗，得以治愈，免除了手术之苦。可见中医药在急腹症的诊断和治疗方面，也有比较大的优势。另一方面，还可以看出腹部触诊和穴位诊断，在疾病的诊断方面是很重要的。

急性阑尾炎的治疗，经方有大黄牡丹皮汤，但此方针对的是实证、瘀证，治疗虚证效果不好。有医家提出，用理中汤治疗虚证阑尾炎效果较好，临床实践确实如此。

此患者急性阑尾炎何以不典型，无发热、腹痛之类的典型症状？我考虑还是体虚的原因，因为发病前就有过劳史，而且腹软，腹主动脉搏动亢进，都是虚象。

腹诊已经张仲景大量验证和总结，其重要性不言而喻。

我认为急慢性阑尾炎属于虚证的不在少数，阑尾炎的本质属于肠道循环缺血所致，详细论述见第五章第十五节"阑尾炎的本质是虚证"。

3.急性阑尾炎案（三）

Z某，女，22岁，患右下腹疼痛，诊断为急性阑尾炎。起病时因不愿手术，也畏惧针刺，迁延1周左右疼痛不减。最后我给予刺血治疗，于双侧大肠俞刺血，治疗后痛减，4天后予大肠俞及委阳刺血1次，经两次治疗而愈。

【解析】刺血疗法，又名刺络放血法，起源很早，在中医经典《黄帝内经》中就记载了很多疾病的刺血治疗，其适应证范围很广。我在临床治疗中发现，其治疗急性疾病属实证者效果很好。刺血治疗急性阑尾炎，较毫针而言效果更好，治疗时间缩短（若毫针治疗，需连续治疗5～7天）。

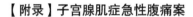

【附录】子宫腺肌症急性腹痛案

Y某，女，48岁，因"左下腹疼痛10余天"入院。每天中午过后开始腹痛，一直到晚上才停止。妇科彩超检查提示子宫有小肌瘤。查体左下腹固定点压痛。

经针刺三阴交、太溪，口服中药，疼痛时间逐渐延迟至下午、晚上发作，但未能完全缓解。

某天疼痛急性发作，取左侧次髎穴刺血并拔罐，当即疼痛减轻，10分钟后疼痛消失。又观察两天腹痛未再出现而出院。

一年后其下腹疼痛又发作，也是下午发作，即于左次髎穴和委中穴放血。第二天痛减，又过两天消失，未再发作。

一两年后又遇到患者，询问其腹痛情况，说是后来又有发作，去医院检查诊断为子宫腺肌症，后来做了摘除子宫的手术。

4. 带状疱疹案

患者是一位64岁的女性，2017年4月8日来诊，诉说左侧肋下及左背部出现带状疱疹，已经1个多月了，疱疹还没有完全消退，且越来越疼，尤其到了下午和晚上，走路疼，躺着疼，寝食俱废，痛苦不堪。这1个月来口服中西药物，了无寸效。

我就按照易医脐针思路，为其用脐针治疗：一诊针离、坤、兑、坎。

二诊：诉疼痛减轻，针方不变。

三诊：诉疼痛明显减轻，仍守方。

治疗4次后，第5次来诊时说下午走路不怎么疼了，夜间疼痛消失，唯左侧肋弓处胀痛。后来断断续续又治疗了7次，肋弓肿痛也消失了。

整个疗程一共12次，约2周，带状疱疹痊愈。

【解析】带状疱疹，是一种水痘——由带状疱疹病毒引起的急性感染性皮肤病，中医称为蛇串疮，最大的特点是疼痛难忍，相当一部分患者在疱疹消失后遗留神经疼痛，长达数月或数年，临床治疗颇为棘手。因其本质属于免疫力降低后的病毒感染，从中医角度讲属于虚证，而在腹部任脉取穴，对虚证效果较好。

5. 急性荨麻疹案

L某，女，23 岁，2013 年 3 月 11 日就诊，全身起红色风团 4 天，发无定处，此起彼伏，伴瘙痒明显，手抓挠后风团增多增大，无发热及其他特殊不适。起病后口服及注射抗过敏药治疗（具体用药不详），无明显效果。

查体：颈部、胸背及四肢皮肤表面可见散在红色片状风团，形状不规则，大小不一，隆起于皮肤表面，无异常分泌物。舌脉无明显异常。

辨证属风邪袭表，治宜祛风解表。

处方桂枝麻黄各半汤加减：麻黄 10g，桂枝 10g，肉桂 10g，蝉蜕 10g，防风 10g，赤芍 15g，白芍 15g，生地 30g，乌梅 15g。3 剂，水煎服，日 1 剂。

3 月 12 日：下午服药，当夜全身风团增大增多，瘙痒加重，晨起风团消失殆尽。

3 月 14 日：上半身及双下肢仍出少量风团。

3 月 15 日：全身已无异常，风团未再出现，痊愈。

【解析】荨麻疹是一种常见的皮肤病，系多种不同原因所致的一种皮肤黏膜血管反应性疾病。表现为时隐时现的、边缘清楚的、红色或白色的瘙痒性风团，中医称"瘾疹"，俗称"风疹块"。

《伤寒论》中对此病即有论述：

（1）脉浮而大，浮为风虚，大为气强，风气相搏，必成隐疹，身体为痒。——《伤寒论·平脉法》

（2）太阳病，得之八九日，如疟状，发热恶寒，热多寒少，其人不呕，清便欲自可，一日二三度发，……面色反有热色者，未欲解也，以其不能得小汗出，身必痒，宜桂枝麻黄各半汤。——《伤寒论·辨太阳病脉证并治上》

一般急性荨麻疹，用桂枝麻黄各半汤的机会比较多，效果较好。但慢性荨麻疹治疗起来，相当不容易。可参考第五章第十八节"荨麻疹的治疗困境和反思"。

6. 慢性荨麻疹案

L某，男，38岁，2022年9月12日初诊：慢性荨麻疹5年，经常不定时发作，昼轻夜重。另有过敏性鼻炎1年，眼结膜也易发红发痒，常在饮酒或吃海鲜后发作。

患者近4年求诊过多家医院，在省四院打了3个月的免疫针也无效，去年又在赵县某中医那儿开了几个月的中药吃，效果也不好。一直服用抗过敏的西药。

近几天荨麻疹发作，眼结膜发红发痒。舌脉无明显异常。饮食可，二便调，睡眠正常。

处方前胡止嗽汤：前胡15g，荆芥10g，陈皮15g，桔梗10g，白前10g，杏仁10g，天竺黄15g，枇杷叶20g，桑叶15g，浙贝母12g，甘草10g，紫菀15g，栝楼15g，芦根30g，白茅根30g，地骨皮30g。7剂。

9月20日二诊：荨麻疹减轻，眼痒明显。

处方：前胡20g，黄芩10g，姜半夏10g，陈皮12g，赤白芍各10g，牡蛎40g，薄荷6g，牡丹皮10g，栀子10g，枇杷叶

20g，桑叶 20g，车前子 10g，枸杞子 20g，菟丝子 20g，白茅根 30g。7 剂。

9 月 27 日三诊：荨麻疹和眼结膜发红发痒均无明显减轻。

处方改变思路：麻黄 10g，荆芥 10g，细辛 6g，徐长卿 10g，制附子 15g，桂枝 15g，赤芍 15g，生姜 15g，大枣 50g，炙甘草 30g，茯苓 30g，党参 15g，天麻 15g，干姜 10g。7 剂。

10 月 9 日四诊：近 1 周腹部荨麻疹没有发作，腰臀部和四肢荨麻疹有发作，眼痒消失。补充症状：两脚经常冷。舌苔白，脉弦。

处方：麻黄 10g，荆芥 10g，细辛 6g，徐长卿 10g，制附子 15g，桂枝 10g，肉桂 6g，赤芍 15g，生姜 20g，大枣 30g，炙甘草 30g，茯苓 30g，党参 15g，天麻 15g，陈皮 15g。7 剂。

10 月 15 日五诊：眼睛红痒未再出现，荨麻疹只有肩颈部有一些，其他部位没有了。双脚怕冷减轻。

处方：麻黄 6g，肉桂 6g，炒枳壳 30g，赤芍 30g，茯苓 30g，砂仁 6g，生牡蛎 30g，党参 15g，熟地 30g，当归 20g，枸杞子 20g，五味子 15g。7 剂。

10 月 22 日六诊：颈肩部荨麻疹也消失且未再发作，眼睛红痒也未再出现。

继续服药 1 周以巩固：党参 15g，熟地 30g，当归 20g，枸杞子 20g，牛膝 15g，五味子 15g，砂仁 6g，肉桂 6g，茯苓 20g，牡蛎 30g，炒枳壳 20g，赤芍 20g。7 剂。

其后停药观察，2023 年 8 月回访，荨麻疹及过敏症状未再发作，春季曾出去旅游，即使喝酒、吃海鲜也未发作。

【解析】慢性荨麻疹是比较难治疗的，西医以抗组胺类抗过敏药治疗，大多在开始服用时有效，久服效果变差。我考虑此病跟肠道损伤和免疫紊乱有关，儿童平时感冒发热后治疗不当，反复用退热药、抗生素、抗病毒药，有可能是一个重要因素。因为我在治疗的过程中观察到，儿童感冒发热用中药治疗后，往往痊愈较快，后遗症没有或很少；而用西药退热药、抗生素、抗病毒药治疗后，往往病情反复，不但病程长，后遗症也很多，体质会越来越差。现在儿童易患的众多疾病，如慢性腹痛（肠系膜淋巴结炎）、抽动症、哮喘、皮肤病，跟用这些药有很大关系。

患慢性荨麻疹的成人，往往比儿童更难治，因为成人的病机中，"虚"的因素比例更大，修复免疫损伤往往需要更长的时间。

7. 肛裂术后疼痛不止案

X某，女，57岁，2022年5月17日来诊：曾因肛裂在某中医院做过一次手术，后不愈又到省某医院肛肠科做了两次手术。术后肛门仍然反复疼痛，经常去医院检查、换药，仍难以痊愈。现每次大便时感觉肛门疼痛，无出血。全身乏力明显，不能走远路，走不到百米即体力不支。以前经常便秘或腹泻，现在自己揉腹好很多。餐后血糖高，在服阿卡波糖。

针刺：脐针四正位、体针双太溪。

处方小建中汤加黄芪、人参、当归、黄芩、地榆：桂枝12g，赤芍15g，生姜10g，炙甘草10g，大枣30g，龙骨15g，牡蛎30g，生麦芽30g，枸杞子15g，黄芪15g，人参6g，当归15g，黄芩10g，地榆15g。7剂。

5月24日复诊：服中药后大便通畅。一直在服阿卡波糖，餐后血糖9点多。嘱可以停服降糖药观察一段时间。

该患者补充说：自20多岁生完小孩后，就患肛裂病，至今30多年为此病苦恼，跑遍石家庄，甚至曾到北京求诊。前几年做手术3次，仍然不能解决痛苦。

6月2日：大便稍干，疼痛，无出血。小建中汤加黄芩、地榆、肉苁蓉，7剂。

6月9日：大便不干了，偏稀。肛裂处疼痛减轻，现在把塞肛药（医院自制的中药加西药）也停了。前方加茯苓20克，7剂。

6月16日：大便若成形，肛门即疼痛。

补充病史：自小身体弱。肛裂前曾去厦门鼓浪屿旅游，体力不支，劳累过度。手术后肛裂处愈合，但余处又裂开，苦不堪言。

处方：前方去茯苓，加黄连、半夏。

6月21日：上次处方加黄连5g、清半夏10g，服药后腹泻、肠鸣明显，每天2～3次。本次处方去掉黄连，可见少量黄连促进胃肠蠕动，在此患者身上还是很明显的。

7月5日：大便时肛门疼痛减轻，心情非常好，身上乏力明显减轻，走路、骑车、做家务活也如正常人。

处方不变：建中合剂加地榆15g，茯苓15g，肉苁蓉12g，石斛12g。7剂。

【解析】此例患者反复手术，却解决不了伤口的愈合和疼痛的难题，可见西医的手术疗法，是有其不足之处的。手术并不能解决所有问题，当然也不是首选疗法（可参考第四章第六节"手术不是首选治疗方法"），尤其是这类中医辨证为"虚证"的患者，术后后遗症往往很多。而"虚证"的患者，用中医治疗往往会有"柳暗花明又一村"之效果。

第四节　疼痛科病案

1. 腕管综合征案

患者为72岁女性，2015年10月16日初诊：左上肢麻木疼痛5天，以肩后、上臂外侧及拇、食、中指最明显，昼轻夜重，难以入睡。

脐针治疗：针火局治疗手三阴经，针后即觉麻痛减轻。

治疗两次后夜间麻痛大减，第3次治疗后病情又有反弹，第4次改针木局（亥卯未）治疗手三阳经，两次治疗后左上肢麻痛消失，仅早晨发麻。

休息3天后，10月24日来复诊，诉这几天夜间上肢麻木疼痛未再出现，仅余指尖略麻。意料之外的是，患者8年前因胆囊结石行腹腔镜手术，术后肚脐开口处一直流液不止。首诊时见脐部湿润，味臭，治疗完毕后满诊室臭味，两次脐针治疗后，脐部流液明显减少。后来复诊时脐部几乎干燥了，真是意外的收获。

2. 急性肩痛案（一）

W某，男，20岁，2020年4月15日18点初诊：右侧肩部运动时突然疼痛1小时。患者是一名消防员，下午5点考核训练吊单杠时，右肩膀突然出现剧烈疼痛，活动受限，经休息不能缓解，就来求诊。

我给他检查了肩关节：肩关节外展90°时出现疼痛，冈下肌及三角肌无萎缩和塌陷，肩峰前下方和大结节之间有压痛，活动时无摩擦声，斜方肌肩井穴处按压疼痛。

从检查来看，可以排除肩袖撕裂伤。

检查颈椎时发现右侧第2～3颈椎横突处，也就是天牖穴处触痛明显，右侧斜角肌紧张。检查后背，整个脊柱胸腰段棘突两侧肌肉压痛明显，右侧肌肉痉挛凸起，明显高于左侧。

他的职业是消防员，平时训练强度大，现在的肩部疼痛并非肩部本身的问题，虽然表现在肩，但其病因却是在颈椎和脊柱，颈肩和脊柱周围的肌肉和韧带的痉挛，会牵拉到肩关节，这种挛缩平时并没有什么明显的不适，但是长期积累到一定程度，就会因为某个动作的诱发而暴出来。所以表面上是突然发病，实际上是问题长期积累所致。

治疗：右侧第 2 ～ 3 颈椎横突处拨筋松解，斜角肌松解，脊柱从胸椎到骶骨两侧肌肉拨筋松解，最后针刺右侧天髎穴、脊柱两侧夹脊穴、右侧外关穴。

治疗完毕，患者诉右肩疼痛明显减轻，仅仅剩下有点酸痛的感觉。

嘱咐他这几天不能进行训练，休息为主。

4 月 16 日下午二诊：虽然我嘱咐他这几天以休息为主，不可大量运动，但因为消防员要考试考核，所以今天仍进行了大量运动训练。现诉右肩疼痛已经缓解约 50%，右上肢活动明显改善，上举接近正常，只有右肩三角肌下酸痛明显。

今日治疗基本同昨日，因查其第 6 ～ 7 颈椎有错位，手法正骨复位。

4 月 17 日三诊：右肩关节疼痛好转 80%，上举活动正常，只有在肩关节内收旋前位时，肩关节外侧和冈上肌有痛感，不活动时肩关节没有疼痛感觉。

触诊：第 2 ～ 3 颈椎横突右侧触痛减轻，后背胸腰椎段棘突两侧仍然紧张压痛明显。腹部大横穴区域压痛明显，左侧尤甚。

在触诊时发现其皮肤受压后出现水肿隆起痕迹，询问他是否患过过敏性疾病，患者说他对鸡蛋白过敏，食用蛋白后身上会痒，甚至出现一些荨麻疹风团。

治疗：颈椎拨筋松解；腹部双侧大横穴拨筋松解；脐针四正位；艾灸神阙穴。

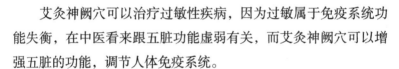

艾灸神阙穴可以治疗过敏性疾病，因为过敏属于免疫系统功能失衡，在中医看来跟五脏功能虚弱有关，而艾灸神阙穴可以增强五脏的功能，调节人体免疫系统。

后反馈：肩痛已愈。

3. 急性肩痛案（二）

Q某，男，27岁，2020年11月15日初诊。

主诉：右肩疼痛伴活动受限5个月。

5个月前出现右肩疼痛，白天上班工作时，右上肢上抬超过20分钟即疼痛难忍，必须垂下来才能有所缓解；夜间右侧卧位时，右肩受压则疼痛加重，平卧后减轻。曾外贴膏药治疗，没什么明显的效果。

既往史：2年内经常熬夜玩游戏，凌晨两三点才睡觉。

触诊检查：右肩关节上举、后挽时疼痛，内收搭肩疼痛明显。颈部右侧斜角肌僵硬痉挛，触痛明显。

治疗：针刺右外关、曲池；神阙穴针刺并九阳重灸；手法拨筋松解颈肩部、肘腕关节、胸椎及臀部肌群；右肩关节用手法松解深层韧带粘连。

嘱晚上不要熬夜，尽量晚上11点以前睡觉；禁止冷饮。

11月22日二诊：患者很高兴，反复说感谢感谢，说上次治疗时虽然有点痛苦，但休息后右肩疼痛好了80%！这1周以来右肩感觉轻松很多，以前上班时右胳膊放到桌子上，不到20分钟即感觉疼痛难忍，现在上抬几个小时也没问题了！

治疗：针刺右外关、曲池、左条口；手法拨筋松解治疗同上。

后反馈：痊愈。

【解析】该患者年龄还未到30岁，可是根据其症状和体征，已经可以诊断为肩周炎。肩周炎多发于 50 岁以上的中老年人，所以肩周炎又有"五十肩"之称，原因是人到中年后气血亏虚，寒湿外侵，或湿浊内生。令人担忧的是，近年来发现肩周炎发病的年龄有越来越年轻化的趋势，一些 40 多岁、30 多岁，甚至 20 多岁的年轻人，也患了肩周炎！这个现象背后，大多是平时生活习惯、饮食习惯出了问题！

如平时工作强度大、加班多、熬夜睡觉晚、夏季大量吹空调、冷饮冷食等，由此造成身体气血不足，寒湿凝结于肩部，就会患肩周炎。

诊治此病，首先要详细了解患者的生活和饮食习惯，找到患病的原因。只有改变不良的习惯，才能有利于肩周炎的治疗和康复，才能杜绝复发。

这位患者只经过一次治疗就恢复得比较理想，除因其年轻外，还跟他能很好地配合医生有关。我们的身体生病了，肯定是我们在生活和饮食习惯等某些方面进入了某种误区，长期的"错误"积累才导致了疾病发生！医生的作用，就是同患者一起，找到这个"错误"，然后帮助其改正"错误"，再经过适当的治疗，这样才能恢复健康。所以，治病和康复这件事，并不只是医生的事，不是把一切都交给医生而自己袖手旁观，而是需要医患双方共同努力才能完成。

4. 上肢疼痛案

H 某，男，58 岁，2020 年 8 月 21 日初诊。

主诉：左上臂后外侧疼痛 4 个月。4 个月前出现左上臂后外侧牵扯痛，胳膊上抬时加重，下垂时减轻。起病后在附近社区卫生中心经过多次针灸推拿治疗，无明显减轻。

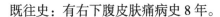

既往史：有右下腹皮肤痛病史 8 年。

检查：疼痛位置在三角肌后外侧，无明显压痛点。左上肢向各个方向活动正常。左侧斜角肌紧张，第 2 ~ 3 颈椎左侧横突处高突压痛，左肩胛下肌、肩贞穴处肌肉僵紧。

治疗：颈肩部拨筋松解；背部、双侧臀部拨筋松解。

治疗完毕，左上臂牵扯痛消失。第 2 天带朋友过来治疗落枕，诉上臂疼痛未再发作。

【解析】临床上常常碰到一些出现疼痛的疾病，疼痛局部无明显异常，这就要考虑其病因并不在这个疼痛的位置，而在其他部位，是其他部位的问题导致的。像这个患者，其上臂的疼痛，其实是颈部、肩胛部肌肉的痉挛牵扯所致。详细检查时，可在这些位置触及明显的异常。疾病的这个规律，在中医源头经典《黄帝内经》中就有论述："病在上，取之下；病在下，取之上；病在中，傍取之""上取下取，内取外取，以求其过"。

5. 产后肩周炎案

36 岁女性，产后 9 个月。1 个多月前左侧肩膀开始疼痛，当时以为是落枕和肩膀受风了，没在意，结果越来越严重，手臂上举和后挽都变得困难。

曾拔过几次火罐，没有任何效果。

我检查其肩关节，有一定程度粘连，左上肢上举和后挽都受限。

治疗：肩关节松解手法治疗 1 次。

治疗结束，肩关节活动就好了很多，嘱咐她休息两天。

两天后复诊，左肩关节活动度明显改善，她自己说疼痛和活动好了有 80%。

又治疗了两次，基本恢复正常。

【解析】肩周炎很常见，多在50岁左右发病，所以又名"五十肩"。可是临床所见，30多岁、40多岁的肩周炎患者也不少。

肩周炎一直是临床上比较棘手的疾病，通过普通针灸和推拿按摩等方法治疗虽然有效，但疗程长，需要至少二十几次甚至更多次数的治疗，尤其是碰到一些肩周炎粘连严重的患者，简直束手无策。经过常年的思考和实践，并经多位名师指点，我领悟并总结了一套治疗此病的高效手法。

这个患者比较年轻，虽有粘连，但经单纯的手法松解治疗，效果很好，恢复得很快。如果年纪大，身体气血亏虚，治疗起来要复杂一些，除了手法治疗，还要配合中药内服治疗，疗程也要长一些。

6. 网球肘（肱骨外上髁炎）案

X某，女，46岁，2022年4月22日初诊：右肘关节外侧疼痛1个月，提东西、擦东西时疼痛加重。此病俗称"网球肘"，医学名称为"肱骨外上髁炎"。

检查：颈部右侧肌群僵紧。

治疗：予颈部拨筋，肘部疼痛立即减轻。颈、肩、肘、腕整体松解，肘部疼痛明显减轻。

4月24日复诊：说右肘没有以前的那种牵扯的疼痛感了。

又增加胸椎治疗（脊柱右侧肌肉痉挛僵紧明显），治疗完毕，患者感觉肘部轻松很多了。

4月27日三诊：说疼痛好转七八成。以前早上起床时右上肢不敢伸直，现在起床穿衣自如。

后回访：疼痛消失，痊愈。

【解析】网球肘表现为肘部疼痛，其实是腕、肘、肩、颈、背的整体失调。所以治疗时需要整体松解，这样才能达到局部缓解的目的。

其实手法治疗跟中药治疗是相通的，比如老中医薛振声的全息汤，刘绍武先生的协调方，都是这种思路，在治疗整体的基础上，才能更好地解决局部问题。

7. 膝关节疼痛案（一）

G 某，女，42 岁，小学教师，2019 年 4 月 5 日初诊：左侧膝关节疼痛伴屈伸不利 1 周。

1 周前无明显诱因，出现左膝关节外侧疼痛，早晨下床和坐位起立时疼痛最明显，1 周以来疼痛逐渐加重。起病后未行特殊治疗。

触诊检查：膝关节外侧至大腿外侧压痛，胫骨髁前髂胫束附着点处压痛明显。左风池上压痛，肩胛骨内左侧可触及条索状筋结，左转子点、左阳陵泉至绝骨一线均压痛明显。

治疗：先予左侧风池上、肩胛内侧、转子点、阳陵泉至绝骨压痛处拨筋。

治疗后让她下床活动，当即感觉膝关节疼痛减轻。

然后针刺其右侧外关、手三里，腕踝针取左侧下四、五区，留针半小时。

4 月 6 日复诊：诉左膝关节疼痛明显减轻。治疗同前。

4 月 7 日：继续治疗 1 次。

4 月 14 日电话回访：膝关节疼痛消失，痊愈。

8. 膝关节疼痛案（二）

L 某，男，75 岁，2021 年 6 月 16 日初诊：右膝关节内侧疼痛半年，伴右侧腰部及右臀部、右下肢麻木疼痛并有烧灼感。坐、卧、平躺、趴着均难受不安。夜间尿频，4 ~ 5 次。

患者曾在九江市人民医院注射玻璃酸钠 2 次，无效，后又到九江市医专附属医院针灸和贴膏药，也无效。

治疗：手法松解后背部、腰椎、膝关节及踝关节，并针刺。隔 1 天治疗 1 次。

处方：桂枝芍药知母汤加味。

6 月 23 日诊：膝关节痛明显减轻，腰腿麻木减轻，仍然尿频，昨晚 5 ~ 6 次。治疗同前。

处方：地黄 30g，熟地黄 30g，知母 15g，枸杞子 20g，菟丝子 20g，盐补骨脂 20g，淫羊藿 20g，续断 20g，盐杜仲 15g，接骨木 30g，烫骨碎补 20g，沙苑子 30g，覆盆子 15g，盐益智仁 18g，珍珠母 30g，石决明 30g，牡蛎 30g。7 剂。

6 月 30 日诊：右侧膝关节基本不痛，腰腿麻木明显减轻，夜间小便 2 ~ 3 次，腰酸痛减轻。右足底有烧灼感，右臀部酸痛。治疗同前。

处方：生地黄 30g，熟地黄 30g，知母 20g，枸杞子 20g，菟丝子 30g，盐补骨脂 15g，淫羊藿 15g，续断 20g，盐杜仲 15g，接骨木 30g，烫骨碎补 15g，炒蒺藜 30g，沙苑子 30g，覆盆子 12g，盐益智仁 15g，珍珠母 30g，石决明 30g，牡蛎 30g。7 剂。

7 月 10 日回访：膝关节痛基本消失，夜间小便 3 ~ 4 次，腰酸痛减轻，麻木消失。

9. 膝关节疼痛案（三）

Z某，女，52岁，2022年5月3日初诊：2021年冬天跳广场舞时，右膝关节突然出现疼痛不适，当时并不严重，时发时止，下蹲尚正常。5天前不慎摔倒后，出现右膝关节肿胀疼痛，不能下蹲。4月30日去医院检查，提示半月板损伤和关节腔积液。

治疗：我检查后，予手法松解胸椎、腰椎、髋关节、膝关节和踝关节；并针刺右侧太溪、太冲、足三里、阴陵泉、左曲池；脐针治疗巽、震。

嘱5月5日过来复诊。

5月5日二诊：说上次治疗了以后，膝关节疼痛明显减轻。下蹲基本正常，而上次过来的时候完全蹲不下去。继续治疗1次。

5月10日三诊：膝关节疼痛明显减轻，不用扶桌椅可以下蹲了（初诊扶着桌椅不能下蹲，二诊扶着可以下蹲）。继续治疗同前，并加服中药治疗。

处方：桂枝15g，赤芍15g，炒白芍15g，生姜15g，大枣6个，炙甘草10g，黄芪30g，当归20g，生地15g，川芎10g，茯苓15g，生麦芽30g，葛根30g，麻黄6g。7剂。

5月12日：右侧膝关节已经好了很多。今天阴雨天，症状略有加重。治疗同前。

5月17日：近两天忍不住又去广场跳广场舞，下肢活动幅度不大，但又感觉右膝关节疼痛加重。

查体：右膝关节又有肿胀。

叮嘱晚上严禁活动，一定要休息。治疗同前。

处方小柴胡汤、当归补血汤、五苓散合方：柴胡12g，黄芩10g，清半夏10g，党参10g，生姜15g，大枣30g，炙甘草10g，生黄芪 45g，当归 15g，赤芍 15g，茯苓 15g，猪苓 10g，桂枝 12g，炒苍术 12g，泽泻 25g。7 剂。

5 月 18 日：这两天休息无外出活动，膝关节疼痛肿胀减轻，可自己下蹲。

患者补充说：跳广场舞已 3 年，自觉身体很好。去年冬季，在跟学一项大幅度动作时，膝关节出现不适，当时没在意，不料越来越重。上次摔伤后更是行走困难。

治疗同前，嘱治疗期间不可再活动锻炼。

5 月 24 日：患者昨天去省三院看诊，医生看过其检查报告，说需要注射玻璃酸钠治疗，患者说她在做针灸治疗，该医生说：针灸能有什么效果！开了 5 支玻璃酸钠，并注射了 1 次。

我又为其治疗 2 次，一共经过 9 次治疗，膝关节活动正常，疼痛消失，下蹲自如。

10. 膝关节疼痛案（四）

P 某，男，42 岁，2022 年 6 月 29 日初诊：今年 5 月摔伤右膝关节，局部肿胀疼痛，行走困难。经检查，半月板和交叉韧带都有损伤。医院建议行关节镜手术治疗，他考虑再三还是选择保守治疗。

在市中医院经过 1 个月的针灸治疗，膝关节肿胀减轻，但屈伸仍然受限，不能下蹲。右侧臀部和下肢肌肉出现萎缩。经过每周 1 次，连续 2 周的治疗，膝关节功能明显改善。后因为工作原因，只能 1～2 周做 1 次治疗，从 6 月 29 日到 9 月 21 日，2 个多月，做了 7 次治疗，膝关节功能基本恢复正常。

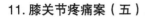

11. 膝关节疼痛案（五）

S某，女，70岁，2022年7月24日初诊：左侧膝关节肿痛，病史半年。

2021年12月左踝关节扭伤肿痛，当时没有及时休息和治疗，脚踝疼痛慢慢减轻后，逐渐出现左侧膝关节肿胀疼痛，疼痛越来越严重。现在走路左脚掌不敢着地，下蹲困难。

经过6次治疗（手法加针灸、中药），历时1个月，走路正常了，下蹲功能基本正常。

2023年7月23日又来看诊，左侧膝关节肿胀疼痛4天，行走受限，考虑是4天前提了5kg的东西走上6楼导致的。

治疗：予膝关节手法治疗，并针刺。

处方：羌活10g，秦艽10g，人参10g，熟地20g，当归20g，枸杞子20g，牛膝10g，茯苓30g，泽泻20g，白术10g，炙甘草9g，麦芽20g。7剂。

8月1日二诊：左侧膝关节肿痛好转。并诉这次病毒感染后身体状况明显下滑。

治疗：治疗同前。

处方：人参20g，熟地20g，当归20g，枸杞子20g，生麦芽20g，白芷12g，牛膝10g，牡蛎15g，泽泻20g，茯苓20g。7剂。

8月10日三诊：左侧膝关节内侧仍有肿痛。

治疗：膝关节手法加针刺。

处方：人参10g，熟地20g，当归20g，枸杞子20g，茯苓30g，车前子30g，牛膝10g，炙甘草9g，山楂10g，栀子10g。7剂。

后反馈：左膝关节肿痛消失，行走、下蹲正常，痊愈。

【解析】这是一例踝关节扭伤后，慢慢导致膝关节出问题的案例。此案例说明踝关节受伤后我们的膝关节往往也是受害者，上下关节的不平衡，往往会导致人体其他关节受力不平衡，随着时间的积累就会造成损伤。治疗时不能盯着局部看问题，一定要着眼于整体，检查上下左右的相关部位。

12. 膝关节疼痛案（六）

C某，男，65岁，2023年4月21日初诊：右侧膝关节疼痛1天，行走困难。

治疗：脊背松筋点穴并针刺。

处方：羌活10g，秦艽10g，细辛3g。白芷6g，川芎6g，当归20g，生地20g，牛膝10g，炙甘草9g，桃仁10g，红花5g，香附10g。以上中药配方颗粒，4剂，日2剂。

治疗完毕肿痛即减轻，第2天即可下地行走。2天后痊愈。

【解析】"膝痛不可屈伸，治其背内"，膝关节急性疼痛时，一定要处理肩胛骨内侧区域。详细论述，见第五章第十三节"'膝痛不可屈伸，治其背内'——膝关节疾病的探索"。

13. 腰痛案（一）

C某，男，55岁，2019年8月25日下午初诊：右手扶着腰跛着走进诊所，说右侧臀部和右侧腿外侧，已经疼了有1个多星期了。

我问他以前有没有过类似的腰腿疼痛。他说有过一次，是2017年的事，当时是左边腰和腿部疼痛，曾到医院检查，诊断是腰椎间盘突出症，医生给他开了1个多月的西药服用，吃了疼痛没有缓解，反而越来越重，后到某中医处针灸治疗，经约半个月的治疗，疼痛慢慢好了。

这一次是右侧臀部及腿外侧疼痛（跟两年前类似），吃了几天止痛药没任何效果，疼痛越来越重，尤其是晚上，痛得睡不着，这两天也不能上班了，就来寻求针灸治疗。

我观察到他站立时右肩上耸，右侧屁股也上提着，右脚着地走路时不敢太用力。让他趴在床上，摆正，可以看到其右下肢处于外旋位，右侧臀部不敢贴床。

经过详细触诊检查，发现其右侧背部、右下肢外侧肌肉僵紧，可摸到多个条索状筋结，触痛明显。右侧骶髂关节压痛明显。

从触诊和他的症状、体征来看，诊断其应当是右侧骶髂关节错位，跟腰椎间盘突出症关系不大。因为没有明显的扭伤诱因，可以考虑是背部和腰骶部的肌肉韧带长期紧张挛缩造成的骶髂关节错位，病表现在"骨关节"，病根在周围的软组织"筋"上。

所以在治疗时首先要松解"筋"，筋松了再复位关节，这样疗效才好，不然只能取得暂时效果，用不了多久，错位还会复发。

遂予其后背和腰骶部、臀部拨筋松解，然后再一手按其右侧骶髂关节，一手抱膝上抬，双手同时发力，听到"咔"的一声复位的声响。

这时我让他下床再走一下看看，他走了几步，高兴地说：咦！不疼了！再让他趴在床上，右下肢已能放平。最后用针调整其后背两侧和双下肢的经络。治疗结束。

8月26日晚上复诊：说他今天好了大半，所以上班去了，现在刚下班。我看他走路好多了，肩膀、屁股也不歪了。让他趴在床上，右半身已能放平。他说晚上疼痛大大缓解，也能睡觉了。继续手法理筋正骨和针灸治疗1次。

8月27日三诊：患者说晚上翻身也不痛了，就是早上小腿还有点憋胀不适。治疗完毕，我告诉他可以隔1天来治疗1次。

后来又巩固治疗 2 次，其腰腿痛完全消失，行走如常。

【解析】临床上的腰腿疼痛，如果到医院做 CT，多数都显示腰椎间盘膨出或突出，其实这种疼痛大多跟腰椎间盘突出没多大关系，多数都是肌肉挛缩紧张导致的腰椎关节、骶髂关节和骨盆的错位引起的。临床上 95% 以上的腰痛不是真正的腰椎间盘突出症，所以腰腿痛首选中医保守治疗，大多数都可治愈，屡治无效的才可能是真正的腰椎间盘突出症，才考虑手术治疗。这个病在临床上的误诊率很高，有一部分患者因为误诊而接受了手术治疗，术后仍没有好转，还出现了很多手术并发症，不仅给患者带来了巨大痛苦，也给家庭增加了沉重的负担。

14. 腰痛案（二）

X 某，女，32 岁，2020 年 4 月 8 日下午就诊：腰痛 2 天。

4 月 5 日，她走了 3 万步，非常劳累，4 月 6 日休息了 1 天。4 月 7 日要正式上班了，没想到出现腰部酸痛，只能先忍着。

这一天因为工作而到舟山出差，中途坐车 8 小时，没有休息好。今天腰痛加重了，早上起床翻身都有些困难，上午上班后站坐皆不得安，下午实在挺不住了，才来看诊。

因为患者长期坐办公室及坐车出差，我检查了一下她的腰椎，发现腰椎曲度变直，腰椎 3 ~ 5 节棘突压痛明显，骨盆位置正常，没有下肢症状。

翻身检查她的腹部，发现她的腹部肌肉紧张，阴交穴至关元穴一段有一条索状结节，压痛明显，轻轻一压她就痛不可忍。

腰痛，一般医生只对腰部进行检查和治疗，的确能解决一部分问题，但还有相当一部分的治疗效果不理想，原因就是没有意识到腹部肌肉对腰椎的牵拉作用，这时候详细检查腹部，常常可以在腹部找到腰痛的病根所在。治病求本，针对病因治疗，才能根除疾病。

治疗：首先放松颈部、背部及腰部肌肉，发现右半身肌肉挛缩明显。接着推拿腹部肌肉，发现轻轻按压就痛感强烈，难以忍受，所以就采用振腹疗法放松腹部肌肉。振腹结束后让患者下床活动，她很高兴：腰痛好多了！

接着我让她躺在治疗床上，用脐针治疗乾、坎、艮位，坎位加强针，留针35分钟，以温经散寒、打通腰部及下肢经络。

治疗3次，腰痛基本痊愈。

15. 腰痛案（三）

Z某，女，65岁，2020年12月5日来诊，左臀部疼痛4天。12月1日出现左侧腰痛，12月2日腰痛消失，12月3日出现左侧臀部向下肢后侧牵扯痛，翻身活动时疼痛加重，夜间平躺也痛，坐卧不安。平时左侧中间3趾经常抽筋僵直。

触诊检查：左侧颈部、腰部肌肉僵硬触痛，左侧跳跃点、秩边点深压痛。腹部脐下左侧深压痛，左侧腹股沟触痛明显，左股内收肌压痛明显。

治疗：颈胸腰、臀部、左侧小腿拨筋松解；左侧腹部、腹股沟、股内收肌拨筋松解；左侧踝关节松解；艾灸神阙。

治疗完毕，臀部疼痛消失。

16. 顽固性腰腿痛案

Y某，女，52岁，2020年5月6日初诊，右侧臀部及下肢胀痛半年。

患者于2019年10月因车祸受伤，右侧头部有皮外伤，住院期间出现右侧臀部及下肢胀痛，在当地经十几次针刺和中药治疗，效果欠佳，后又做盲人推拿，仍没有明显效果。近2个月上述症状逐渐加重，坐位、立位、走路都胀痛明显，夜间睡觉也感觉胀痛不适，伴右足麻木。疼痛发作时感觉身上发热，汗出后疼痛减轻。

既往史：39岁因子宫肌瘤行子宫全切术。

查体：颈椎右侧骶棘肌后枕附着点疼痛剧烈，后背肩胛内侧肌肉按压胀痛，右痞根、跳跃点、秩边点、转子点、阳陵泉皆触痛明显。腹部右侧肌肉、右侧股内收肌紧张触痛，右髋关节外展外旋受限。

治疗：后枕肌群、颈椎肌肉、后背肌肉拨筋松解，右痞根、跳跃点、秩边点、转子点、阳陵泉拨筋松解，腹部右侧肌肉、右侧股内收肌松解；脐针水、火、雷、风，体针双太溪；艾灸神阙40分钟。

5月7日二诊：右足麻木减轻，晨起腰痛明显。

治疗：右侧颈项、后背、腰臀、阳陵泉至足部拨筋松解，痛感强烈；针刺右足气道口、肩胛内侧；针刺并艾灸右侧风池、天髎。

5月9日三诊：诉臀部及下肢胀痛减轻。

治疗同前。

处方牛膝木瓜汤加白豆蔻：怀牛膝30g，制木瓜20g，炒白芍15g，菟丝子15g，甘草10g，茯神15g，炒杜仲12g，枸杞子15g，天麻10g，生姜15g，大枣20g，白豆蔻10g。7剂。

5月14日四诊：上次治疗后当天下肢痛完全消失，5月10日至今天，左下肢疼痛又有反复，左臀部及脚踝外侧昆仑穴处疼痛明显，左足底麻，不过比治疗前减轻。走路时痛感明显，坐卧时减轻。夜间睡眠时也有胀痛感。

查体：颈椎右侧肌肉疼痛已不明显，脊柱左侧肌肉痉挛明显，右侧痞根、跳跃点痛感强烈。左侧股内收肌疼痛强烈。双侧胫前肌压痛。右髋关节外展、外旋仍然受限。

治疗：上述痛点拨筋揉按；脐针四隅位；针刺左侧肾俞穴、照海穴。

嘱每天按揉右侧股内收肌，帮助恢复右侧髋关节的外展、外旋功能。

5月21日五诊：臀部及下肢痛明显减轻。右侧髋关节外展外旋好转很多，功能接近正常。双侧胫内侧肌肉僵硬疼痛。

治疗：颈、胸腰部推拿松解；胫内侧肌拨筋松解；针刺右侧条口、胫中穴（位于胫骨内侧，内踝尖与胫骨内髁连线的中点）。

5月27日六诊：臀部及右下肢胀痛明显减轻，坐位时基本不痛，站起来走路多了疼痛加重，晨起腰痛，右足趾时有麻木疼痛。口干多饮。

以前疼痛发作时身上感觉发热，汗出后疼痛减轻。现在身上发热感没有出现过。

治疗：后背及右下肢拨筋松解；脐针金局（巳酉丑）。

处方以疏通三焦、祛风散寒为主：桂枝10g，炒白芍10g，生姜12g，大枣12g，前胡10g，甘草6g，栝楼皮10g，陈皮10g，白豆蔻10g，炒白术10g，干姜10g，茯苓15g，黄芪12g，生地黄12g，牡丹皮10g，麻黄6g，知母10g，制附片10g，防风10g，生牡蛎15g，北沙参12g，姜半夏12g，紫苏叶6g，炒杜仲15g。7剂，水煎服，日1剂。

6月11日七诊：臀部及右下肢胀痛明显减轻，以前不能跑步，现在可以跑了。晨起腰痛，右足底时有麻木。

处方黄芪姜苓汤加味：黄芪45g，党参15g，甘草6g，生姜15g，茯苓15g，姜半夏15g，干姜10g，附片15g，防风10g，紫苏叶 6g，煅牡蛎 30g。7 剂。

6 月 23 日诉：右侧腰臀部和下肢疼痛已经消失，活动自如。

参考文献

[1] 佚名.黄帝内经·素问[M].北京：人民卫生出版社，1998.

[2] 佚名.灵枢经[M].北京：人民卫生出版社，2000.

[3] 张仲景.伤寒论[M].北京：人民卫生出版社，2005.

[4] 钱超尘.《黄帝内经》文献新考[M].北京：北京科学技术出版社，2023.

[5] 钱超尘.《伤寒论》文献新考[M].北京：北京科学技术出版社，2018.

[6] 贾海忠.《伤寒论》临证解读[M].北京：人民卫生出版社，2021.

[7] 贾海忠.经脉、极联针灸特效疗法精要[M].北京：中国中医药出版社，2020.

[8] 王家祥.杏林心语：一位中医骨伤医师的临证心得[M].北京：人民军医出版社，2015.

[9] 余成麟.仁术纂言[M].杭州：浙江大学出版社，2019.

[10] 黄声.膝关节保守治疗新理念与新技术[M].上海：上海交通大学出版社，2023.

[11] 衣之镖，衣玉品，赵怀舟.《辅行诀五藏用药法要》研究 [M].北京：学苑出版社，2009.

[12] 赵洪钧.中西医结合二十讲 [M].北京：学苑出版社，2019.

[13] 赵洪钧.赵洪钧医学真传 [M].北京：学苑出版社，2019.

[14] 马伯英.中国医学文化史 [M].上海：上海人民出版社，2019.

[15]（美）肯尼思·F.基普尔.剑桥世界人类疾病史 [M].张大庆，主译.上海：上海科技教育出版社，2007.

[16]（美）Barry A.Farbav,Debora C.Brink,Patricia M.Raskin. 罗杰斯心理治疗：经典个案及专家点评 [M].郑钢，等译.北京：中国轻工业出版社，2015.

[17] 朱兵.系统针灸学：复兴"体表医学"[M]. 北京：人民卫生出版社，2015.

[18]（美）莫伊塞斯·贝拉斯克斯－曼诺夫.过敏大流行：微生物的消失与免疫系统的永恒之战 [M].李黎，丁立松，译.北京：生活·读书·新知三联书店，2019.

[19] 李小峰.免疫微生态学 [M].北京：科学技术文献出版社，2020.

[20] 韦刃.S 中医发蒙 [M].内部资料，2015.

[21]（美）戴维·珀尔马特，克里斯廷·洛伯格.菌群大脑：肠道微生物影响大脑和身心健康的惊人真相[M].张雪，魏宁，译.北京：中国纺织出版社，机械工业出版社，2018.

后 记

时光如水，转眼我已入不惑之年，想起当初在湖北中医学院（现湖北中医药大学）学习的时光，恍如昨日。

20年前立志学医，经历诸多艰辛，时过境迁，到今天方有少许心得，临床对病，始渐有从容之感。

自己能在中医学上有所进步，首先要感谢广大患者朋友的信任和支持，使我能够有实践的机会以验证所学，从而获得教训与经验，否则难以进步和成长。所以从这一角度来看，患者也是医生之师。

学习和实践中医的过程很漫长，其间家人的支持对我而言十分重要。感恩我的父母，还有妻子毕慧娟女士的支持，是他们分担了我家庭生活上的负担，给了我埋头研究和实践医学的宽松环境。

学习中医，因一个人所知所见有限，故名师的指点非常重要。感谢我从医以来遇到的诸多老师：我的启蒙恩师武汉名医黄少华先生，授业恩师王家祥先生、贾海忠教授，上海石氏伤科传人黄声老师，余成麟老师。

特别感谢王家祥和贾海忠两位恩师给此书作序，给我鼓励。恩师贾海忠还指出了书稿中的部分错误，对此我进行了订正，特别感恩！

由于学识所限，书中可能还有很多不足之处，欢迎读者朋友和各位同道进行指正和探讨。